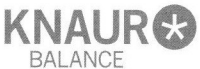

KNAUR ✱
BALANCE

DIANA SCHÖPPLEIN

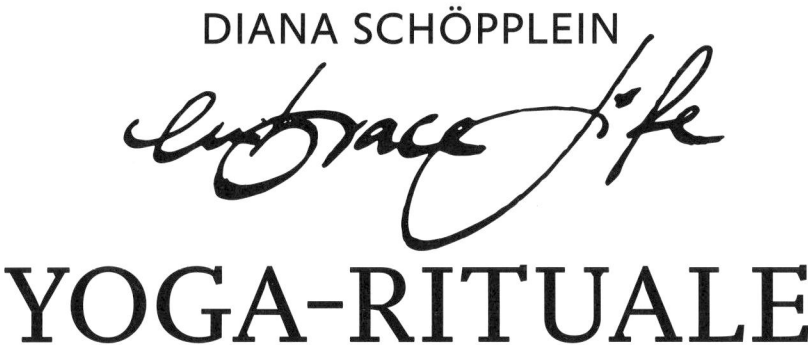

YOGA-RITUALE

... für innere Erfüllung und Hingabe ans Leben

Mit Fotografien
von Lea Olivia Hummel

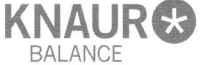

Die in diesem Buch gegebenen Empfehlungen sind allgemeiner Natur und können eine professionelle medizinische oder psychologische Behandlung nicht ersetzen. Leser mit gesundheitlichen Problemen sollten einen Arzt zurate ziehen, um abzuklären, ob das hier dargestellte Übungsprogramm für sie infrage kommt. Das gilt insbesondere für einige der Yoga-Positionen, die unter Umständen der individuellen Anpassung bedürfen.

Die im Buch veröffentlichten Ratschläge und Übungen wurden von Verfasserin und Verlag mit größter Sorgfalt erarbeitet und geprüft. Eine Garantie und Haftung können jedoch nicht übernommen werden.

Besuchen Sie uns im Internet:
www.knaur-balance.de

Aus Verantwortung für die Umwelt hat sich die Verlagsgruppe Droemer Knaur zu einer nachhaltigen Buchproduktion verpflichtet. Der bewusste Umgang mit unseren Ressourcen, der Schutz unseres Klimas und der Natur gehören zu unseren obersten Unternehmenszielen.
Gemeinsam mit unseren Partnern und Lieferanten setzen wir uns für eine klimaneutrale Buchproduktion ein, die den Erwerb von Klimazertifikaten zur Kompensation des CO_2-Ausstoßes einschließt.
Weitere Informationen finden Sie unter: www.klimaneutralerverlag.de

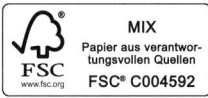

Originalausgabe 2022
© 2022 Knaur Verlag
Ein Imprint der Verlagsgruppe Droemer Knaur GmbH & Co. KG, München
Alle Rechte vorbehalten. Das Werk darf – auch teilweise – nur mit
Genehmigung des Verlags wiedergegeben werden.
Redaktion: Anke Schenker
Covergestaltung: Isabella Materne, München
Coverabbildung: Lea Olivia Hummel, Basel
Alle Fotos im Innenteil von Lea Olivia Hummel
Illustration auf S. 50 von Mikalai Stseshyts/Shutterstock.com
Satz: Lucas Meinhardt, München
Druck und Bindung: Firmengruppe APPL, aprinta druck GmbH, Wemding
ISBN 978-3-426-67613-4

5 4 3 2 1

»The Seeker of Love
is Love.«

Sri Mansoor

Dieses Buch ist allen Suchenden gewidmet.

Allen, die Liebe und Freiheit in sich selbst entdecken wollen.

Möge es dich inspirieren, deine Flügel wachsen zu lassen.

Möge es Wegweiser sein und dir Mut und Kraft schenken, deine Flügel auszubreiten und mit ihnen durch dieses wunderbar verrückte Leben zu segeln.

In Liebe

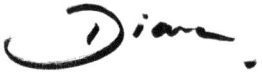

INHALT

VORWORT

*Im Yoga geht es nicht darum,
wie du deinen Körper formst,
sondern wie du dich und
dein Leben gestaltest.*

Die *embrace life*-Yoga-Rituale möchten dich inspirieren und auf der faszinierenden wie wagemutigen Reise zur Wurzel deines Selbst begleiten. Sie laden dich ein, dich jenseits der limitierenden Konditionierungen in deiner wahren Natur und Größe zu erfahren. Elegant führen dich die auserwählten *Asanas* (Körperhaltungen), *Pranayamas* (Atemübungen), *Mantren* (Klangformeln), Mudras (Fingeryoga) und Meditationen zum Herzen des Yoga und zu dir. Gerne darfst du daraus deine eigenen täglichen Rituale zusammenstellen. Beginne mit einem Moment der Sammlung: dem *OM*-Chanten, dem *Anjali-Mudra* (Gebetshaltung) vor dem Herzen, deinem *Sankalpa* (Intention). Sei kreativ und lass dich ein. Räume dir deine heiligen Zeiten ein, am besten gleich morgens. Erschaffe dir einen Raum für deine Praxis.

Du findest in diesem Buch zahlreiche Rituale, die du zwischendurch in deinem Alltag einfließen lassen kannst: beim Kaffeekochen, auf der Couch, ja sogar am Bürotisch - egal, wie das Setting ist, verbinde dich stets mit deinem inneren Raum, deinem inneren Ritus. Dein Atem bringt dich ins Hier und Jetzt, ins Spüren und in den Austausch von innen und außen, dir und der Schöpfungskraft. Jederzeit! Die Kraft liegt in dir und der zeitlosen Schlichtheit der Rituale. Fühl dich frei, sie auf dich und deinen Alltag abzustimmen. Sie leben durch dich allein. Du lebst durch dich allein. Mögen sie nicht nur Glanz in deinen Alltag bringen, sondern das Feuer des Erwachens in dir entfachen. Mögen sie dich animieren, dich selbst und dein Leben als das größte Potenzial anzuerkennen und zu entfalten. Yoga will gelebt werden. Dein Leben will gelebt werden. Du willst gelebt werden. Namasté!

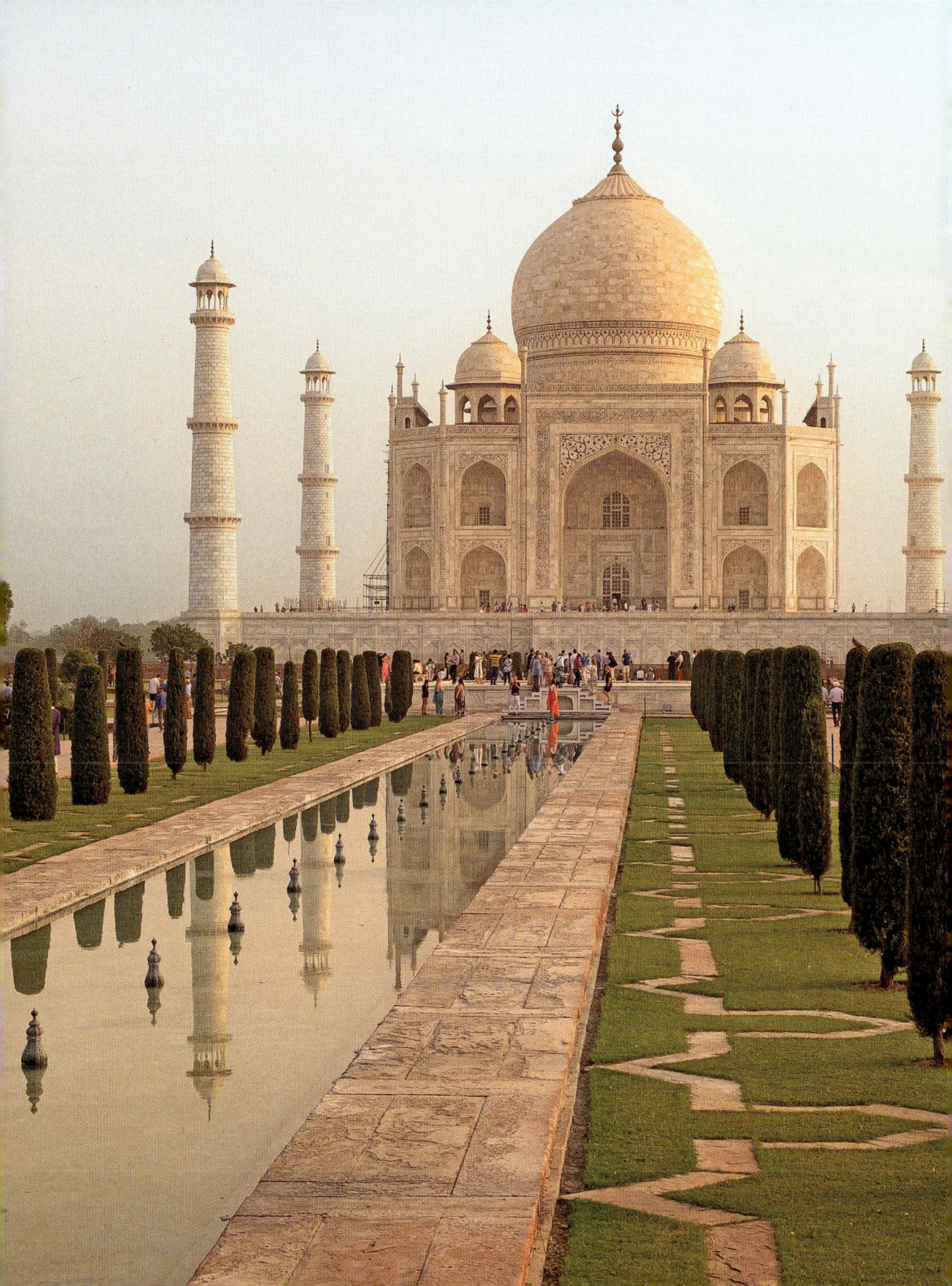

1

EMBRACE-LIFE - YOGA-RITUALE

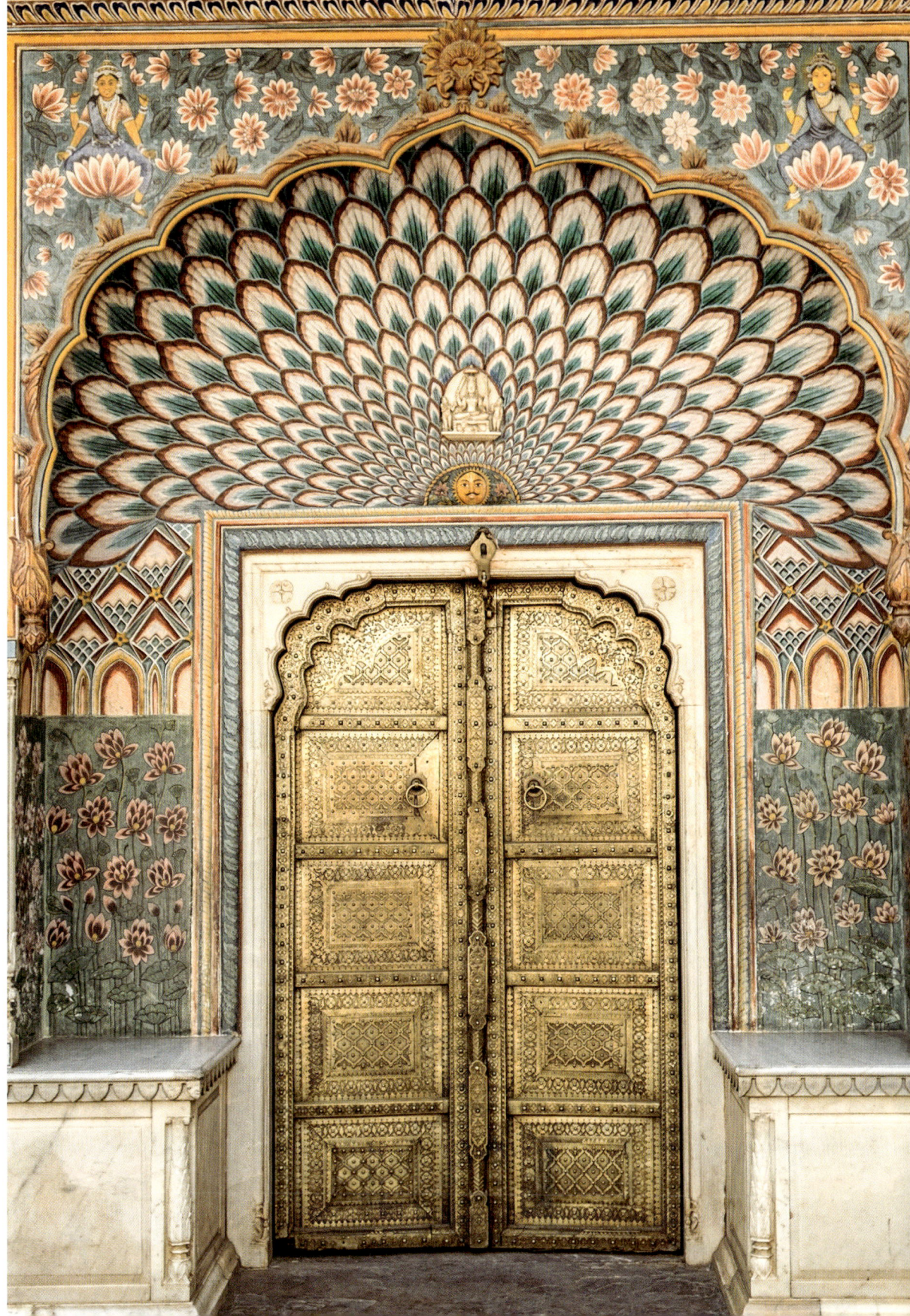

embrace life –
Erfüllung und Hingabe

*Yoga ist die immerwährende
Meditation über das Leben.*

Wir haben ein Grundrecht auf ein erfülltes Leben, nicht nur
ein Recht auf Überleben. Yoga als eine spirituelle Erfahrungswissenschaft bietet uns zahlreiche Möglichkeiten, diese Erfüllung zu finden. Und zwar in uns, nicht im Außen,
nicht in den Dingen, die wir besitzen, nicht in den Rollen,
über die wir uns definieren. In der Yoga-Tradition gehen wir
weit über Persönlichkeitsstrukturen hinaus.

Persönlichkeiten gehen immer mit einer Konditionierung
einher. Das bedeutet, dass wir uns selbst und das gesamte
Leben durch eine bestimmte Brille betrachten. Wir mögen
vielleicht ein paar Brillen zur Auswahl haben und diese bis
zu einem gewissen Punkt austauschen können, wir werden
aber weiterhin alles nur in einem bestimmten Rahmen und
in einer entsprechenden Tönung wahrnehmen. Und jeder
hat seine persönlichen Brillen und wird deswegen die gleiche Situation entsprechend anders empfinden. Das heißt,
dass jeder seine eigene Realität erschafft. Diese Realität wird
durch tonnenweise Erfahrungen, die wir im Laufe unseres
Lebens oder vielmehr unzähliger Leben angesammelt haben, untermauert. Denn alles, was wir über die Sinne aufnehmen, hinterlässt einen Abdruck in unserem Wesen.

Im Minuten-, nein Sekunden- oder noch besser Nanosekun-
dentakt prasseln täglich neue Eindrücke auf uns ein und festigen bestehende Programme, die äußerst wenig mit unserer
eigentlichen Natur zu tun haben. Man könnte sagen, dass
sich die erlernten Denk- und Verhaltensmuster wie Staub-
schleier über unser innerstes Licht legen. Yoga ist eine sehr
effektive Methode, sich dieser Schleier bewusst zu werden
und ihrer allmählich zu entledigen. So wie wir Kleider ablegen, aus denen wir herausgewachsen sind, ermächtigt uns
der Yoga, Gedankenstruktu-
ren, Glaubenssätze und irr-
tümliche Identifikationen
ausfindig zu machen und
Schritt für Schritt abzuwer-
fen. Nicht indem wir uns
neue »Persönlichkeitsklei-
der« zulegen, sondern in-
dem wir uns von abgetrage-
nen verabschieden, finden
wir zu unserer nackten
Wahrheit und ursprüngli-
chen Wesenhaftigkeit zu-
rück. In letzter Konsequenz
möchte uns Yoga zu *Moksha*,

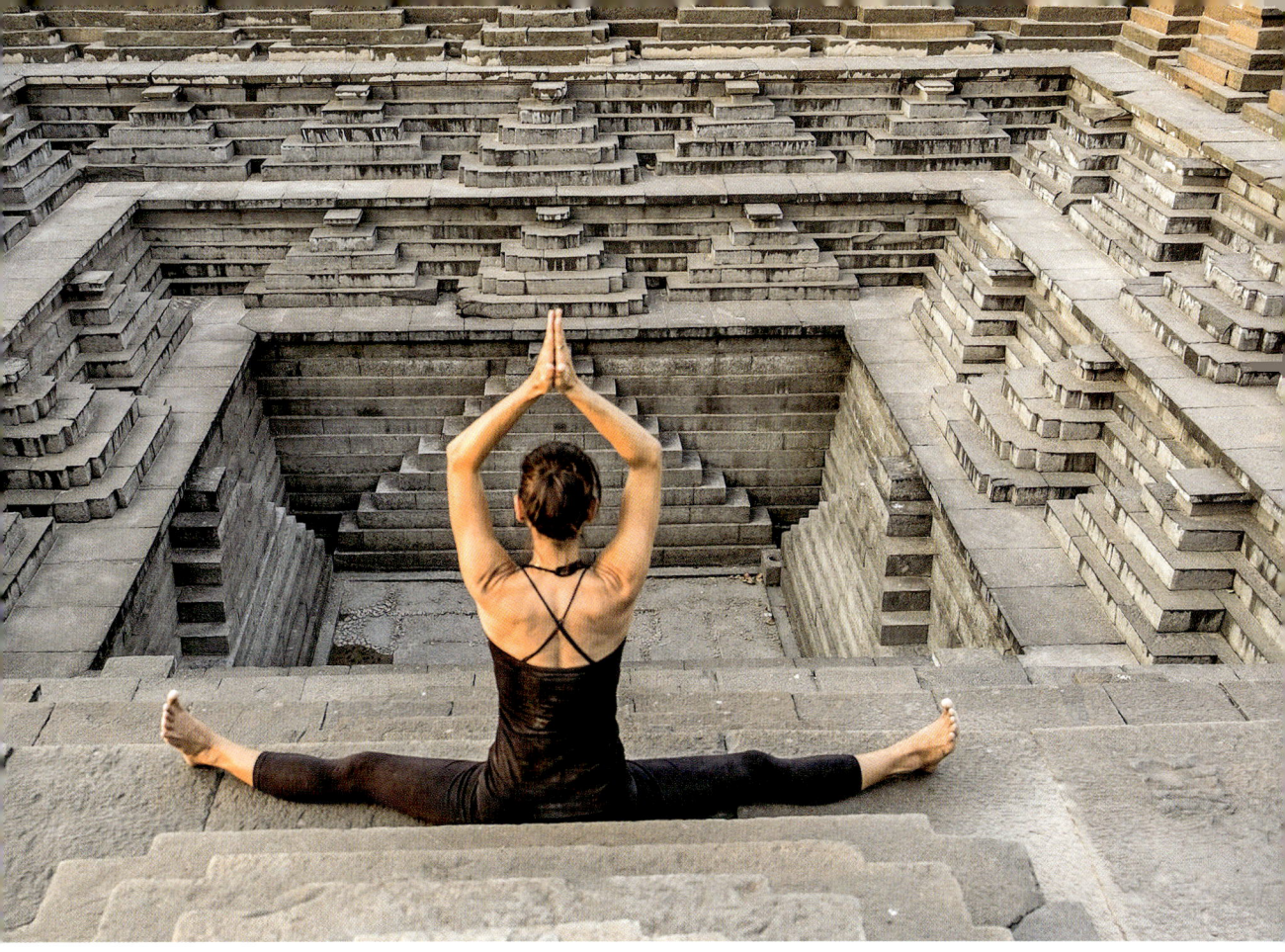

zur Befreiung aus dem engen Korsett des konditionierten Selbst, führen. Das ist das wohl größte Unterfangen, dem sich der Mensch widmen kann. Es ist eine Lebensaufgabe. Aus yogischer Sicht ist es der bedeutendste Prozess überhaupt und für ein selbstbestimmtes, erfülltes Leben unumgänglich.

Natürlich erwartet uns auf diesem Weg auch das ein oder andere Hindernis. Daher möchte ich dich einladen, diesen Prozess als eine aufregende Berg-und-Tal-Fahrt in exotische, vielleicht sogar verborgene Gefilde zu begreifen: Mal wird es leicht, dann wieder holprig sein, mal werden wir Freudensprünge machen, mal uns die Haare raufen, mal auf Befremdliches, dann wieder auf altbekannte Freunde und Gedankenschleifen treffen. Wir erfahren Umwege und Irrwege, Trampelpfade und Autobahnen, Tunnel und Panoramastrecken. Die Schleier tragen viele Kleider und werden ihrer Verkleidungskünste auf der Bühne des Lebens, dieses fabelhaften Schauspiels, scheinbar nicht müde. Geh das Ganze spielerisch an. Mit Offenheit, Leidenschaft und einer gehörigen Prise Humor bist du bestens gefeit. Also *enjoy the ride*, genieß die Fahrt, denn der Weg ist zugleich das Ziel.

Yoga-Rituale –
Ich verbinde mich

*Yoga ist ein
getanztes Gebet.*

In einer Zeit vor der Zeit, als das dunkle *Kali Yuga* (Zeitalter) bevorstand, sorgte sich Parvati, Shivas geliebte Gemahlin, um das Wohl der Menschen. Wusste sie doch, dass die Dunkelheit den Geist der Menschen zerstreut und verwirrt und dieser von materiellen Begierden und Krankheiten befallen wird. Parvati befürchtete, dass die Menschen verlernen zu meditieren und von Wünschen getrieben ihren Enthusiasmus und Fokus für ihr körperliches und geistiges Heil verlieren. So fragte sie Shiva, was sie bloß tun könnten, damit die Menschen Gesundheit und Energie für ihre spirituelle Verwirklichung haben. Da sagte Shiva: »Liebste, mach dir keine Sorgen, wir bringen ihnen Hatha-Yoga, der wird ihren Körper und Geist stark machen. Im Zeitalter des Materialismus ist er das perfekte Werkzeug. Glaub mir, die Arbeit mit dem grobstofflichen Körper in den Asanas wird ihre Energiezentren öffnen, sodass die Lebensenergie *Prana* wieder aufsteigen und sich der Geist der Menschen beruhigen und auf das Wesentliche richten kann.«

Parvati war begeistert und bat ihren Gatten, ihr den Hatha-Yoga zu zeigen. So begann Shiva - der *Adi-Yogi*, der erste ursprüngliche Yogi –, Parvati in den Asanas zu unterweisen, bis diese nach 8 400 000 Stellungen müde wurde. Glücklicherweise hatte Parvati einen Fisch entdeckt, der die allererste und wahrhaft himmlische Yogalektion

beobachtet hatte. Noch bevor sie einschlief, hatte sie die zündende Idee, diesen in eine menschliche Gestalt zu verwandeln. Sie gab ihm den Namen *Matsyendranath*, Herr der Fische, und den göttlichen Auftrag, die Menschen Yoga zu lehren.

Und so kommen wir noch heute in den Genuss, uns an unseren Seelenauftrag zu erinnern und diesem in unserer Yogapraxis Atemzug für Atemzug näher zu kommen.

Rituale existieren seit Menschengedenken. Innerhalb des jeweiligen Kulturkreises, des Stammes und der Familie schaffen sie Beziehungen, stellen Zugehörigkeiten und damit Überleben sicher und erleichtern das zwischenmenschliche Miteinander. Im spirituell-religiösen Kontext ermöglichen sie eine vertikale Kommunikation zwischen dem Menschen und geistigen Wesen oder höheren Mächten. Dieser Austausch zwischen den Sphären, zwischen Himmel und Erde scheint ein intrinsisches wie existenzielles Bedürfnis des Menschen zu sein. Seit jeher scheinen wir intuitiv die Präsenz einer höheren Intelligenz zu spüren, deren Wohlwollen wir erbeten. Wie Kinder möchten wir uns »himmlischen Eltern« anvertrauen. Unsere Sehnsucht nach Schutz und Geleit, nach Anerkennung und Unterstützung, aber auch nach Freiheit und Erfüllung drückt sich im Ritus und im Gebet aus.

Auch Yoga entstand ursprünglich in Form eines rituellen Gebets. Yoga von *yuga,* Joch und *yuj* für jochen, zusammenbinden, anschirren bedeutet Verbindung. Im rituell geprägten antiken Yoga der Veden, dem vorklassischen Yoga der *Upanishaden* und

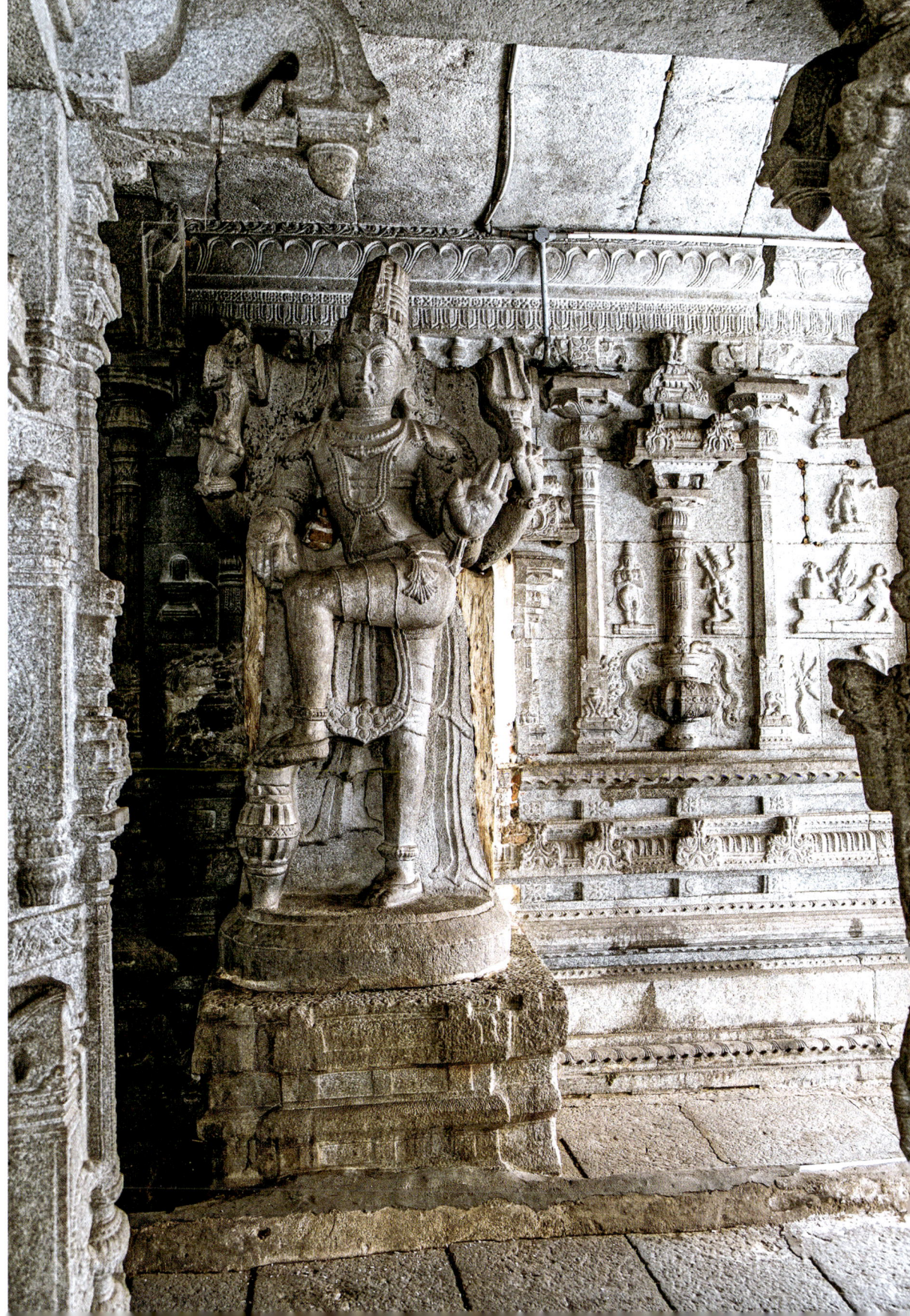

Bhagavad Gita, dem *Raja-Yoga* von Patanjali sowie in den postklassischen tantrischen Strömungen ging es in erster Linie um die Rückkopplung an die göttliche Quelle. Yoga bezeichnet den Zustand dieser Vereinigung und weist uns mit wissenschaftlicher Methodik den Weg dorthin. Er verknüpft Lebensphilosophie mit Erfahrungswissenschaft und offenbart sich im direkten Erleben allein. Nur indem wir Yoga tatsächlich praktizieren, erfahren wir seine Tiefe und wahre Dimension; finden in der Praxis die Ebenen von Körper, Emotion, Geist und Seele zum Einklang; empfinden wir dieses phänomenale Gefühl von Ganzheit, innerer Sammlung, Weite und Frieden. Diese Harmonie ist Yoga. Sich immer wieder auf diesen Einklang einzuschwingen das Ritual.

Yoga ist keine Routine.
Yoga ist ein heiliger Akt.
Du allein machst ihn heilig.

Begreifen wir Yoga nicht als Routine, sondern als inneren Ritus, um mit uns und der eigenen Wesensessenz in Kontakt zu treten, so zelebrieren wir uns und das Leben in all seiner Fülle. Bedeutsame Rituale bereichern unser Dasein, schenken nicht nur Tiefe und Bedeutung, sondern auch Freude und Genuss. Sie reichen weit über die rein funktionalen Aspekte bestimmter Routinen hinaus. Die meisten Routinen basieren auf unbewussten Abläufen und Disziplin.

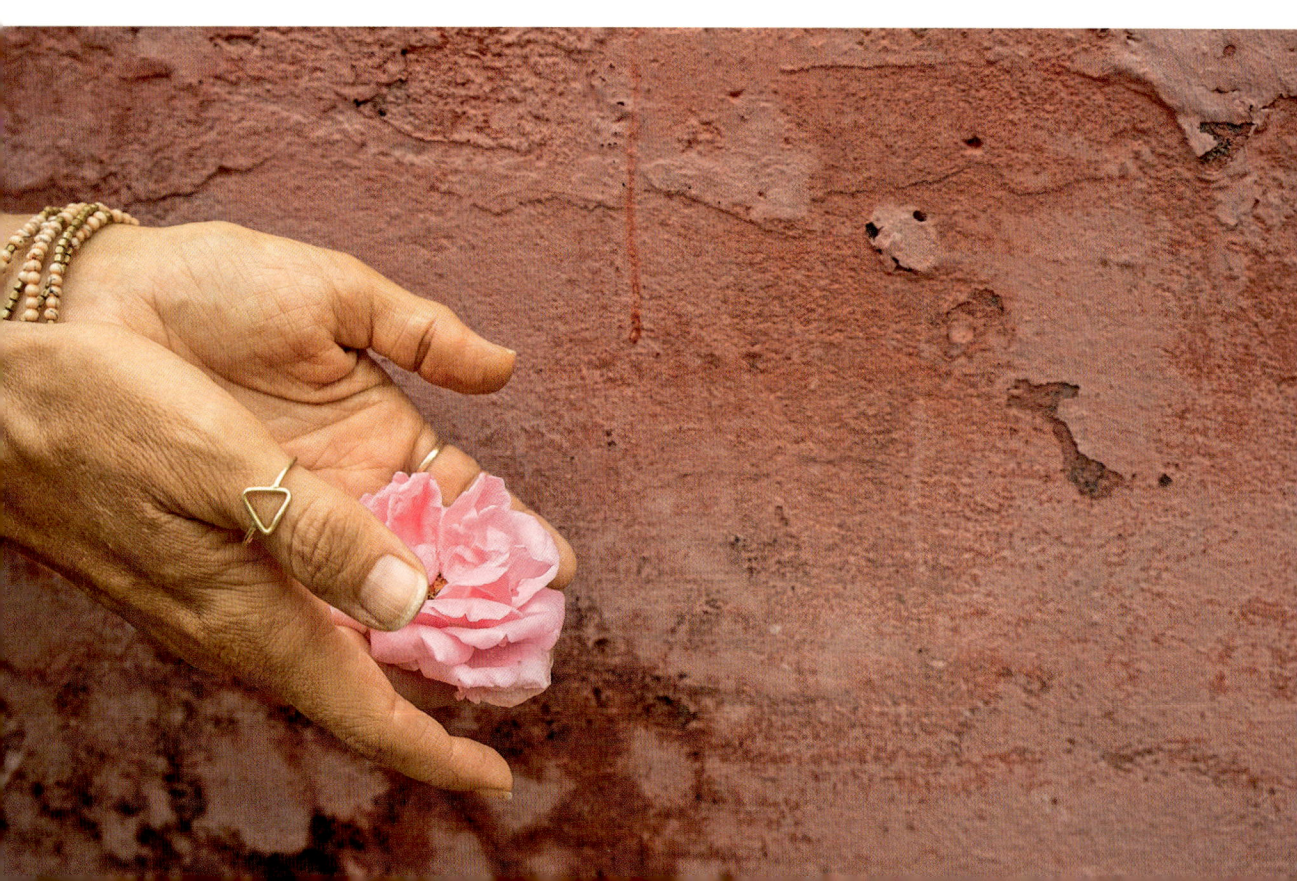

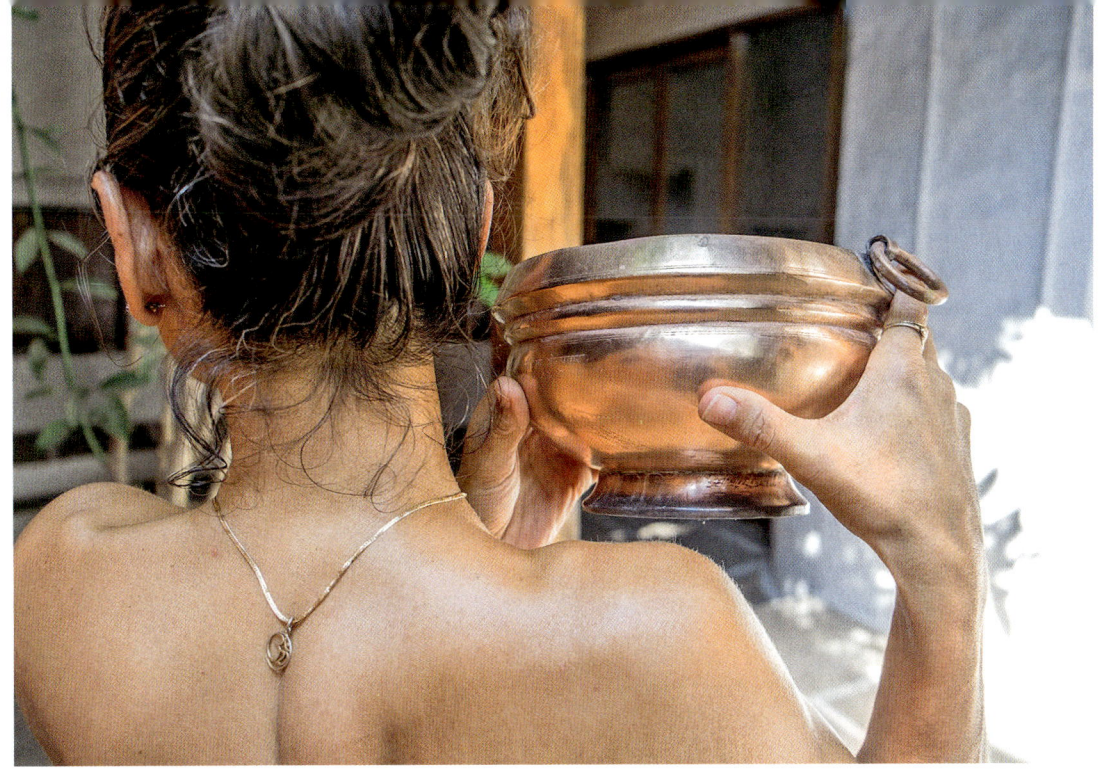

» Keine Anstrengung auf dem Yoga-Weg ist vergebens! «

Bhagavad Gita, Kapitel 2, Auszug Vers 40

Ein erlebtes Ritual hingegen bringt uns ins Hier und Jetzt. Es macht uns lebendig.
Brillant! Mit jedem bewussten Atemzug, mit jedem Moment deiner ungeteilten Präsenz kommst du dir und deinem Kern ein Stück näher. Jede Praxis wird ein heiliger Akt, indem du sie heilig machst.

Yoga lebt
durch dich allein.

Rituale werden durch deine Achtsamkeit und Hingabe lebendig, ihre Wirkung wächst mit deiner absichtsvollen Aufmerksamkeit. Je mehr du mit dir und deinem Herzen verbunden bist, desto mehr verbindet es dich. Gestalte die Rituale für dich, erwecke sie zum Leben und sie erwecken dich.

Selbst-Pflege –
Ich umarme mich

Yoga ist eine Praxis fürs Leben, nicht für körperliche Fitness. Es ist weder Sport noch Wellness-Trend – und auch mehr als Lifestyle. Es ist eine innere Haltung dir und dem Leben gegenüber, die sich in deinem Umgang mit deinem Körper, deiner emotional-geistigen Landschaft, deinen Mitmenschen und der gesamten Umwelt ausdrückt. Die Art und Weise, wie du mit dir selbst umgehst, hat Einfluss auf alles andere, auch auf die Entscheidungen, die du tagtäglich in deinem Leben triffst. Yoga ist ein Weg, mit dir in Kontakt zu treten, intim zu werden und deine eigene Wahrheit zu erkennen. Es ist ein Vertrautwerden mit allen Schichten deines Erlebens, ein offenherziges Erkunden deiner Strukturen.

Selbst-Pflege im yogischen Sinn ist bedeutend mehr, als sich gesünder zu ernähren und ab und an zu verwöhnen. Natürlich ist das richtig und wichtig. Bitte sorge für dein Wohlbefinden, aber halte dich nicht mit dem Polieren deiner »Persönlichkeitsbrillen« auf. Nimm hingegen alles an, was dich in diesem Moment ausmacht. Vieles davon ist flüchtig. Lass dich nicht zu sehr von den flatterhaften Gedanken und unbeständigen Emotionen beeindrucken und lass dich vor allem nicht von ihnen definieren. Halte vielmehr Ausschau nach dem, was darunter liegt. Kläre deinen Blick über die Grenzen deiner aktuellen Brillen-Version hinaus. Kannst du sie absetzen und die Weite und Großzügigkeit in dir erahnen? Zumindest für einen Moment? Koste ihn aus, bis früher oder später wieder Gedanken oder Gefühlsregungen angeflogen kommen und deine Aufmerksamkeit in Beschlag nehmen. Horche! Was verkünden sie über dein Leben? Welche Labels verhängen sie über dich? Beobachte präzise, was sie in dir bewegen. Höre aufmerksam hin, aber nimm nicht alles für bare Münze. Insbesondere nicht die Labels, denn jedes – ich betone, jedes – Label grenzt dich ein.

Wir schenken Gedanken und Etiketten zu viel Glauben. Sie färben derart auf uns ab, dass wir meinen, diese zu sein.

Kommen dir Aussagen wie »So bin ich nun mal«, »Das ist halt so«, »Das kann ich nicht«, »Das ist nichts für mich«, »Dafür fehlt mir dies oder jenes«, »Das schaff ich nie« bekannt vor? Dass dich solche Signets eingrenzen, liegt auf der Hand. Aber selbst Aussagen wie: Ich bin »groß oder klein«, »lustig oder schwerfällig«, »adrett oder kokett«, »schüchtern oder mutig« pressen dich in ein Korsett. Wenn du einen Gedanken über dich lange genug kultivierst, vergisst du irgendwann, dass du dieses Kennzeichen nicht zwangsläufig bist und schon gar nicht bleiben musst. Du vergisst, dass du die Wahl hast und dich umentscheiden kannst. Dir ist die Chance gege-

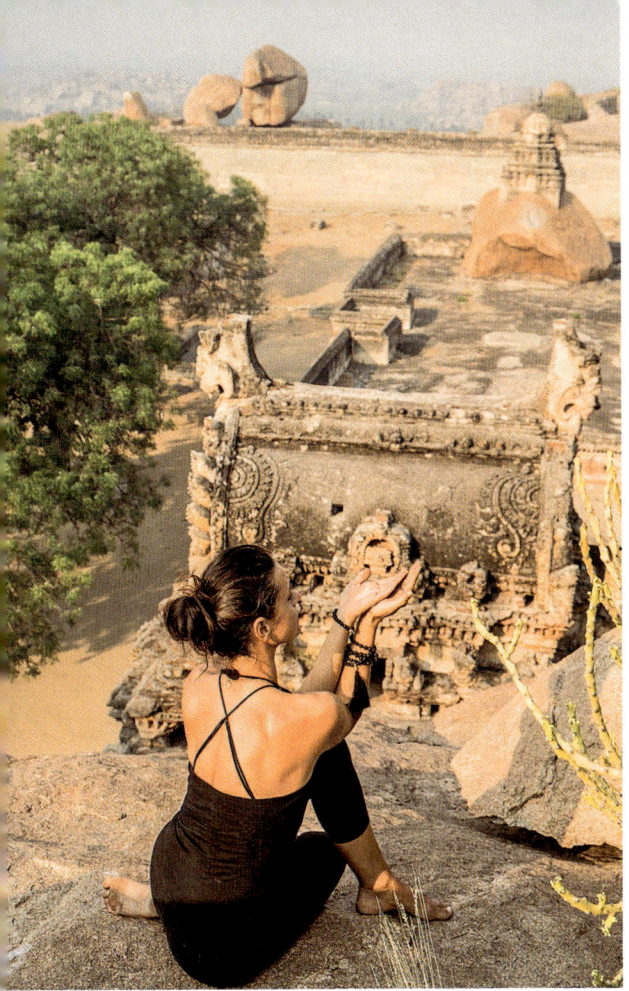

Wellness macht dich schön, Erwachen noch viel schöner.

ben, jeden Gedanken aufs Mark zu prüfen: Was löst er in dir aus? Engt er dich ein oder lässt er dich weit werden? Lohnt es sich, ihn zu hegen und zu pflegen? Du hast die Wahl, du darfst entscheiden. Diese Freiheit ist dir geschenkt. Das ist Selbst-Pflege.

Echte Selbst-Pflege ist radikal.
Sie übertüncht nicht.
Sie setzt an der Wurzel an
und klärt sanftmütig den Weg
zur inneren Schönheit und
Freiheit.

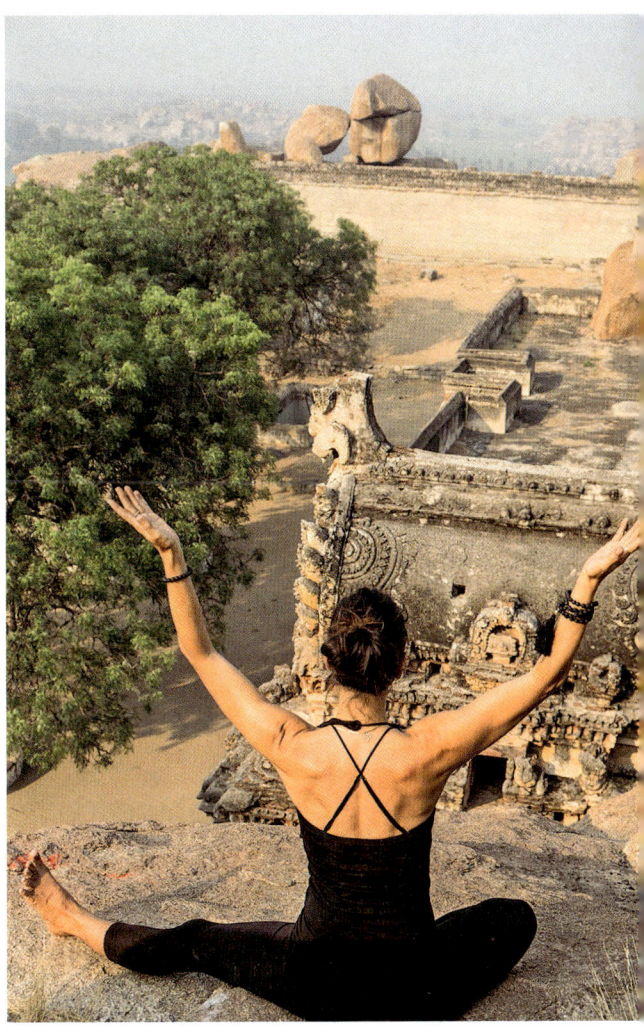

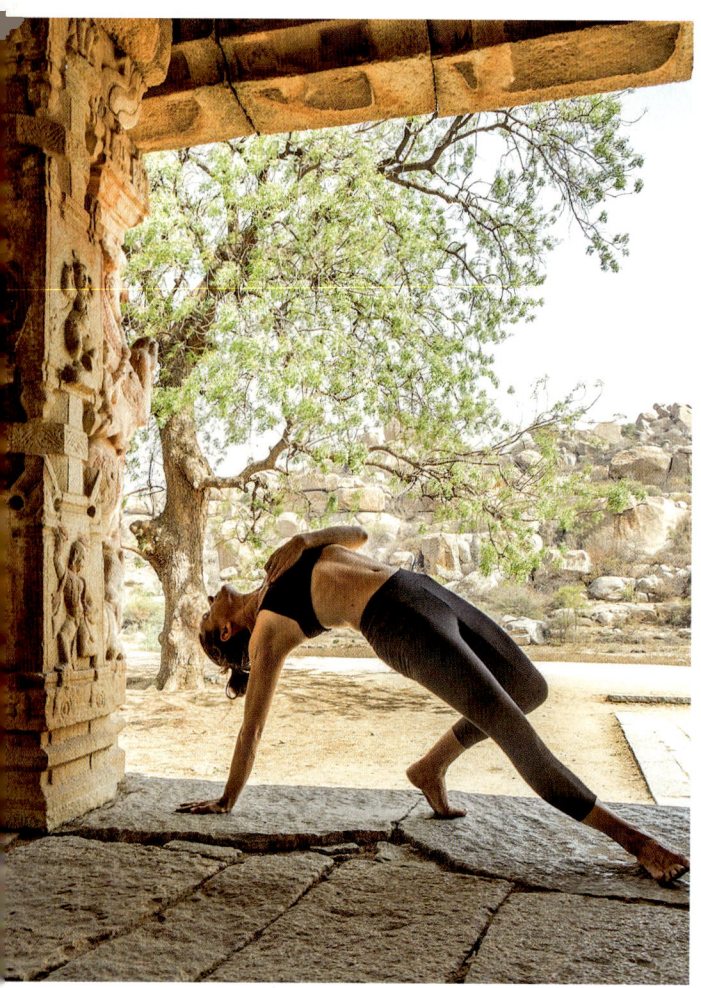

Die *embrace life*-Yoga-Rituale sensibilisieren dich für die Mechanismen deines Geistes und erlauben dir, Energieflüsse gezielt zu lenken und damit die verschiedenen Facetten deines Seins und deines emotionalen Erlebens in Einklang zu bringen. Sie geben dir erlesene Werkzeuge an die Hand, die dich anmutig und stark machen und das Licht deiner Seele zum Vorschein bringen. Selbst-Pflege ist die Basis für ein selbstbestimmtes und erfülltes Leben. Du wirst spüren, wie sich dein Leben stimmiger und leichter anfühlt und du dich selbst mehr schätzen und lieben lernst.

Yoga ist der Weg aus begrenzenden Labels zu größtmöglicher Freiheit.

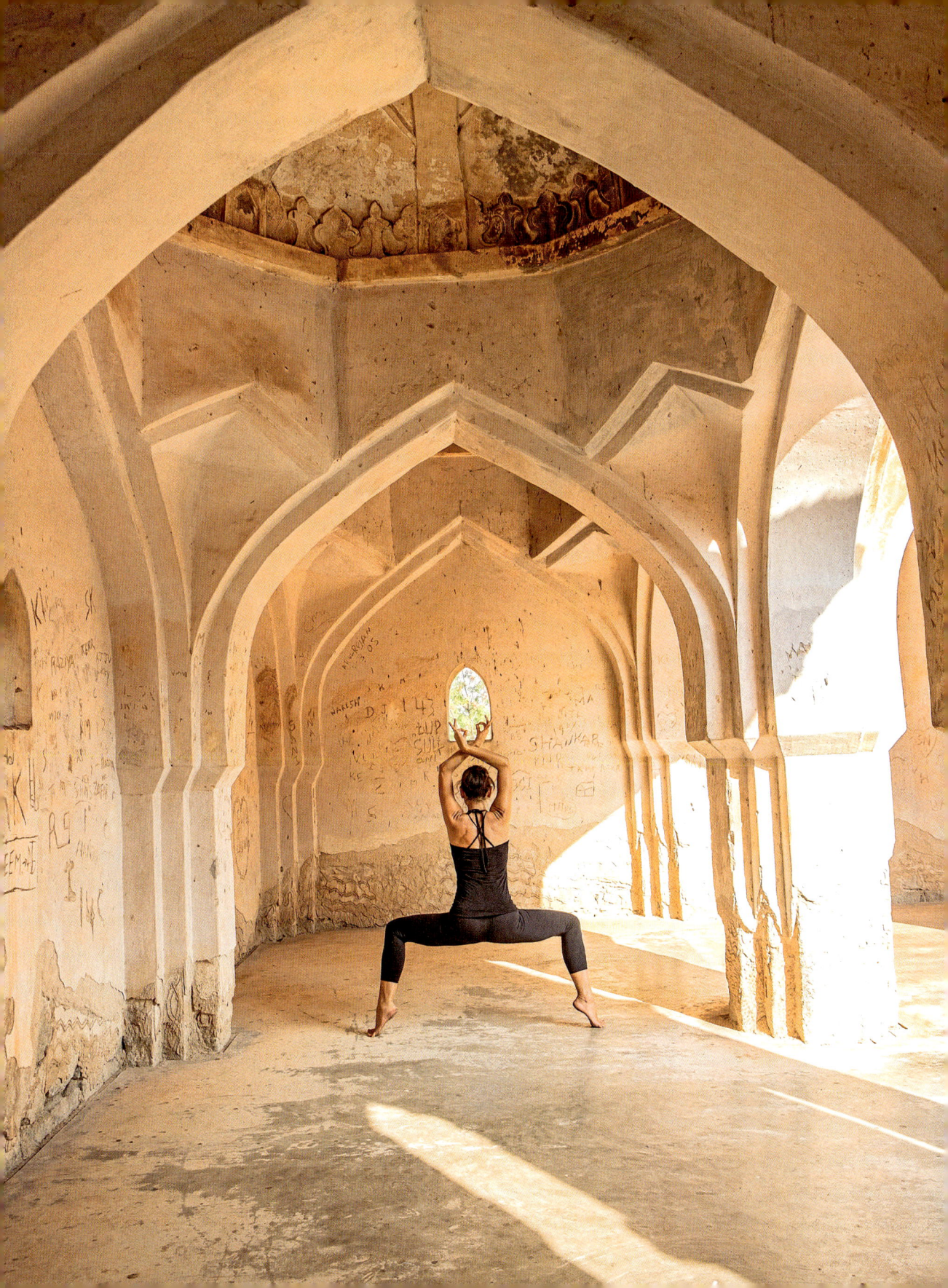

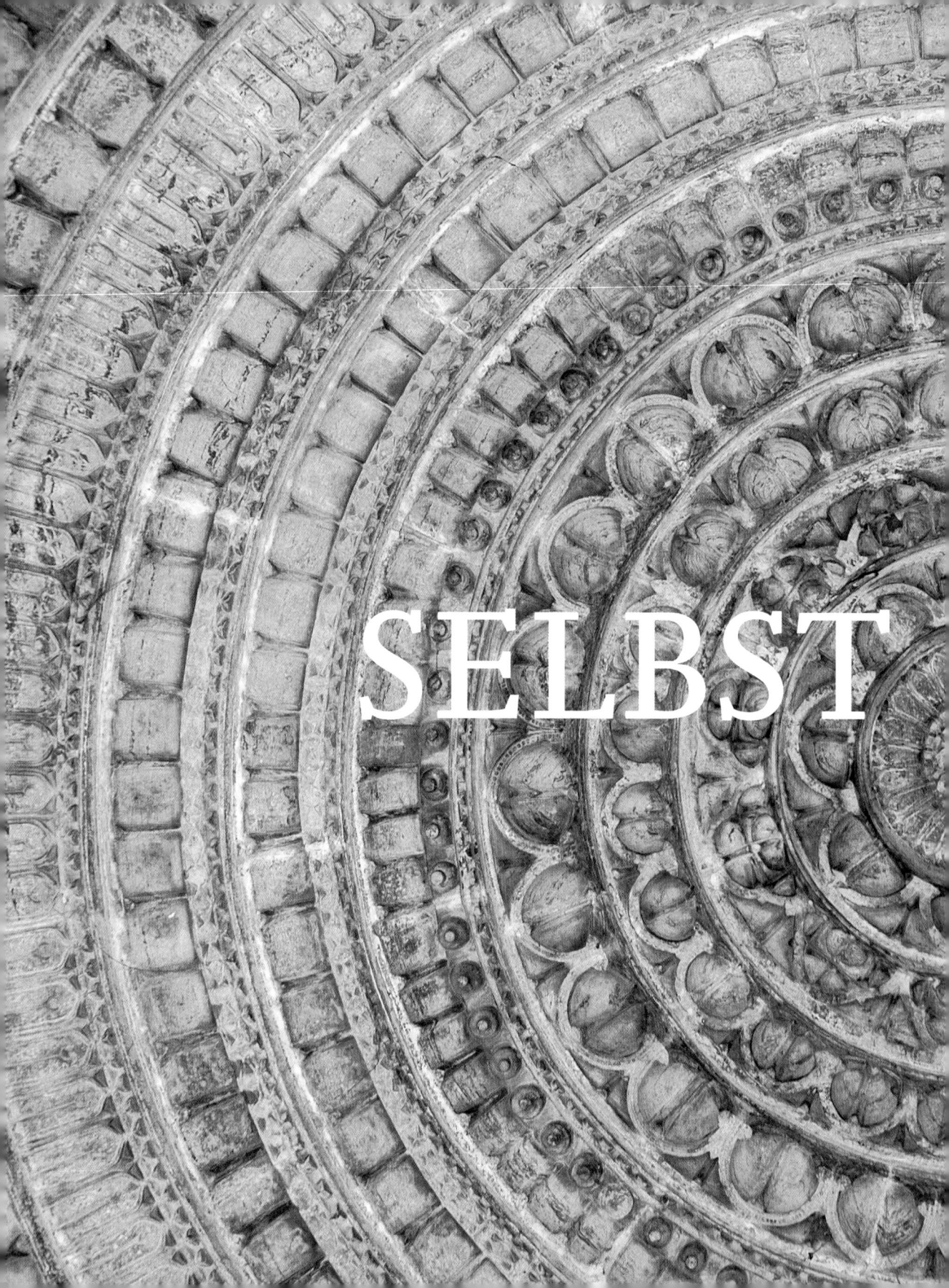

SELBST

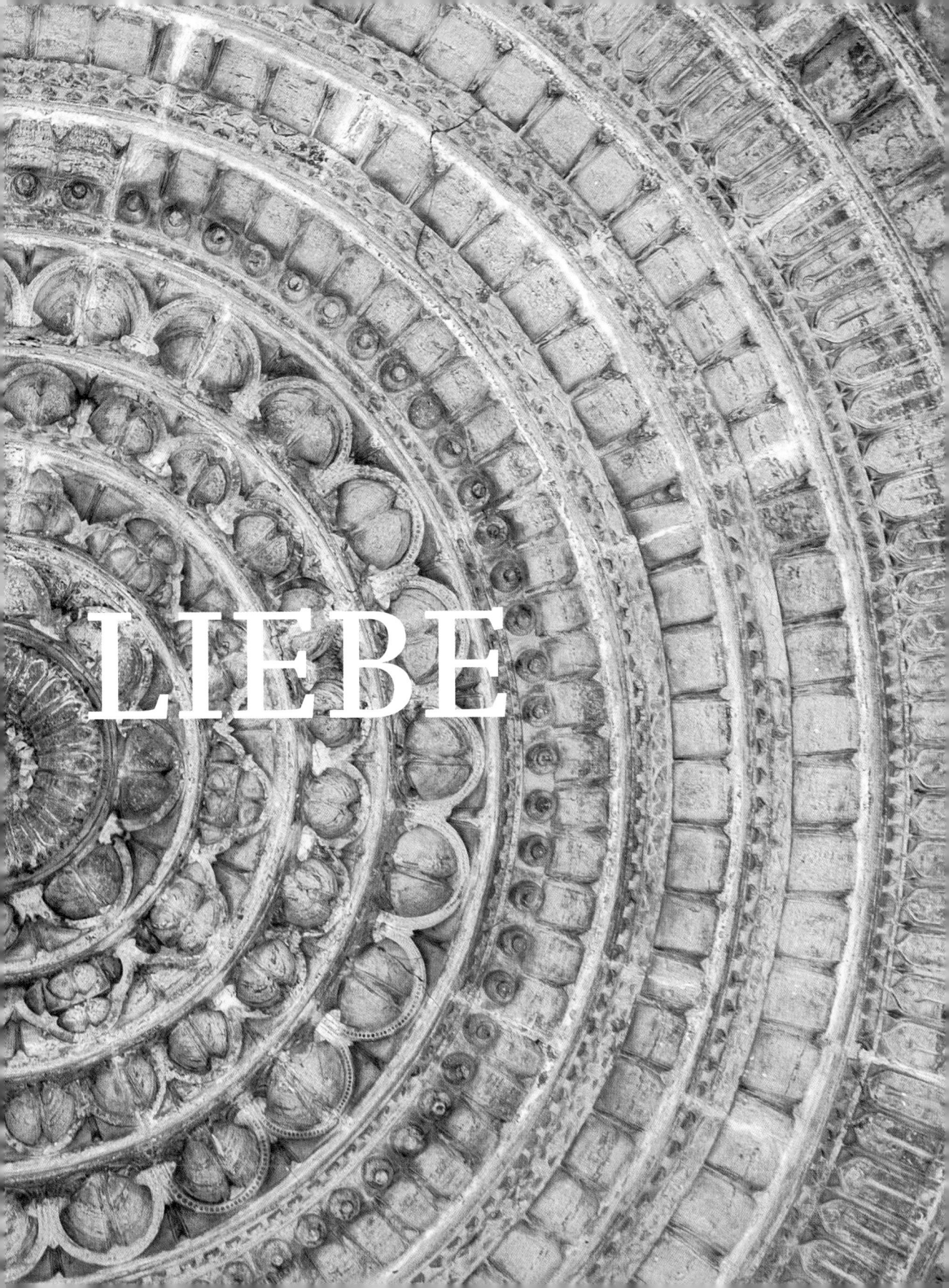

LIEBE

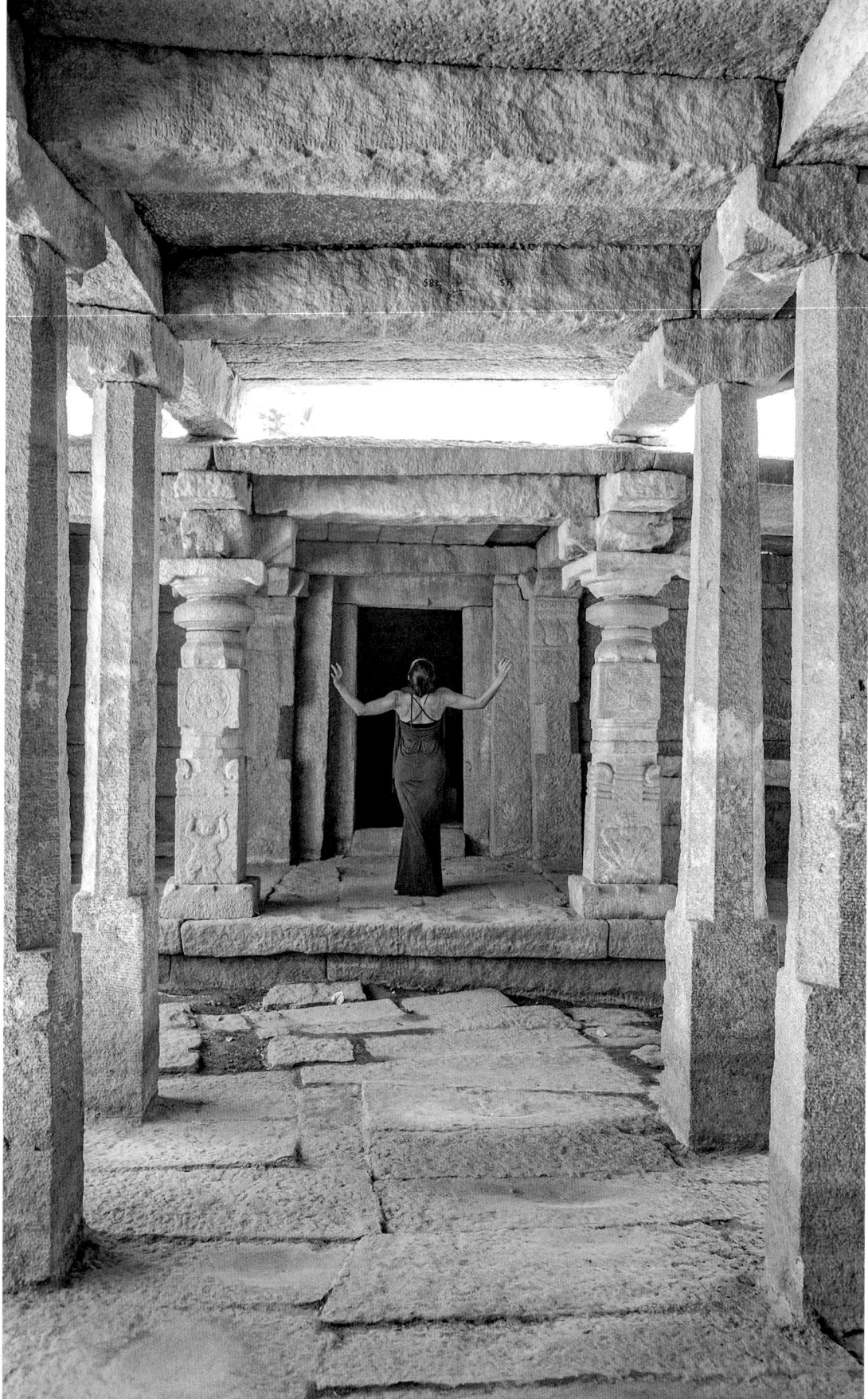

SELBST-LIEBE ist eine Wahl!

SELBST-LIEBE heißt, JA zu sagen,
voll und ganz du selbst zu sein.
SELBST-LIEBE ist, dich mit dem, was ist,
und dem, was nicht ist, anzunehmen:
den Zweifeln und Kämpfen, Flecken und Falten,
Träumen und Wünschen, mit deinem Lachen,
deinen Tränen, deiner Wut, Zartheit und
Verletzlichkeit.
SELBSTLIEBE ist, deine Angst, deine Stärke und
deine Liebe zu spüren und nicht davor zu flüchten;
dich mit radikaler Ehrlichkeit zu betrachten und
in der Tiefe deines Herzens zu verstehen;
voller Mitgefühl alles zu durchleben, anzuerkennen,
in die Arme zu schließen: die Schöne und das Biest.
All das macht dich zum Menschen
All das mag zu dir gehören oder nicht.
Am Ende bist du Atman, eine göttliche Seele,
die eine menschliche Erfahrung macht.
Unendlichkeit in kontrahierter Form.
Individueller Ausdruck göttlicher Natur.
Sei du selbst, lebe dich, liebe dich.
Du bist einzigartig!
Du bist!
Hier und jetzt!

Selbst-Liebe-
Ich schätze mich

Sei du selbst,
lebe dich, liebe dich.
Du bist einzigartig!
Du bist!
Hier und jetzt!

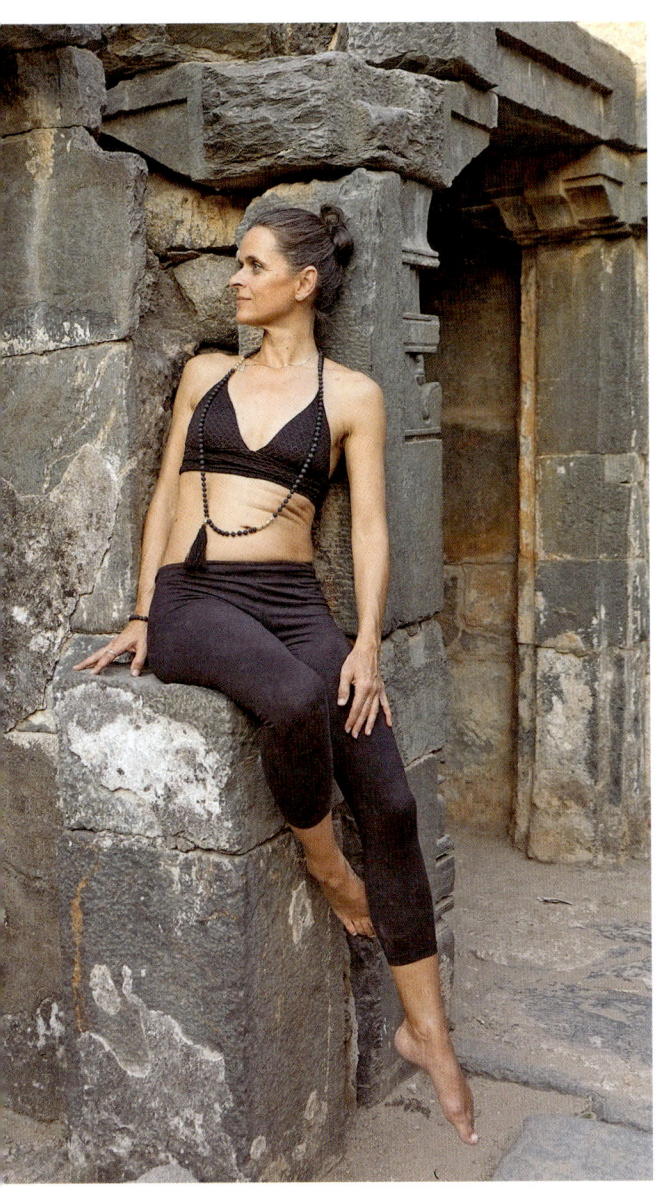

Du bist e i n z i g a r t i g!

Versuche nicht, jemand anders zu sein, denn diese Rollen sind bereits vergeben. Stelle dich und dein Leben weder in den Vergleich mit anderen noch mit deinen eigenen Ambitionen. Ziele zu haben ist gut, sie geben uns Richtung, mitunter das Gefühl von Sinnhaftigkeit. Wenn wir jedoch ständig damit beschäftigt sind, einem Ziel nachzujagen - sei es das neueste Gadget, das schönere Haus, Anerkennung im Beruf, die Wunschfigur, der/die Traumpartner*in -, wie sollten wir dann den Moment leben können? Wie uns genießen?

Vielleicht denkst du jetzt, dass das eh nicht auf dich zutrifft. Aber mal ehrlich, wie zufrieden bist du wirklich mit dir? Schätzt du dich wert, auch mit deinen Unzulänglichkeiten, Makeln und scheinbaren Fehltritten? Nimmst du dich bedingungslos an? Wenn du jetzt aus vollem Hals »JA« jubilierst, dann herzlichen Glückwunsch, ich gratuliere dir von ganzem Herzen. Feiere dich und dein Leben! Sollten sich allerdings Zweifel in dir regen, dann lies bitte weiter. Vielleicht kommt dir die ein oder andere innere Souffleuse mehr als bekannt vor: Wie wär's mit dem/der inneren Kritiker*in, der/die dir so manches madig macht, weil du hier und da

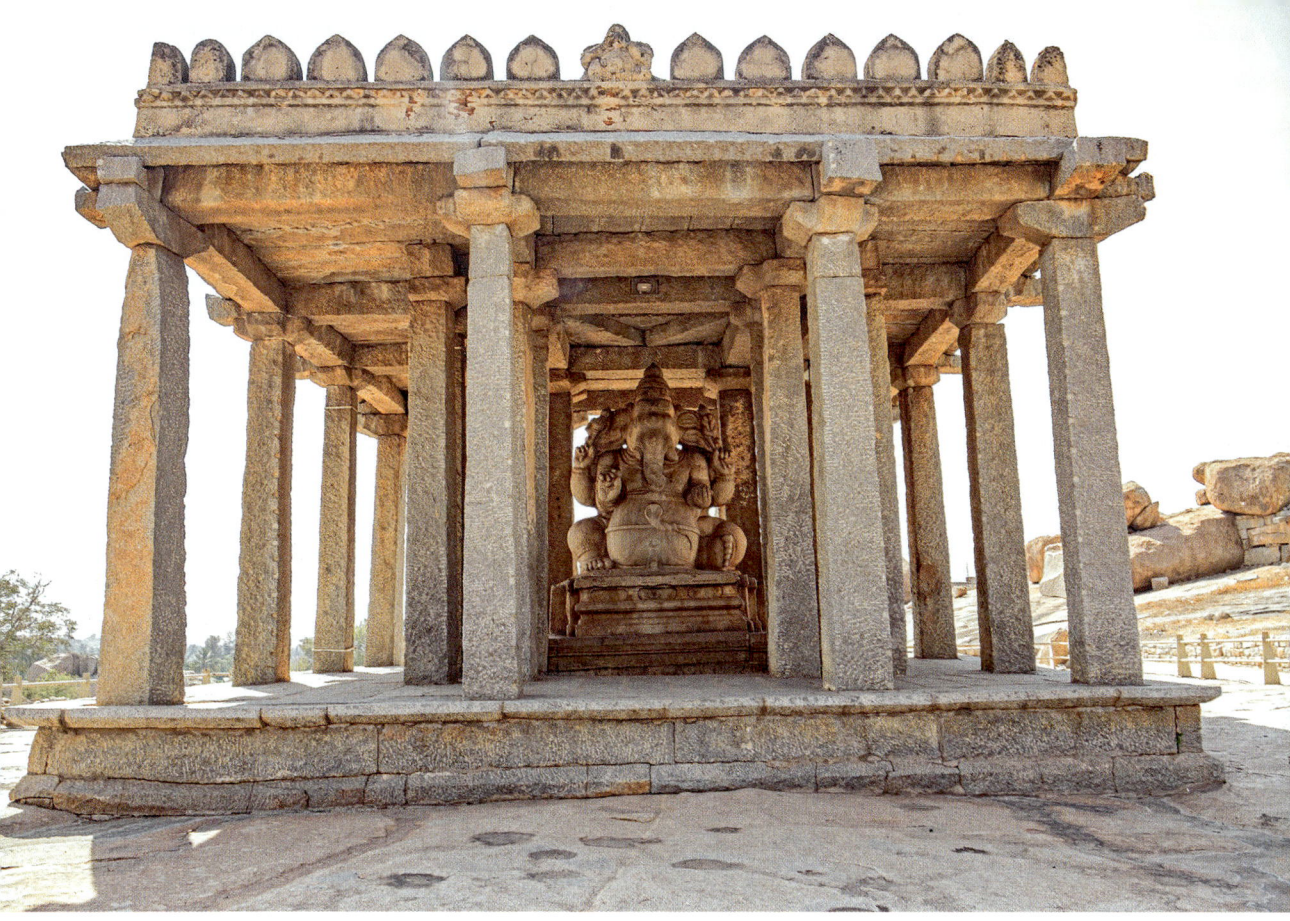

Du wirst geliebt.

nicht so gut, nicht so begabt, nicht so gebildet oder sonst was bist? Oder ist dir der/die innere Antreiber*in vertraut, der/die dich von einem Projekt zum anderen jagt und dir noch ein paar To-dos auf deinen ohnehin schon überquellenden Aufgabenteller packt, anstatt dir eine Verschnaufpause zu gönnen? Oder dein inneres Kind, das sich auf der Suche nach Sicherheit und Liebe auf eine akzeptable Version von »lieb und nett«, »cool und schlau«, »stark und rau« zurechtstutzt und so selbst verleugnet?

Unsere kreativen Strategien sind uns so intim, dass wir sie nicht mal mehr als solche erkennen. Wir sind derart mit ihnen identifiziert, dass wir glauben, diese Stimmen zu sein. Sie sind so prominent und laut, dass ein leiser Hilferuf aus den Tiefen unserer Seele schier untergeht. Erst wenn wir innehalten, atmen, spüren, authentischen Kontakt aufnehmen, kann sich *Santosha*, Zufriedenheit und echte Liebe, einstellen. Achtsamkeit und Demut, Erkenntnis und Dankbarkeit sind die Schlüssel.

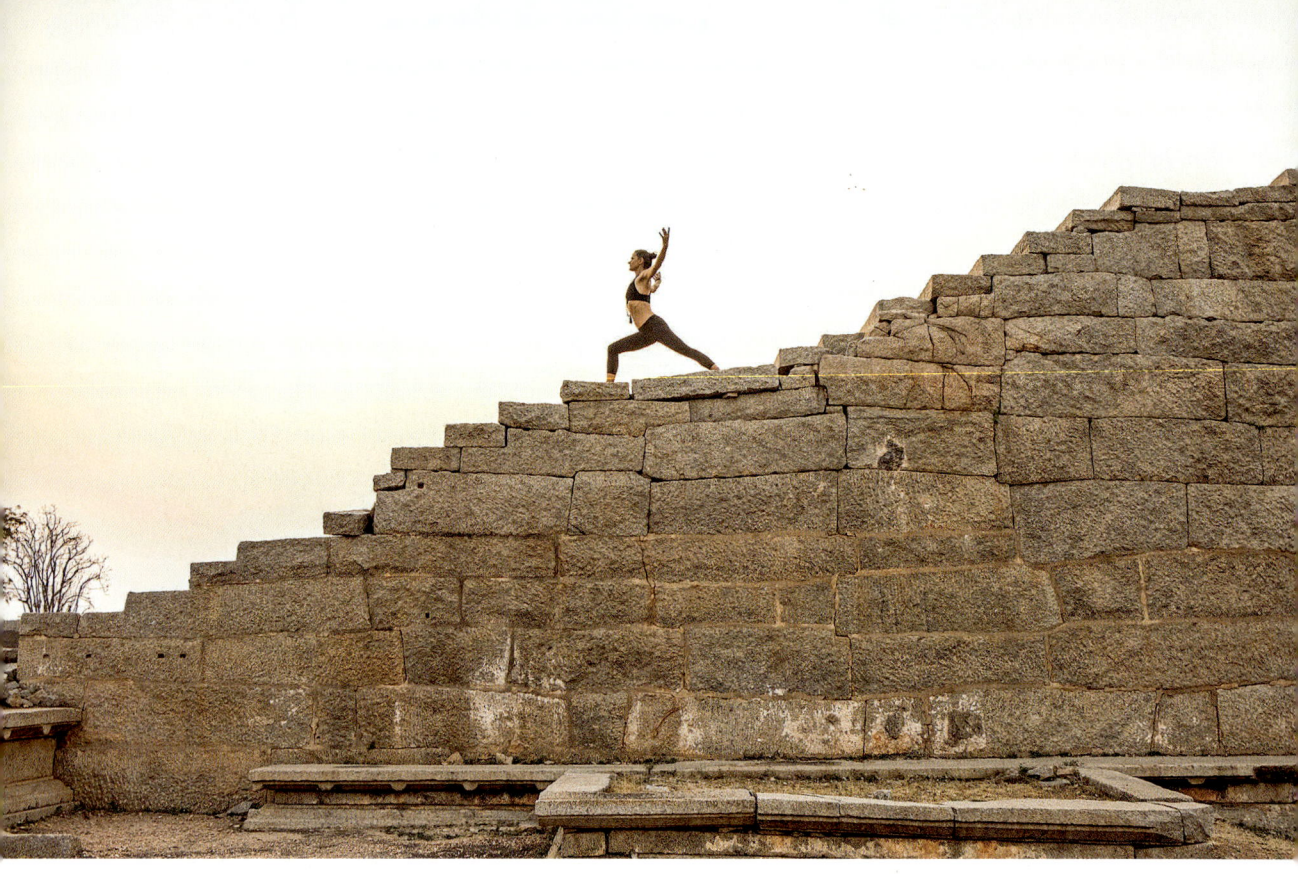

Dankbarkeit dafür, dass es dich gibt, dass du lebendig bist und alles in dir trägst, was du brauchst. Es mangelt dir an nichts, an gar nichts. Schau hin, spüre hinein, nimm an. Alles ist da. Du kannst dich vertrauensvoll dem Leben überlassen, mit Leib und Seele, mit Haut und Haar, mit jeder Zelle, jeder Faser deines Seins.

»Wenn dich das gesamte Universum liebt,

wie anmaßend ist es, dich abzulehnen,

dich nicht zu lieben?«

Diana Schöpplein

*Das Leben liebt dich,
denn du bist Leben.*

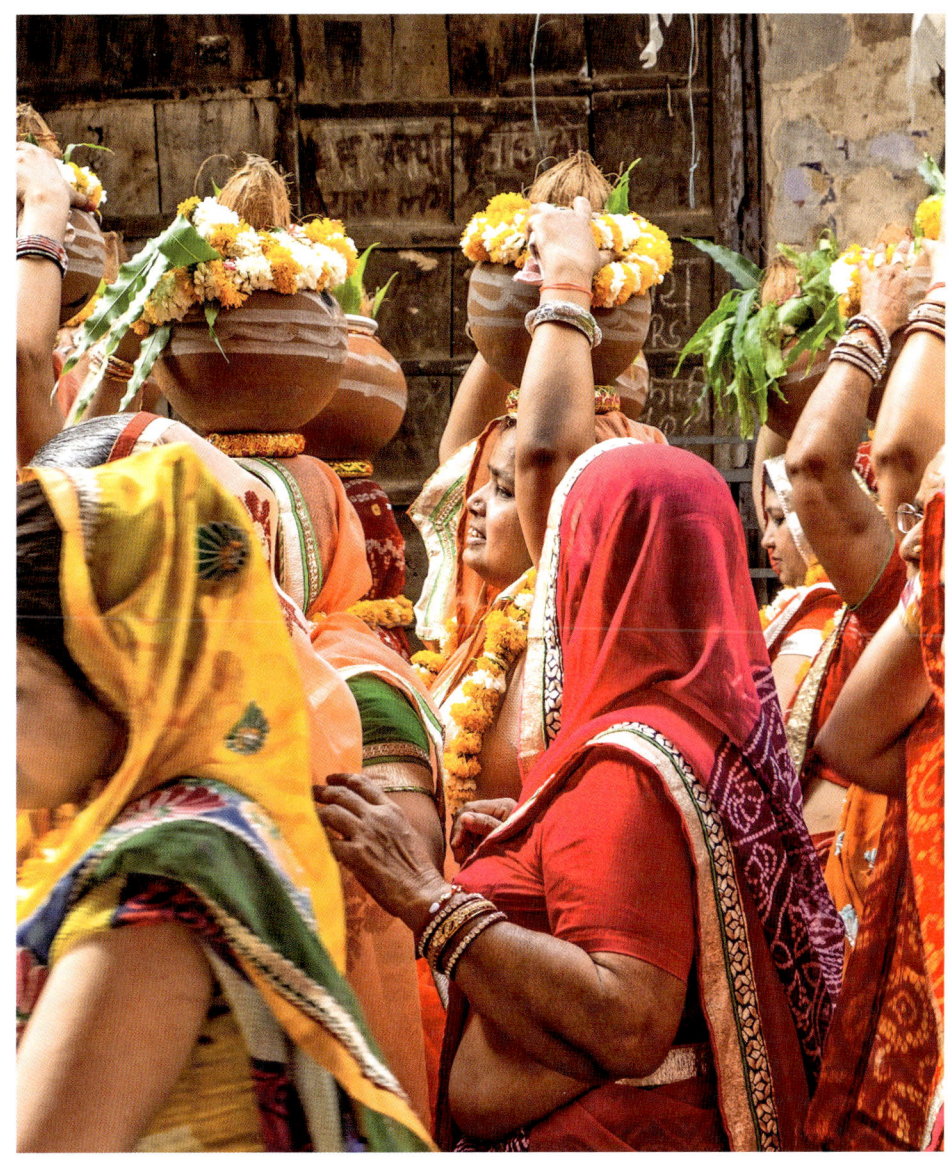

2

RITUALE ZUR BEGRÜSSUNG DES TAGES

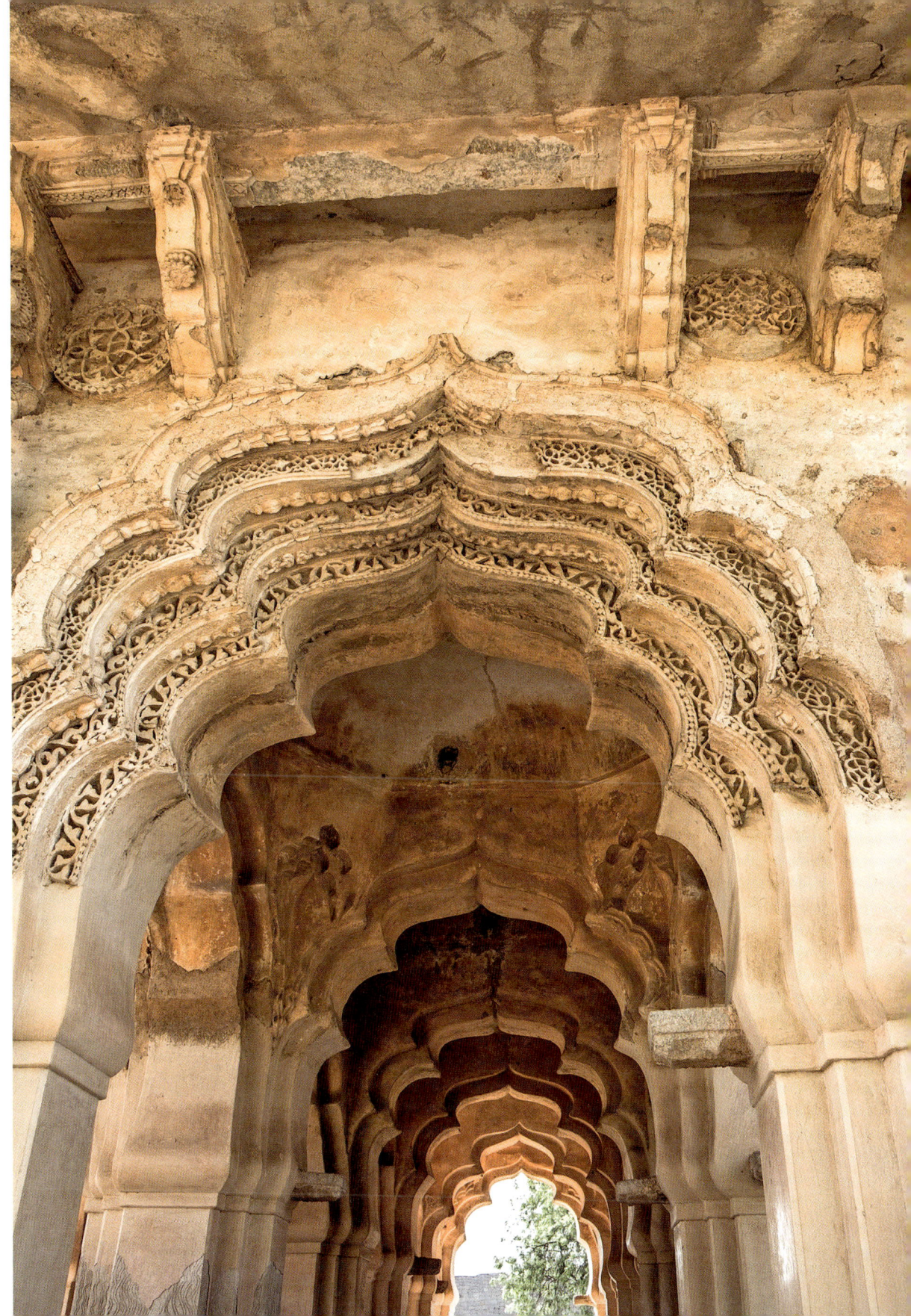

Erwachen –
Dein Guten-Morgen-Bett-Yoga

»Morgenstund hat Gold im Mund« - wir alle kennen diesen Spruch. Nicht nur in unserer westlichen Kultur, sondern in vielen alten spirituellen Traditionen, wie dem Yoga und dem Ayurveda, kommt dem Morgen eine bedeutende Stellung zu. Oftmals wird empfohlen, noch vor oder mit der Sonne aufzustehen. Das mag leicht oder auch schwerfallen, je nach individueller Konstitution, nach Jahreszeit, Lebensphase und vor allem Lebensstil. Ich persönlich liebe es, den Morgen »gelassen« zu begrüßen. Somit gehöre ich definitiv nicht zu den Menschen, die auf Anhieb aus dem Bett hüpfen und möglichst rasch ihren Verpflichtungen nachgehen.

Natürlich hat für mich die Morgenstund Gold im Mund, aber nicht im Sinne von Tatendrang. Nein, das Gold der Morgenstund liegt für mich darin, dass unsere Gehirnaktivität noch in den entspannten Theta-Wellen weilt. Theta ist ein Zustand, der auch in tiefer Meditation erreicht wird und in dem wir mit unserer Kreativität und Intuition in Kontakt sind. Wenn wir vermeiden, sofort in den Strudel von Aktionismus und damit direkt in den Beta-Wachzustand zu fallen, können wir von Theta langsam in Alpha, den Zustand von Kontemplation, wandern. Aus diesem Grund werden in Indien die Morgenstunden als eine heilige Zeit für die Verbindung zum Universum, der eigenen Wesensessenz, dem Göttlichen, geehrt.

Ein bewusst und regelmäßig praktiziertes Morgenritual speichert die Erfahrung von Verbundenheit und Gelassenheit auf tieferer Ebene ab und macht sie im Alltag leichter abrufbar. Es ermöglicht dir, aus deinem Innersten heraus genüsslich deinen Tag vorzubereiten.

Die meisten von uns teilen die Erfahrung, dass wir manche Dinge am besten morgens angehen können. In der Regel sind wir nach einem erholsamen Schlaf nicht nur am aufnahmefähigsten, sondern die Qualität, mit der wir den Tag beginnen, definiert maßgeblich dessen Verlauf. Daher empfiehlt es sich, alles, was uns wichtig ist, in die frühen Stunden zu legen. Und was könnte wichtiger sein als unsere Selbst-Pflege?

Ja, ich weiß, dass du dem zustimmst und im nächsten Atemzug Argumente findest, warum Selbst-Pflege am Morgen nicht machbar ist. Und ja, wir sind sehr beschäftigt und Zeit ist ein kostbares Gut. Und gerade darum sage ich, dass es umso wichtiger ist, Zeit für sich einzuräumen. Und ich kann dich beruhigen, es bedarf gar nicht so viel. Die von mir konzipierten Selbst-Pflege-Rituale sind so alltagstauglich wie einfach. Du kannst diese zeitlich variieren und intuitiv abändern. Das Beste ist, dass du dich dafür noch nicht einmal aus dem Bett bewegen musst, sondern du kannst dich genussvoll aus dem Schlaf in dein ca. 20-minütiges Guten-Morgen-Yoga-Ritual räkeln.

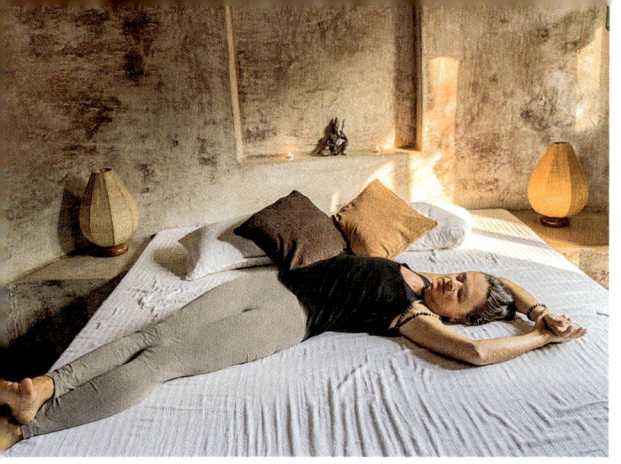

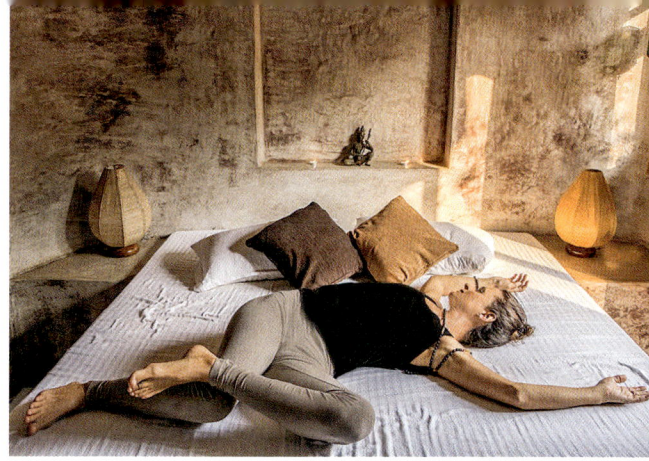

1. Liegender Halbmond / Seiten-Stretch
(ca. 1 Min. jede Seite)

Starte auf dem Rücken liegend. Leg den rechten Fuß über das linke Fußgelenk und bewege beide Beine etwas nach links. Greife mit der linken Hand das rechte Handgelenk und zieh dich wie ein Halbmond zur linken Seite.

Beginne tief und rhythmisch zu atmen. Spüre die angenehme Dehnung in der rechten Flanke und sende deine Aufmerksamkeit und deinen Atem dorthin. Du kannst sanft am Handgelenk ziehen und so über die Haut in die Faszien und tieferen Gewebeschichten dehnen.

Wiederhole diesen einfachen, aber intensiven Stretch auf der anderen Seite.
Es darf leicht sein.

Der liegende Halbmond öffnet Blockaden im Gallenmeridian. Das hilft, unseren Groll zu besänftigen.

2. Jathara Parivartanasana - Liegender Twist mit Drehung, Hüftdehnung & Atemöffner
(ca. 1 Min. jede Seite)

Stell deine Füße breiter als hüftweit auseinander auf und lass die Knie locker ein paarmal nach links und rechts kippen. Lass nach ein paar Runden die Knie nach links sinken und leg den unteren Fuß auf das obere Knie. Die Arme liegen im Kaktus. Versuche die rechte Schulter so weit wie möglich zu erden. Schenke deinem Atem Aufmerksamkeit: Du wirst mehr Prana - Lebensenergie - in der rechten Lunge und Bauchseite verspüren. Geh tiefer und atme bis in die rechte Leiste, in den Iliopsoas hinein. Wechsle nun zur anderen Seite und verweile dort so lange, wie es sich für dich richtig anfühlt.

Wenn du bewusst atmest und in dich hineinlauschst, kannst du nichts falsch machen; ganz im Gegenteil, du förderst damit deine Intuition. *Lausche aufmerksam!*

Ein gelöster Iliopsoas unterstützt unsere Atemkapazität und erlaubt uns, im parasympathischen Nervensystem zu ruhen. Man nennt den Iliopsoas auch den Muskel der Seele, d. h., über einen entspannten Iliopsoas können wir in Kontakt mit unserer Innenwelt treten und ihr Raum geben.

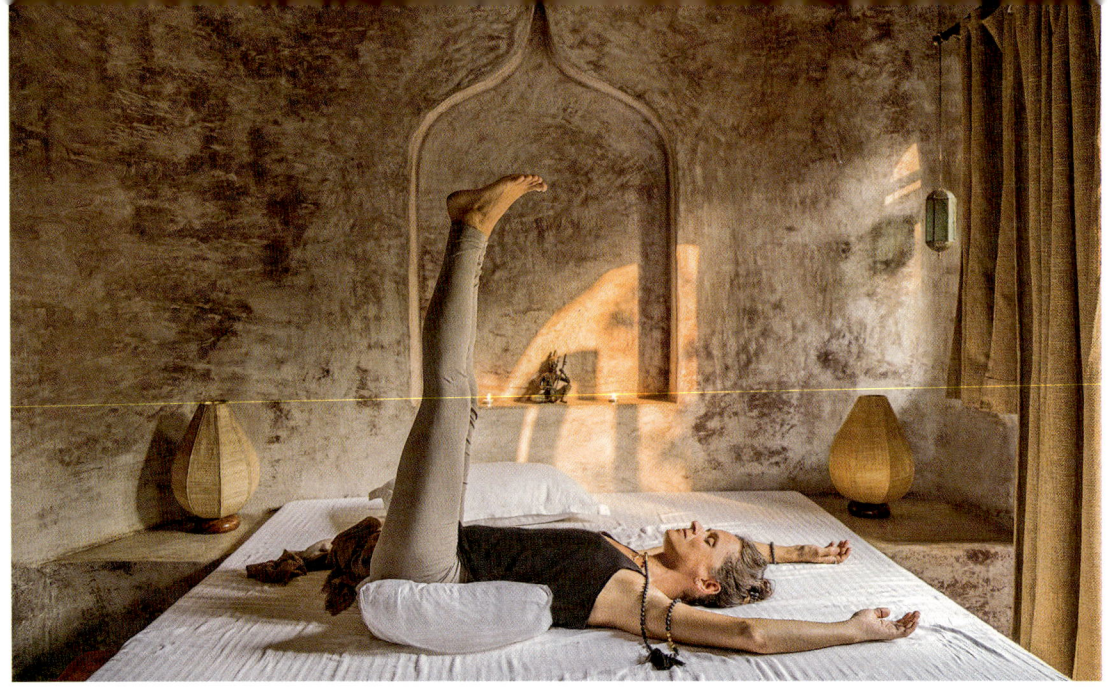

3. Viparita Karani - Umkehrhaltung für Beine & tiefe Bauchmuskulatur (ca. 1-2 Min.)

Lass anschließend Prana und Blut aus den Beinen in den Herzraum fließen. Strecke beide Beine nach oben über den Hüftgelenken aus. Bei engen Oberschenkelrückseiten (Hamstrings) legst du einfach ein Kissen unter das Becken.

Du kannst aktiv die Fersen Richtung Decke verlängern, indem du die Füße flext und den Quadrizeps (Oberschenkel-Vorderseite) Richtung Becken saugst. Hier aktivierst du zudem die tief liegende untere Bauchmuskulatur und etablierst ein Unterbauch-*Bandha*, eine Energieschleuse. Du kannst aber auch schlichtweg relaxen, die Knie leicht beugen lassen und das Prickeln in den Fußsohlen genießen.

Atme tief in den Bauchraum hinein. Von dort weiter nach oben in den gesamten Brustkorb bis hin zu den Schlüsselbeinen und hoch in den Gaumen. Die Ausatmung wird vom Bauch initiiert und der Körper entleert sich von unten nach oben. Lass am Ende der Ausatmung eine kurze Pause entstehen, das *Kumbhaka*. Erwarte den Einatem und koste diesen in vollen Zügen aus. *Spürst du, wie sich eine subtile Heiterkeit einstellt?*

Je tiefer dein Atem, desto mehr Energie kannst du für den Tag tanken. Wenn du deine Stimmritze hinten im Rachen etwas verengst, entsteht ein sanftes Rauschen ähnlich dem Meereswogen (erfahre dazu mehr in Kapitel 2, Atmen). Dies unterstützt eine verlängerte Atmung und hilft deinem Geist, sich auf den Atem zu fokussieren.

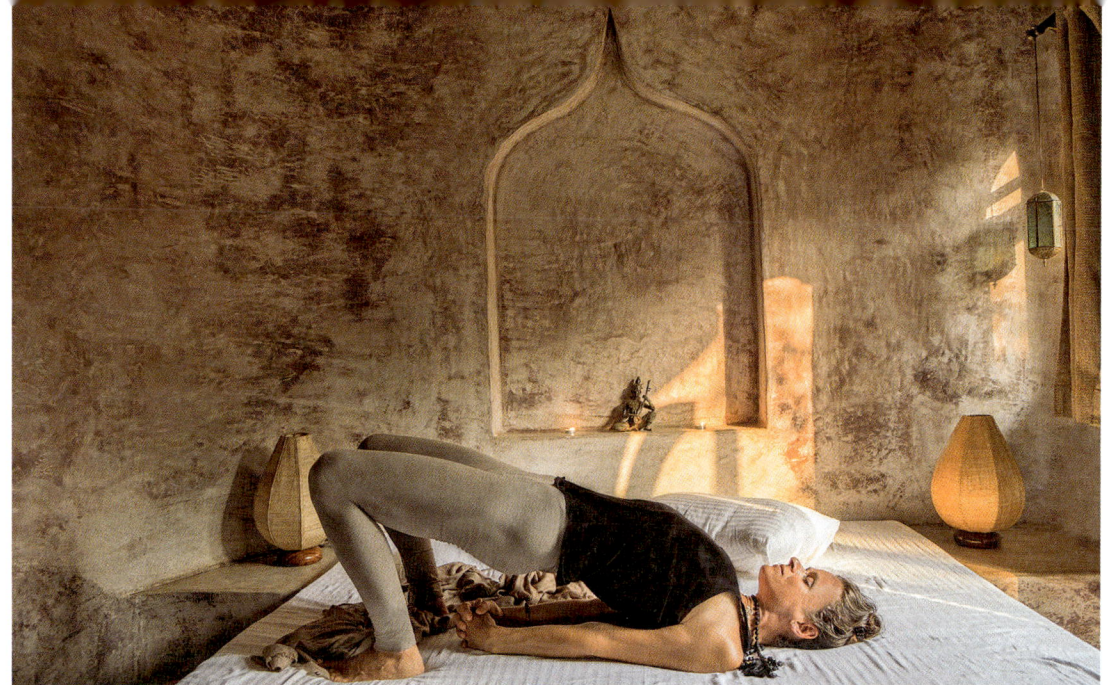

4. Setu Bandhasana –
Schulterbrücke, Herzöffner (ca. 1 Min.)
Für eine kräftigende Herz-Öffnung stellst du anschließend deine Füße hüftbreit auf. Die Fersen sind in etwa unter den Knien platziert. Roll die Schulterblätter in die Matratze, um die Schlüsselbeine zu weiten. Erde kraftvoll die Füße, insbesondere die Innenkante der Fußsohlen, ebenso die Schulterblätter und den Hinterkopf.

Nun kannst du das Becken mit Leichtigkeit hochheben. Gehe hierbei nur bis zu 90 Prozent deiner Kapazität. Es geht weniger darum, die Hüften hochzupushen, sondern dass deine Leisten und dein Iliopsoas weich bleiben und dein Brustkorb sich weiten kann.

Verschränke nun die Hände unter dem Rücken und roll die Schulterblätter näher zusammen. Verlängere vom Steißbein Richtung Kniekehlen, um den unteren Rücken und die Taille zu strecken. Während Ober-schenkel und Knie vom Oberkörper wegziehen, dehnst du den Herzraum Richtung Kinn und hebst das Kinn für einen durchlässigen Hals und Atemkanal an. Imaginiere eine langgezogene Brücke über einem großen Fluss und atme tief und ruhig mit dem dezenten Meeresrauschen-Atem.

Halte die Schulterbrücke ein paar Atemzüge länger, als es deiner Bequemlichkeit entspricht, um innere Hitze und Beinkraft aufzubauen und das Herz energetisch zu weiten.

So förderst du dein Durchhaltevermögen und die Kapazität, deinem Leben mit offenem Herzen zu begegnen.
Werde weit!

Übernimm Verantwortung für deine eigene Gefühlswelt, indem du ihr Raum gibst. Das ist echte Selbst-Pflege.

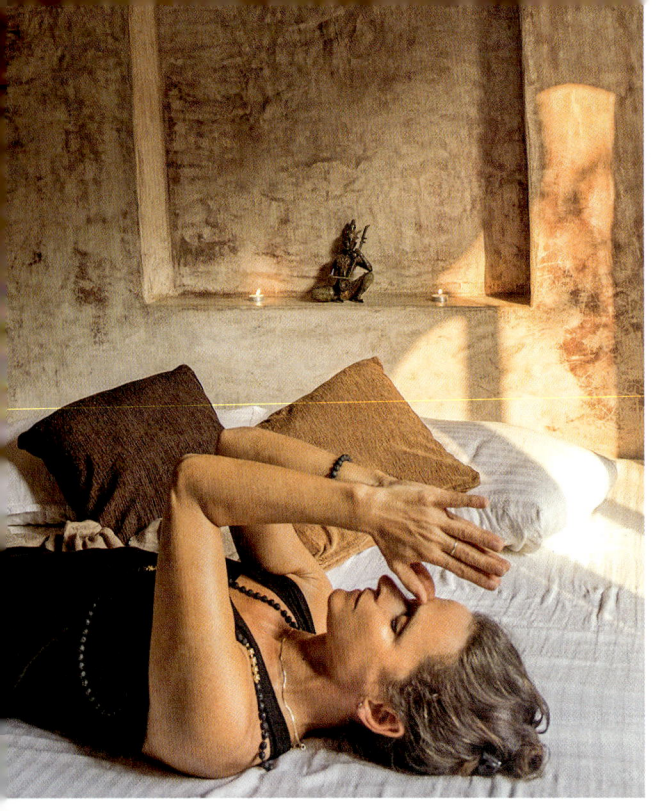

5. Erwecken des Dritten Auges –
Ausgleichsposition (für 7–9 Atemzüge)
Löse anschließend die Asana auf, indem du
den Rücken ablegst. Um deinen Geist zu
beruhigen, verbindest du die Hände in der
Gebetshaltung und berührst den Punkt zwi-
schen den Augenbrauen mit den Daumen.
Die Aktivierung des sogenannten Dritten
Auges schenkt Wachheit und Klarheit und
erweckt die ureigene Weisheit und Intuition.
Du fühlst dich jetzt erwacht.

6. Janu Sirsasana – Hüft-, Körperseiten-Öffner

6.1. Parivrtta Janu Sirsasana – Umgekehrte
Kopf-zum-Knie-Haltung (ca. 1 Min.)
Setz dich auf und streck dein linkes Bein
nach außen. Hol nun die rechte Ferse nah
zum Schambein, indem du die Wade sanft
nach oben rollst, sodass die Ferse Richtung
Decke zeigt. Dreh mithilfe deiner beiden
Hände die Oberschenkel nach innen und
weite den Po und die Sitzknochen nach hinten. Dies erlaubt dem Becken, sich besser
aufzurichten. Flexe den linken Fuß und aktiviere die Oberschenkelmuskulatur, indem
du die Ferse in die Unterlage presst.
Hebe anschließend den rechten Arm nach
oben, zieh die Körperseite lang und lehne
dich über dein ausgestrecktes Bein. Deine
obere Schulter bleibt dabei nach hinten
gerollt, die Schlüsselbeine sind offen. Du
kannst mit der rechten Hand den Hinterkopf
stützen oder den Arm über das Ohr strecken. Der Fokus liegt auf der Öffnung des
Schulterbereichs, d.h., behalte die obere
Schulter in Linie mit der unteren, ohne diese
nach vorne klappen zu lassen.

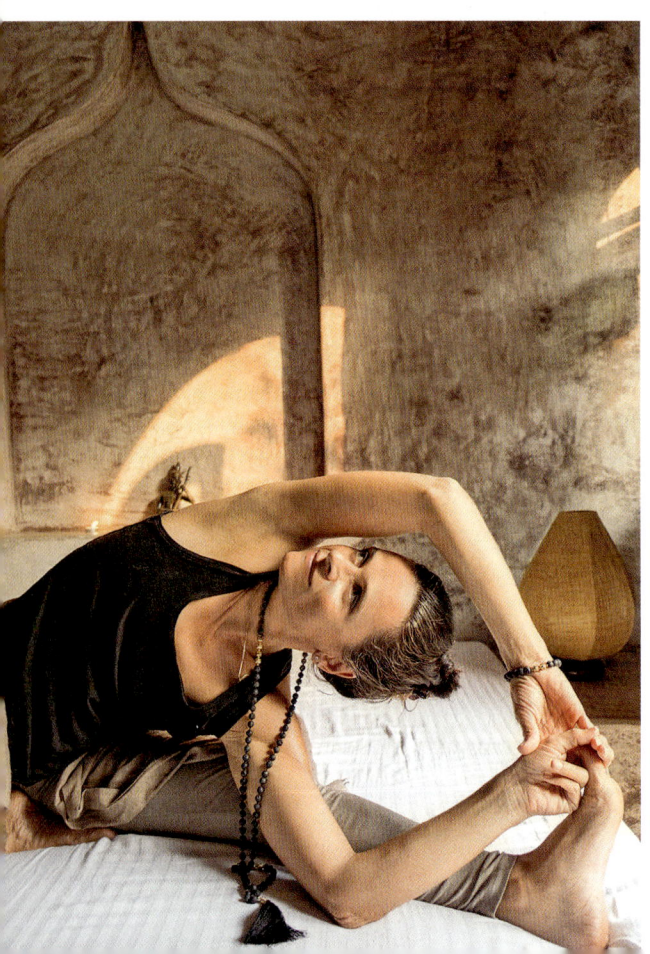

Ein genüssliches Dehnungsziehen in der Taille, der Beinrückseite und den inneren Leisten ist erwünscht, um den Leber- und Gallen-Meridian zu stimulieren. Atme dich bewusst durch diese Intensität hindurch. Du kannst deinen Atem in die Körperregionen lenken, die deine Aufmerksamkeit erfordern, und energetischen Blockaden erlauben, sich zu lösen. Freue dich auf einen unbeschwerten Tagesbeginn.

Alles darf durch dich hindurchfließen.

Am Morgen ist der Körper in der Regel steifer. Geh also nur so weit, wie es deine momentane Verfassung erlaubt. Der Weg ist das Ziel. Wähle deinen Pfad bewusst aus. Bei engen Oberschenkelrückseiten und inneren Leisten kannst du die Kniekehle des ausgestreckten Beins mit einem Kissen polstern und dich auf eine Decke setzen. Auch das angewinkelte Knie darf mit einem Kissen unterstützt werden, um die inneren Leisten zu entspannen. Dein Körper sagt dir genau, was er braucht.

6.2. Janu Sirsasana - Kopf-zum-Knie-Haltung im sitzenden Twist (5-7 Atemzüge)

Richte dich einatmend wieder auf und dreh nun deinen Oberkörper langsam in Richtung angewinkeltes Knie in einen Drehsitz. Lass deine Wirbelsäule aus dem Becken über die Kopfkrone wachsen, indem du beide Sitzknochen gut erdest und das *Mula Bandha* - den Wurzelverschluss - und Unterbauch-Bandha aktivierst. Zieh hierfür die Beckenbodenmuskulatur nach oben und verbinde das Schambein und die beiden Hüftknochen zu einem Dreieck.

Die Wirbelsäule wird wie eine aufstrebende Spirale gedreht. Das hält sie jung und vital, stimuliert die Bauchorgane und fördert die Verdauung.

Lass deinen hörbaren Atem in rhythmischen Wellen auf- und absteigen.

Drehstellungen im Yoga dienen dem Entgiften der Organe, indem sie Agni, das Feuer der Transformation, erwecken. Die Durchlässigkeit der Wirbelsäule wird erhalten und Prana kann frei fließen.

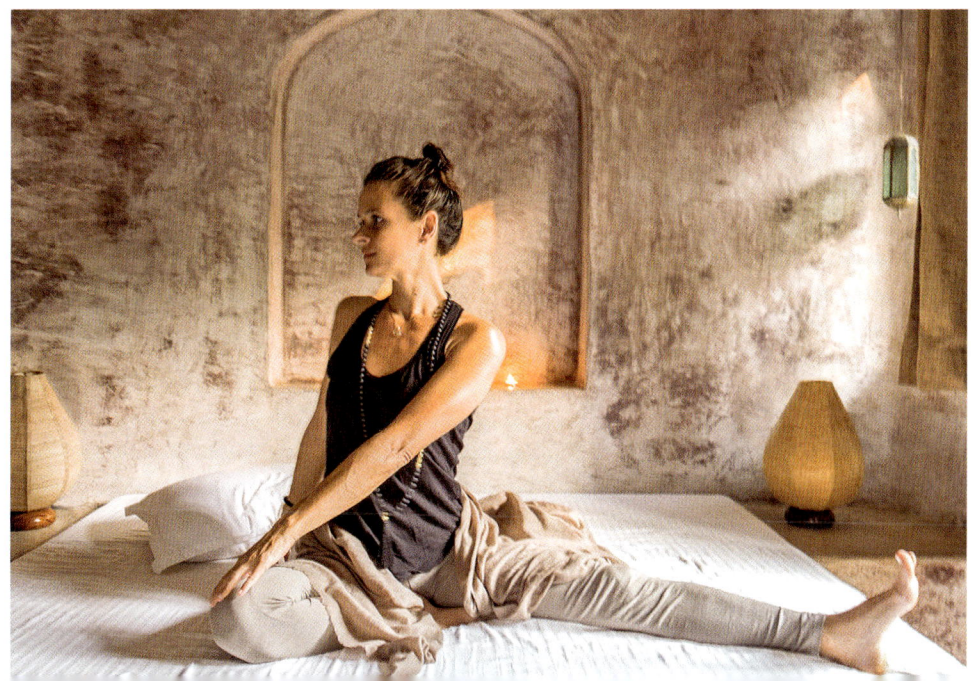

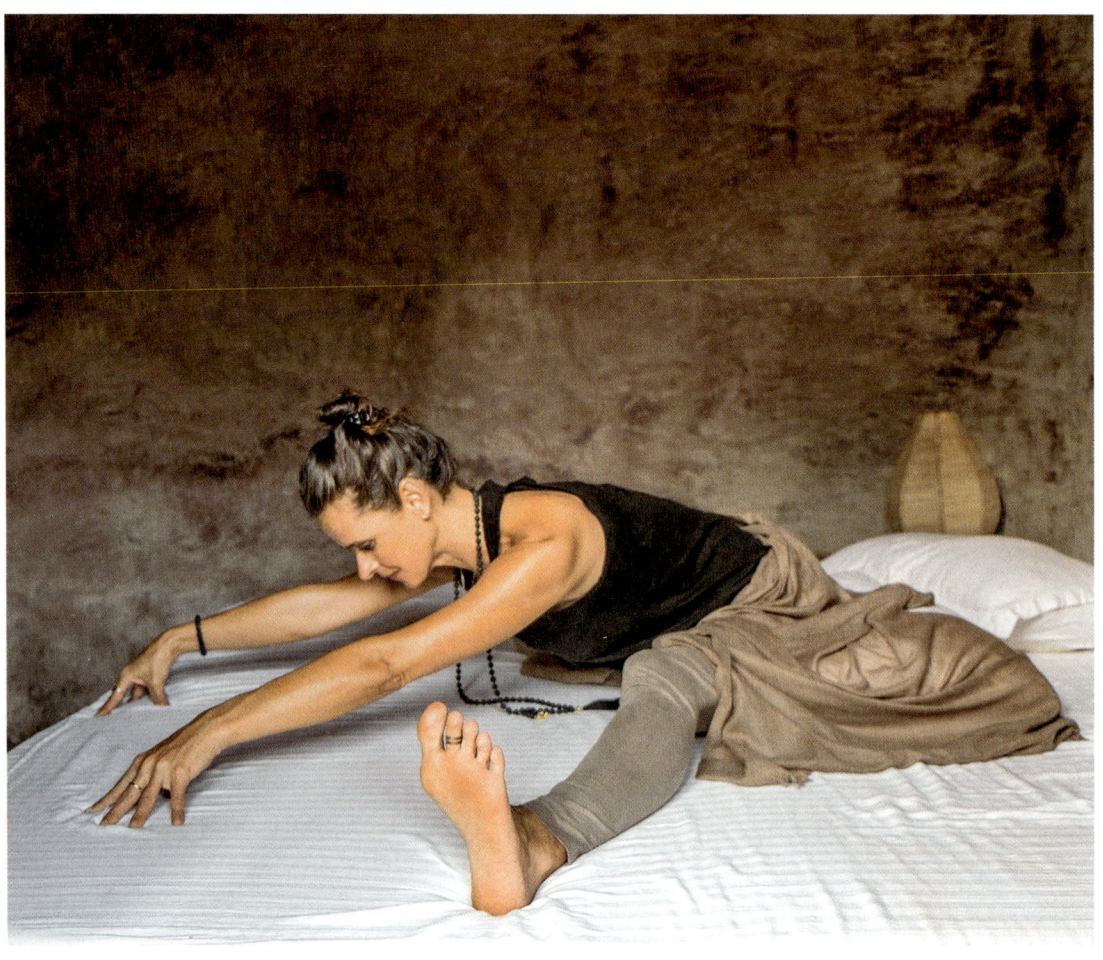

6.3. *Janu Sirsasana – Kopf-zum-Knie-Haltung mit Vorbeuge (ca. 1 Min.)*

Nachdem du dich wieder zentriert hast, zieh nochmals den Po und die Sitzknochen nach hinten. Unterstütze gegebenenfalls das Becken mit einer gefalteten Decke. Verlängere beide Taillen und beginne mit den Fingerspitzen langsam nach vorne zu wandern.

Strecke dich mit jeder Einatmung aus der Lendenwirbelsäule lang und zieh im Gegenzug deine aufgestellten Fingerkuppen isometrisch nach hinten, um die Oberarme in den Schultergelenken zu verbinden, die Schlüsselbeine weit und den Herzraum offen zu halten. Sinke mit jeder Ausatmung tiefer in die Vorbeuge.

Wiederhole anschließend 6.1-6.3 auf der anderen Seite. Wie das Leben ist auch dies ein dynamischer Prozess. Je mehr du diesen anerkennst, desto erfüllter fühlst du dich.

Ankommen findet allein in dir selbst statt.

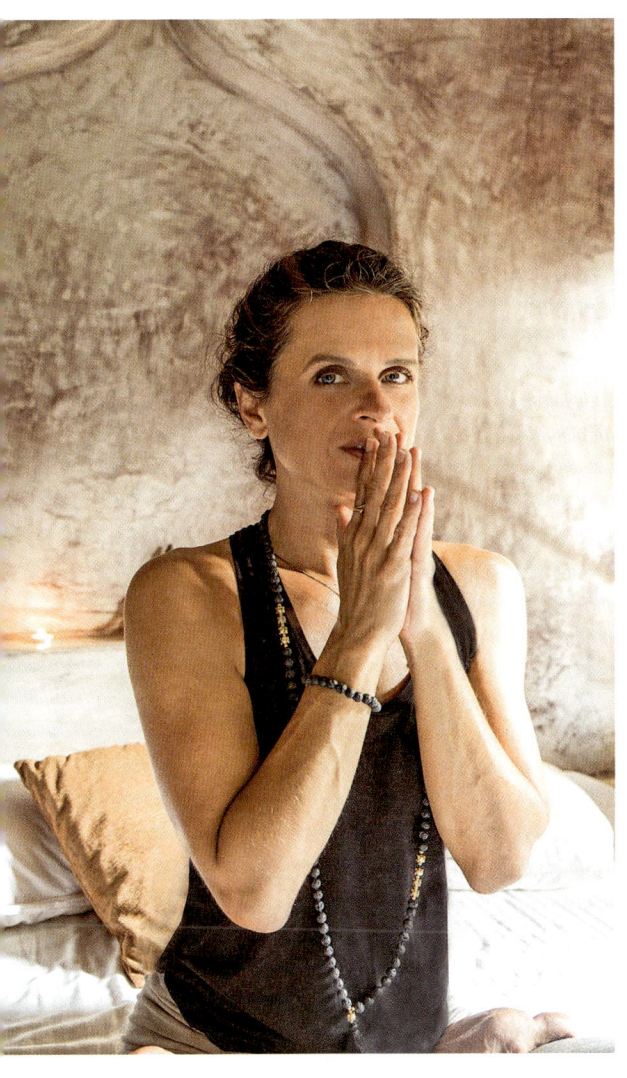

7. Den Tag willkommen heißen –
Meditation, Mantra, Gebet (ca. 3–5 Min.)

Dein Körper ist wach, dein Geist klar. »Morgenstund hat Gold im Mund« – unser Gold ist unser Herz. Nimm in der Meditation direkten Kontakt mit deinem Seelenleben auf. Falte dazu die Hände zum Anjali-Mudra, der klassischen Gebetsstellung. Die Daumenwurzeln liegen sanft am Brustbein, dem Herz-Chakra. In den Handflächen ist Raum für einen Herzenswunsch, ein Sankalpa (Intention), ein Gebet. Richte den Blick nach innen und warte, was die Stille dir zu sagen hat. Was möchtest du an diesem Tag ins Leben einladen, erleben, erkunden, erschaffen?

Lausche der leisen Stimme deines Herzens. Was immer diese zu sagen hat, ist gut. Pflanze deine Intention symbolisch als einen Samen in dein Herz. Visualisiere, wie du den Samen in die Erde setzt, mit deiner Aufmerksamkeit bewässerst und mit der Sonne deiner Liebe bestrahlst.

Jeder Samen hat das Potenzial, sich zu entfalten, ein Baum zu werden, Früchte zu tragen und die Welt zu bereichern. Nähre dein Sankalpa mit dem heiligen OM, dem Klang des Universums. Du kannst das OM tönen oder still im Inneren vibrieren lassen, ein persönliches Gebet sprechen, dein Mantra oder Lied singen. Lass dich dazu gerne in den folgenden Kapiteln inspirieren.

Atmen - Rauschen, Wellen, Umarmen - Rituale für mehr Lebensenergie

Und Gott hauchte Adam Leben ein.

Wenn du in einer christlichen Kultur aufgewachsen bist, kennst du sicherlich das Bild vom Menschen, der durch den Hauch Gottes zum Leben erweckt wird. Atem bedeutet somit Leben und dieses Leben wird uns geschenkt, und zwar von ganz oben. Auch in der indischen Philosophie, insbesondere dem Tantrismus, finden wir diese Darstellung: Das göttliche Prinzip atmet uns ins Bewusstsein. Wir werden vom Universum in diese körperliche Erfahrung des Lebens ausgeatmet und in die materielle Welt katapultiert.

Solange wir atmen, leben wir. Und mit unserem letzten Atemzug verlassen wir unseren Körper. Und so wie dich die Schöpfung ins Leben atmet, holt sie dich auch wieder zurück. Denn aus yogischer Sicht werden wir beim Tod von der universellen Energie, von *Shakti*, wieder eingeatmet. Ist das nicht eine zutiefst besänftigende Vorstellung, wieder nach Hause gesogen zu werden? Mich beruhigt dieser Gedanke sehr, impliziert er doch, dass das Leben niemals vorbei ist, sondern sich lediglich im permanenten Wandel befindet.

Atem ist eine Form von Shakti und Träger von Prana, der Lebenskraft. Er stellt im Yoga eine Schlüsselfunktion dar, denn er ist der Vermittler zwischen Körper, Geist und Emotionen und der Schöpferkraft. Er verbindet den Austausch zwischen innen und außen, stellt Beziehungen her und ist unser Lebenselixier. Den Atem zu erwecken ist ein großer Bestandteil des Hatha-Yoga. *Pranayama* - die Führung oder auch Ausdehnung des Atems - ist das vierte Glied in *Patanjalis Ashtanga Pada*, dem Achtgliedrigen Weg, der die Basis des klassischen Yoga prägt. Hier beginnt die Arbeit mit den subtilen Energien, den *Nadis*, Energiebahnen, und den Chakren, Energiezentren. Yogische Atemtechniken durchdringen die energetischen wie psychischen Schichten des Menschseins und stellen den Übergang zu den stillen Praktiken Richtung Konzentration, Meditation und Verschmelzung dar.

Der Begriff »Pranayama« setzt sich zusammen aus Prana, Lebensenergie, und *Ayama*, was so viel bedeutet wie »Grenzen ausdehnen«, »überwinden«, »freisetzen«. Oftmals wird die Pranayama-Praxis auch als Atem-Kontrolle bezeichnet, was letztendlich etwas mit den herkömmlichen Sanskrit-Übersetzungen zu tun hat: Pranayama = Prana und *Yama,* Restriktion der Lebensenergie. Ayama hingegen bedeutet das Gegenteil. Hier sehen wir wunderbar, wie viel ein kleiner Buchstabe verändern und Dinge sogar in ihr Gegenteil verwandeln kann.

Am Ende ist es dir überlassen zu schauen oder besser zu spüren, was für dich stimmiger ist: das Geschenk des Lebens einzuschränken oder es vielmehr auszudehnen und freisetzen zu wollen. Meine hier vorgestellten Atemrituale möchten dich jedenfalls ermutigen, deine Lebensenergie bewusst zu lenken, und zwar so, dass es dein Nervensys-

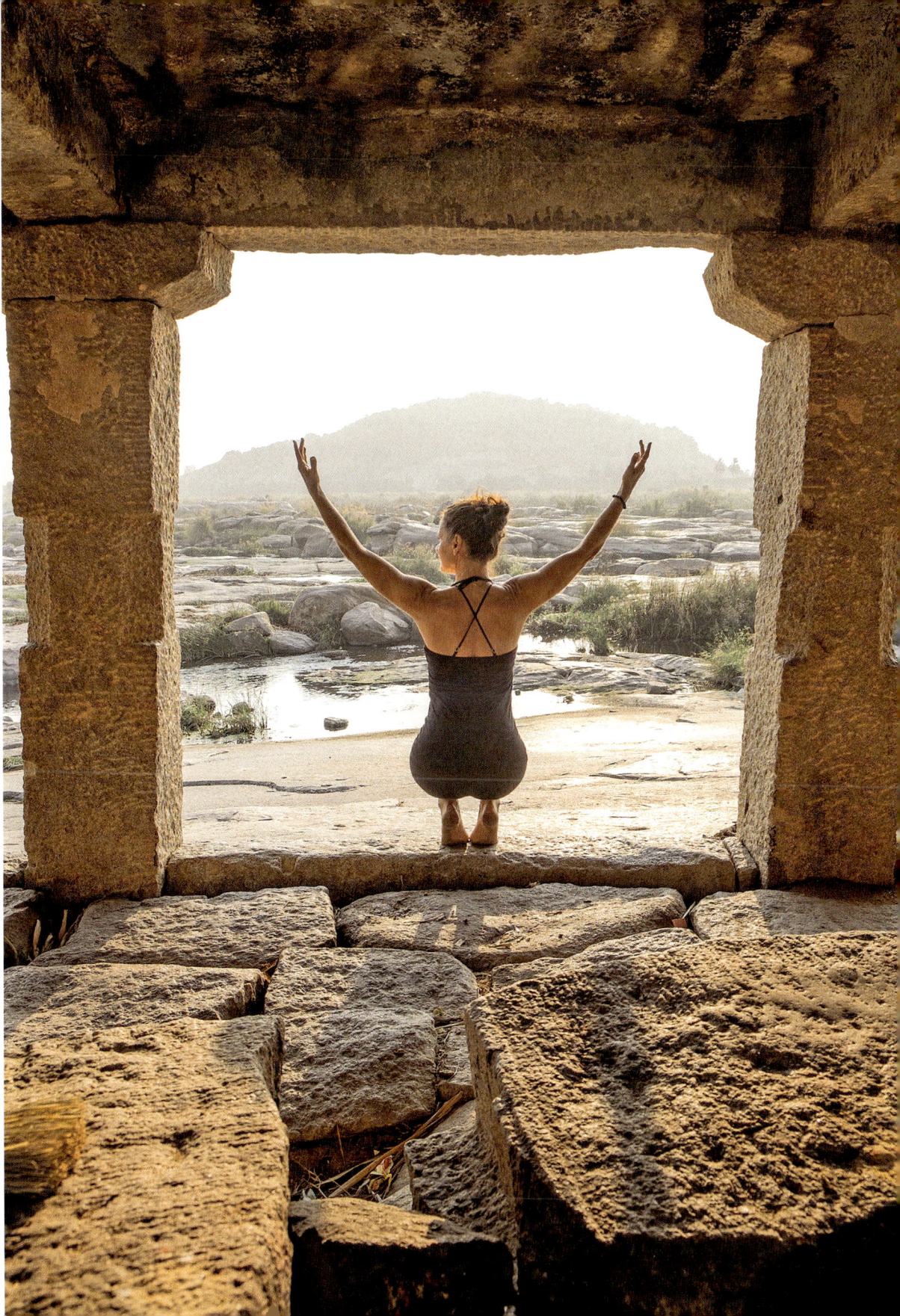

tem beruhigt und dich auf allen Ebenen nährt. Sie sind sanft und kraftvoll zugleich und wunderbare Begleiter auf dem Weg zu mehr Intimität, Lebensfreude und Genuss. Beginne idealerweise gleich nach dem Aufwachen, denn da hast du die besten Voraussetzungen, um dich und deinen Geist zu zentrieren und Prana für den Tag zu tanken.

Ujjayi – Im Rausch deines Atems

Ujjayi, der sogenannte Meeresrauschen-Atem, ist das für fast alle yogischen Praktiken grundlegende Atemmuster. Er unterstützt uns dabei, unsere körperliche Erfahrung mit unserem Innenleben zu verbinden, schenkt unserem Gedankenfluss Fokus und wirkt sanft wärmend und anregend. Er ist leicht zugänglich und wird in vielen modernen Yoga-Stilen als durchgängige Atemtechnik für die Asana-Praxis verwendet, um den Atemrhythmus zu synchronisieren und zu verlängern. Bleibe stets sanft und verwende Ujjayi, um Verbindung und Ausdehnung, Richtung und Verfeinerung aller Energien und Qualitäten des Atems zu etablieren.

Mit diesem Ritual kannst du morgens gemütlich im Bett aufwachen und dir vergegenwärtigen, dass du hier und jetzt in diesem Körper lebendig bist. Lege dazu deine rechte Hand auf den Bauch, deine linke Hand bequem auf den Herzraum. Erinnere dich, dass du der/die Schöpfer*in dieses Rituals bist, indem du bewusst Signale setzt, jetzt in diesem Moment wach zu sein – für dich, für dein Leben, für deine Erfüllung.

UND SO GEHT'S:

Für Anfänger:

Atme mit geöffnetem Mund aus, als ob du einen Spiegel anhauchst. Wiederhole dann das sanfte Rauschen in deiner Kehle mit geschlossenem Mund, indem du die Stimmritze hinten im Rachen verengst. Das Rauschen sollte für dich selbst bei der Ein- und Ausatmung hörbar sein, aber keinen inneren Druck erzeugen. Es geht nicht primär um den Ton, sondern vielmehr darum, die innere Ausrichtung der Atemenergie zu nutzen.

Gleiche die Länge der Ein- und Ausatmung zu *Sama Vritti* an (*Sama* bedeutet »gleich« und *Vritti* heißt »Bewegung«). Atme z. B. auf 3–4 Sekunden ein und auf 3–4 Sekunden aus.

Nimm die natürliche kurze Atempause zwischen Ein- und Ausatmung wahr. Verlängere diese auf eine Sekunde, ohne zu forcieren.

Für Geübte:

Verfeinere, indem du den Druck zwischen Ein- und Ausatmung, später dann auch zwischen Beginn und Ende jedes Atemzuges, anpasst. Oft ist er am Anfang sehr stark und zum Ende hin dünn. Versuche ein Gleichmaß herzustellen. Das bedarf deiner vollen Aufmerksamkeit. So bündelst du den flatterhaften *Monkey Mind*, »Affen-Geist«, und kommst in einen meditativen Zustand.

Nimm die Atempause bewusst wahr und verlängere langsam das Ausatmen auf das Verhältnis von 1 : 1,5. Wenn dir das gut gelingt, von 1 : 2, d. h., deine Ausatmung ist dann doppelt so lang wie deine Einatmung. Erzwinge nichts!

Mein Tipp zum Zählen:

Zähle innerlich 1 OM, 2 OM, 3 OM ... und so weiter, um dich mit den kosmischen Schwingungen des heiligen Ur-Tons aufzuladen.

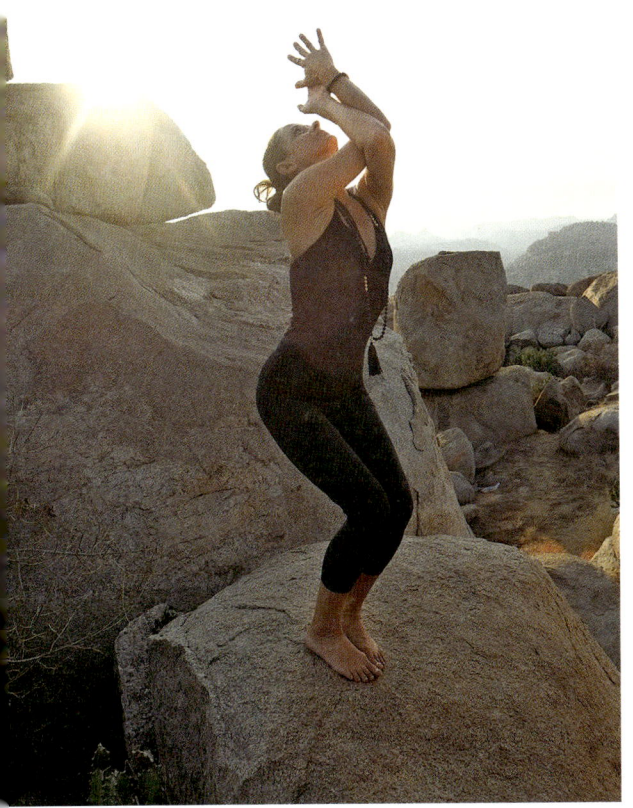
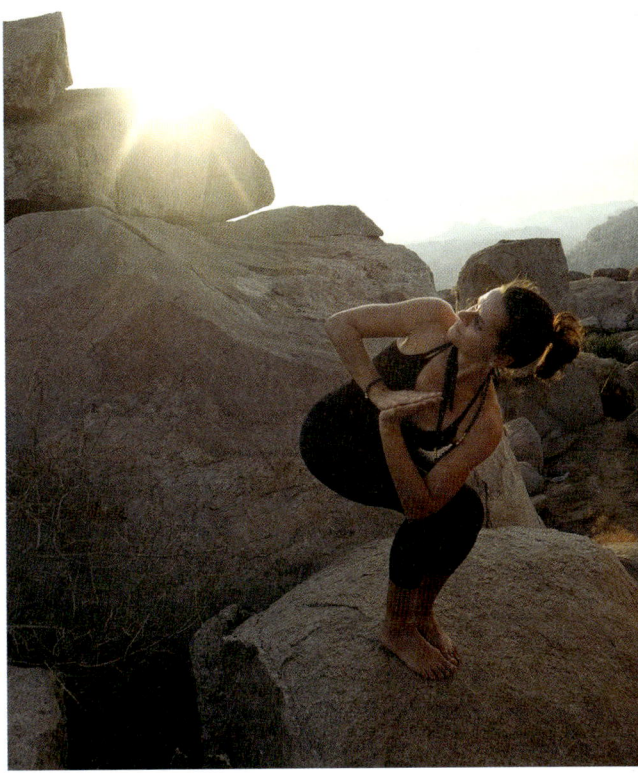

Du kannst die Länge der Atemzüge je nach Tagesverfassung langsam steigern. Bleib dabei aber achtsam, dein Nervensystem sollte in den Ruhemodus wechseln und nicht überreizt werden. Nutze ein paar Minuten Ujjayi-Atem als Einzelritual, um Körper, Geist und Bewegung aneinanderzukoppeln, deinem Atem und schließlich auch deinem Leben mehr Richtung zu geben. Am wirkungsvollsten ist es, wenn du dein gesamtes Atemvolumen im vollen »Yogischen Atem« nutzt. Lass den Atem in einer großen Welle zuerst in deinen Bauchraum, von dort in deinen Brustkorb und zuletzt vom Hals bis in den oberen Gaumen strömen und dich anfüllen. Entleere dich nach der Atempause wieder bewusst und rhythmisch von unten nach oben. Deine Bauchdecke ziehe dafür sanft zurück. Wenn du sie wieder loslässt, füllt sich dein Körper von selbst mit Sauerstoff und Lebensenergie. Unterstütze dieses Empfangen, indem du das Gefäß deines Körpers weitest und Prana nach unten lenkst. So massierst du mit jedem Atemzug deine Bauchorgane und besänftigst dein Nervensystem. (Erfahre noch mehr darüber, wie du jeden Atemzug für dich und dein Leben nutzen kannst, in Kapitel 4.)

Kamelritt – Im Rausch deines Atems

In diesem Ritual »massieren« wir im dynamischen Fluss des Meeresrauschen-Atems unseren Mittelkanal, indem wir unsere Wirbelsäule mobilisieren. Dabei erwecken wir insbesondere die sexuelle Energie und Schöpferkraft des Sakral-Chakras in unserem Becken und pulsieren mit den zwei Haupt-*Vayus,* den »Winden« auf feinstofflicher Ebene: mit dem *Prana Vayu,* dem einströmenden und den Brustkorb weitenden Energiefluss, und mit dessen Gegenspieler, dem *Apana Vayu,* dem nach unten abgebenden, lösenden Prana-Strom. Ein Öffnen und Schließen, ein Ausdehnen und Zusammenziehen, ein Empfangen und ein Abgeben. Das sich gegenseitige Bedingen dieser Polaritäten vermag uns jeder zu lehren und wird hier ganz besonders erfahrbar.

UND SO GEHT'S:

Finde im Bett oder an deinem heiligen, dafür vorgesehenen Meditationsplatz einen bequemen Sitz, gekreuzt oder auf den Fersen, mit entspannten Hüften, sodass sich deine Wirbelsäule in ihrer natürlichen S-Kurve gut aufrichten kann. Die Knie sollten dabei tiefer als deine Hüftknochen platziert sein. Unterstütze also dein Becken gerne mit einer gefalteten festeren Decke oder einem Meditationskissen.

Beginne deine Wirbelsäule – aus dem Ujjayi-Atem geführt – wie eine Meereswoge auf- und absteigen zu lassen. Der Bewegungsimpuls kommt aus dem Becken, welches vor- und zurückkippt. Zieh mit deiner Ausatmung das Schambein Richtung Nabel,

bis der untere Rücken rund wird und auch Schultern und Kopf nach vorne einsinken. Halte deine Aufmerksamkeit tief im Unterleib und gib diesen bewusst in den Boden ab. Schiebe anschließend mit deiner Einatmung die Sitzbeinhöcker nach hinten und dein Herzzentrum nach vorne. Dabei hebt sich leicht das Kinn. Nimm Prana auf und leite es hoch, indem du den Brustraum hebst und füllst. Durch die verengte Stimmritze beim Ujjayi-Atem aktivierst du zugleich das Energiezentrum am Kehlkopf, dem Sitz deines Ausdrucks in der Welt.

Überlasse dich deinem Atem und der Wellenbewegung deiner Wirbelsäule, wobei der Atem die Bewegung initiiert und führt. Spiele mit der Dynamik und steigere sie. Atme mit offenem Mund und einem leichten Seufzer Schläfrigkeit und Verspannungen aus. Du spürst selbst, wann und ob du den Mund schließen möchtest und wie schnell und tosend sich deine Meereswellen aufbäumen und zurückziehen wollen. Du kannst sie bis zu einem Höhepunkt steigern und dann wieder sanft abflauen lassen, bis dein äußerer Körper schließlich wieder zur Ruhe kommt. Spürst du die Wärme und das wunderbare Pulsieren tief in deinem Becken und Schoßraum? Und wie diese Lebendigkeit in deinem Mittelkanal zart nach oben vibriert und du ganz still wirst?

Genieße die dynamische Stille in dir und nutze sie gerne als Meditation zusammen mit dem Ritual des Tönens und Säens.

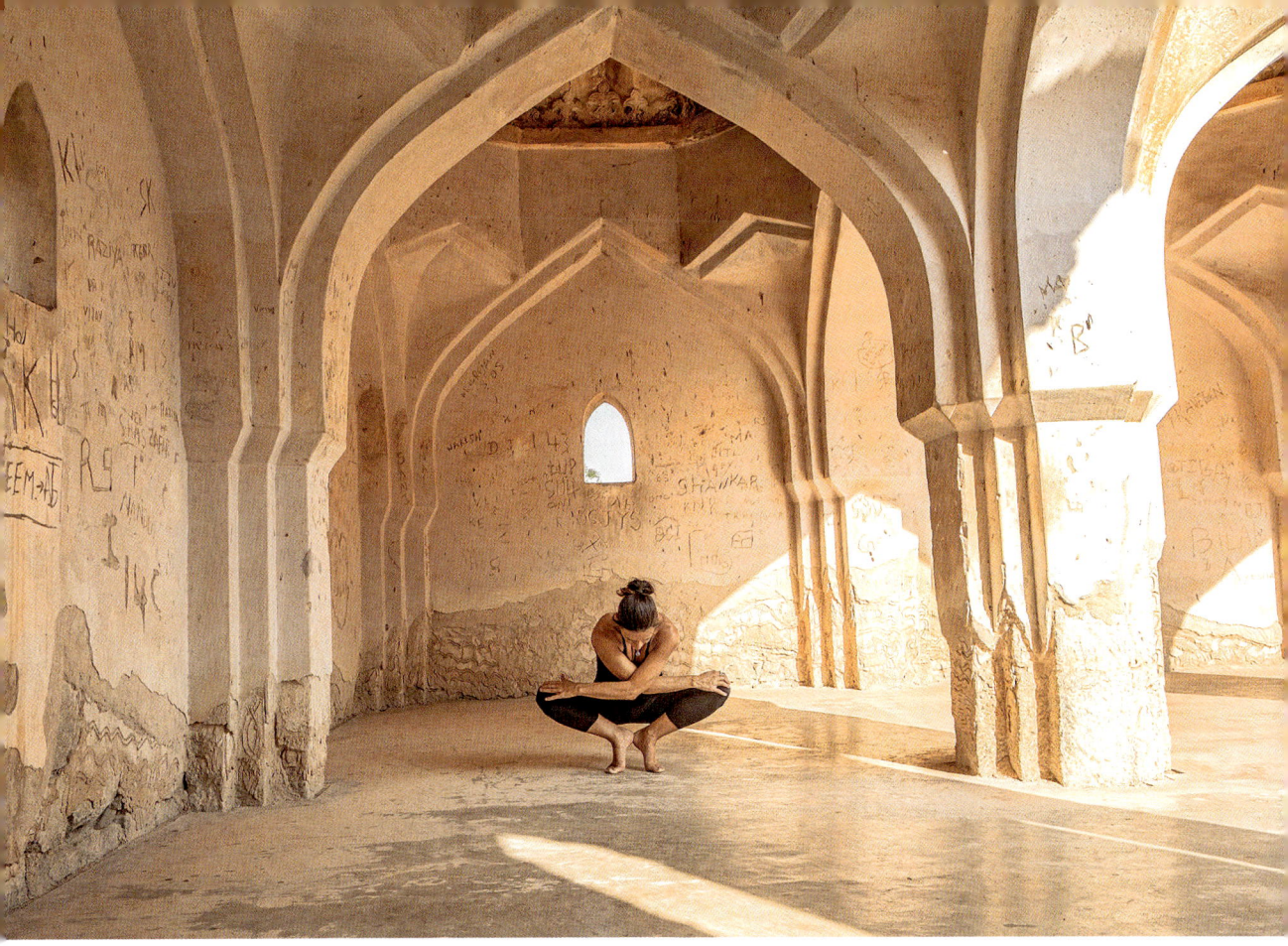

Ich umarme mich und das Leben

Dieses Ritual schenkt dir Komfort und öffnet dich fürs Leben. Wie beim Kamel-ritt wellt deine Wirbelsäule auf und ab. Einatmend öffnest du dabei deine Arme zur Seite und empfängst das Leben, ausatmend umarmst du dich selbst. Wechsle den Arm, der oben liegt, mit jeder Ausatmung. Berühre dich, halte dich und dann mach dich wieder auf für einen neuen Atemzug, einen neuen Moment, für die Spontaneität und das Geschenk des Lebens.

Schwingen –
Alle guten Dinge sind OM

Das OM ist wie der Lotossitz beziehungsweise dessen westliche Schneidersitz-Variante nach wie vor das Markenzeichen des Yoga schlechthin. Die beiden gehören zusammen wie das Salz in der Suppe, auch wenn es scheint, dass das OM mehr und mehr aus den modernen Yoga-Studios verbannt wird. Ist es Unbehagen oder gar Angst, Yoga in seinen traditionellen und damit vielleicht religiösen Kontext zu stellen? Passt es schlichtweg nicht in das rein- und weichgewaschene Image vom zeitgenössischen Wellness-Sport, zu dem diese spirituelle Erfahrungswissenschaft teilweise degradiert wird? Will man irgendwie *all inclusive* sein und bloß niemanden irritieren?

Ich bin immer wieder höchst erfreut, wenn ich Zeugin sein darf, wie Menschen, die sich zu Beginn ihrer Yogareise kaum trauten, einen hörbaren Atem von sich zu geben, allmählich auftauen und ihr erstes OM in die Runde tönen. Und es berührt mich zutiefst, wenn sich nicht wenige nach anfänglichem betretenen Schweigen und ratlosen Blicken in regelrechte OM-Liebhaber*innen verwandeln. Wahrscheinlich spüren wir fast alle diese innere Barriere, in der Öffentlichkeit einen Laut von uns zu geben, besonders dann, wenn wir zum Beispiel neu in einer Gruppe sind. Unsere Stimme erklingen zu lassen, ist, wie es scheint, insbesondere im deutschsprachigen Raum beinahe tabu. Wir sind unsicher, wollen keine Aufmerksamkeit auf uns lenken, schämen uns unter Umständen sogar. Viele Glaubenssätze aus unserer Kindheit und Jugend schwingen hier mit, besonders beim Singen. Vielleicht wurde dir gesagt, dass du nicht singen kannst oder dass es sich nicht schickt, gehört zu werden und damit Raum einzunehmen.

Kommt dir das oder etwas Ähnliches bekannt vor? Willkommen im Klub. Die gute Nachricht ist, du bist nicht allein. Und die gute Nachricht ist, du kannst das überwinden. Das ist gar nicht so schwer. Und die weitere gute Nachricht ist, jede und jeder kann tönen, wirklich. Und die beste Nachricht ist, es macht total Spaß! Und das Allerbeste ist, es ist auch noch gesund. Und das Alleraallerbeste ist, dass du dich so ganz leicht mit der schöpferischen Intelligenz verbinden und dich auf das höchste Schwingungs-Potenzial einstimmen kannst.

Alle guten Dinge sind **OM** *oder besser noch* **AUM**. Es ist so einfach.

Nada Brahma - alles ist Klang! So steht es jedenfalls in den Veden - und nicht nur dort. Darauf kommen wir in Kapitel 3 noch genauer zu sprechen. Lass mich dir an dieser Stelle ein paar der vielen Vorzüge des »OMens« erläutern und vor allem ans Herz legen. Denn das Tönen, Chanten und Singen dieser heiligen Silbe vermag insbesondere unser Herz zu öffnen, unsere inneren Kanäle *(Nadis)* zu reinigen, unsere Zellen mit kosmischer Schwingung aufzuladen und damit auch unseren Geist auf die Schöpferkraft unserer Ursprungsquelle auszurichten.

> »Möge mein Körper stark sein, meine Zunge süß.
> Mögen meine Ohren fortwährend OM hören.«

Taittiriya Upanishad

In Indien gibt es OM als Therapie. Ich begegnete dort immer wieder steinalten Yogis, die mir von enormen Heilerfolgen bei allerlei kleinen und großen psychischen wie physischen Wehwehchen berichteten. Schon ein paar Minuten täglichen »OMens« kann beispielsweise Aufmerksamkeitsstörungen, Depressionen und Angstzustände, aber auch Immunsystemschwäche bis zu chronischen Krankheiten harmonisieren. Und zwar innerhalb weniger Wochen! Unglaublich, aber wahr! Was also steht genau hinter diesem OM bzw. AUM?

AUM symbolisiert die Vergangenheit: alles, was war; die Gegenwart: alles, was ist; und die Zukunft: alles, was kommt. Auch ist alles, was jenseits der Begrenzung von Raum und Zeit existieren könnte, in AUM und der Stille danach enthalten. Es drückt die Dreifaltigkeit von *Brahma*, dem Weltenschöpfer, *Vishnu*, dem Weltenerhalter, und *Shiva*, dem Zerstörer und Erneuerer, und die Einheit hinter allem aus. Ebenso die Triaden von Astralkörper, physischem Körper und Kausalkörper, von Anfang, Mitte, Ende und von Körper, Seele, Geist.

Laut *Mandukya Upanishad* besteht das **AUM** aus vier Teilen und repräsentiert die Einheit und einen Bewusstseinszustand jenseits jeder Dreifaltigkeit.

A repräsentiert den Wachzustand *(Jagrat)* und das, was wir mit unserem Alltagsbewusstsein in der physischen Welt wahrnehmen.

U steht für den Traumzustand *(Swapna)*, unsere Psyche und unser Unterbewusstsein.

M ist die traumlose Tiefschlafphase *(Sushupti)*, regungs-, sorg- und wunschlos.

Und die Stille danach bringt *Turiya*, den erleuchteten Zustand, das Überbewusstsein, zum Ausdruck.

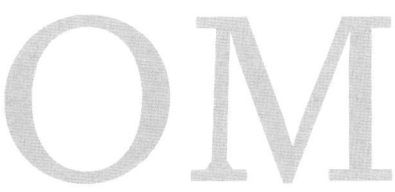

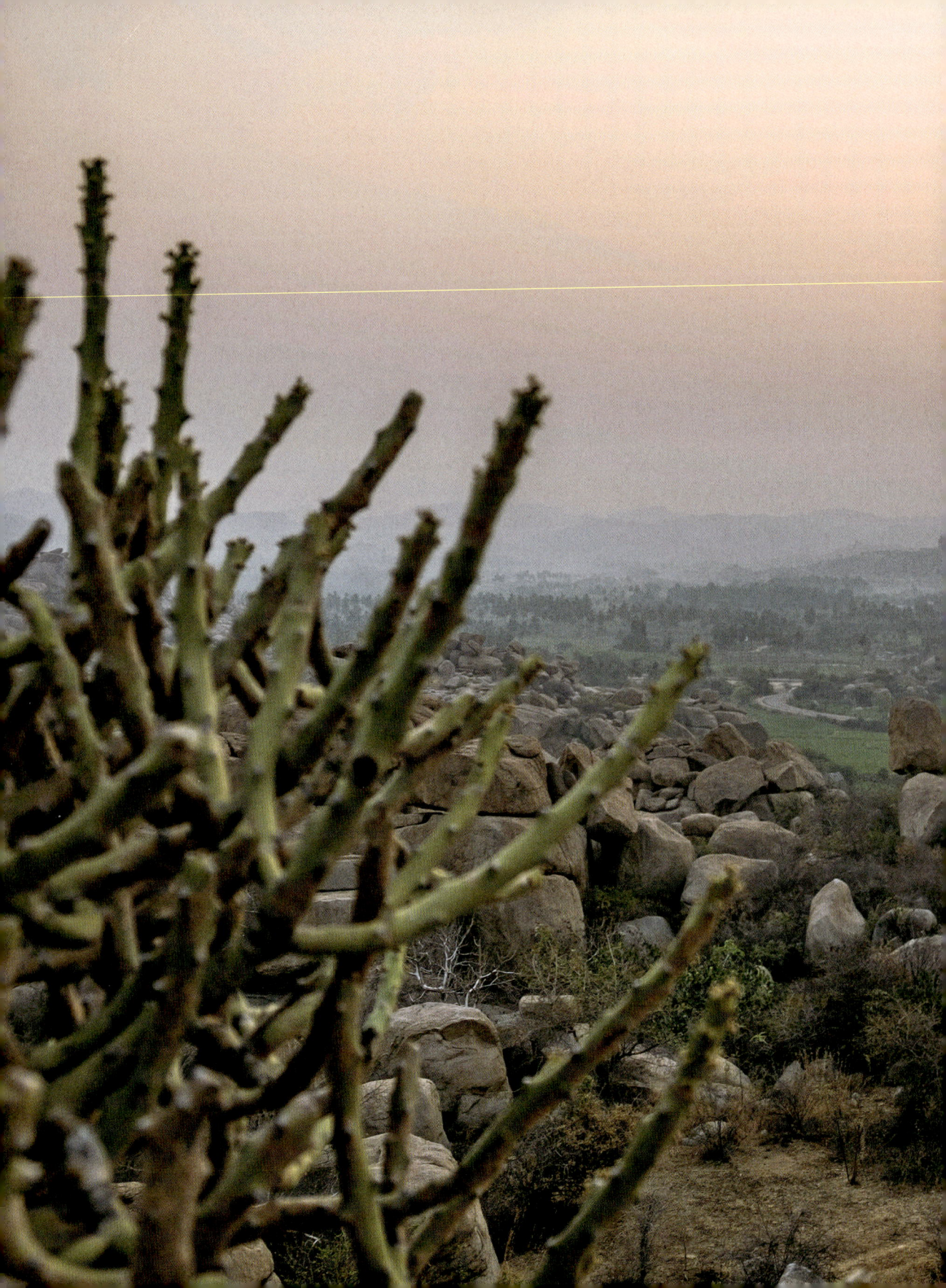

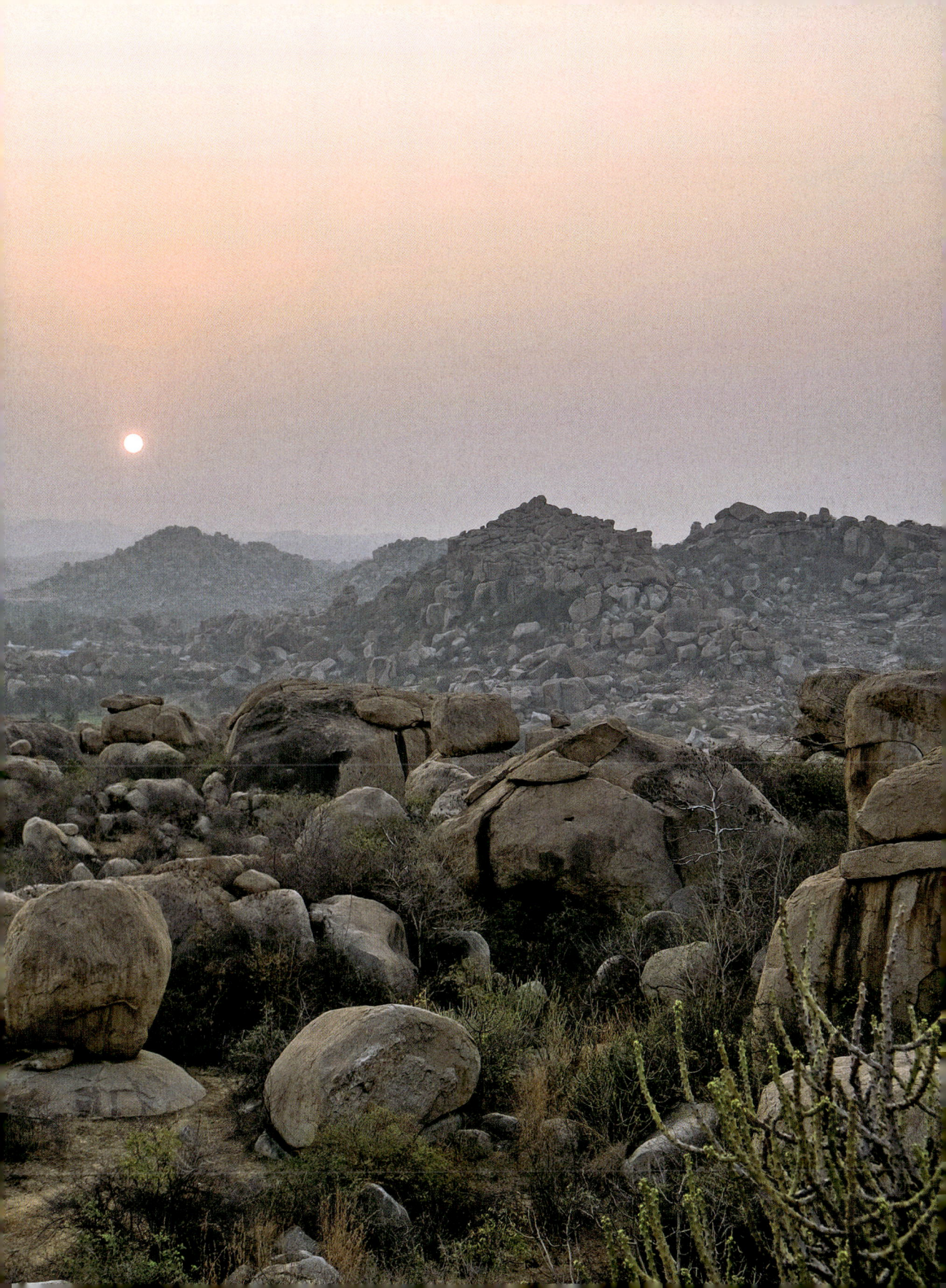

All you need is OM.

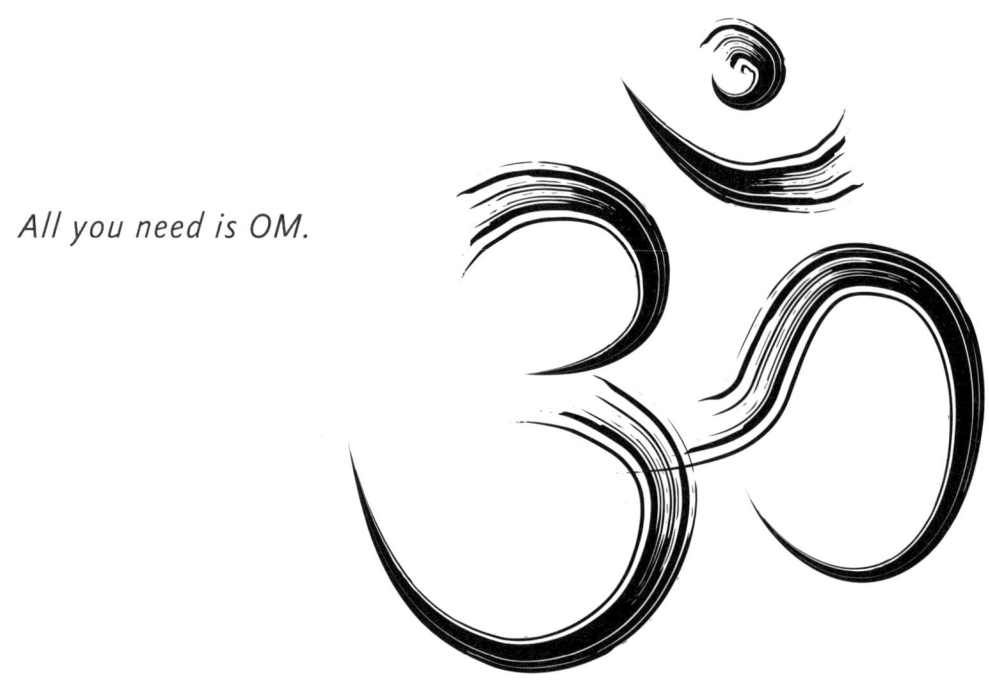

So vermag das Chanten allein dieser drei Buchstaben einen Zustand in uns zu erwecken, in dem alle Bewusstseinszustände verschmelzen und transzendieren. Ist das nicht höchst beeindruckend? AUM ist quasi eine stimmungsreiche Vertonung der Erfahrungen unseres Lebens, die sich in unserer persönlichen Yoga-Reise spiegeln. Es lässt uns einkehren und ausdehnen, einsehen und erweitern, säen und erblühen. Ob wir so zur viel gepriesenen Erleuchtung gelangen oder nicht, spielt gar keine Rolle. Am Ende geht es nicht um das Ziel, sondern um den Weg. Und das Tönen von AUM kann ein recht genussvoller Weg sein. Ganz nebenbei schenkt es uns eine runde, klangvolle Stimme, einen wachen wie »gechillten« Geist, eine gesunde Portion Gelassenheit und Sanftmut und hilft uns, uns selbst und der Quelle allen Seins näherzukommen.

»Schwing dich ein Ritual«

Mit diesem Ritual kannst du deinen Tag besinnlich mit AUM einläuten.

UND SO GEHT'S:

Richte deine Wirbelsäule im Sitzen oder auch im Stehen auf. Kreiere deinen heiligen Raum für und gleichzeitig durch das AUM, indem du ein paarmal tief durch den Mund ein- und ausatmest. Beginne mit dem »A« und lege dafür beide Hände bequem auf den Bauch. Wenn du bereit bist, lässt du das »A« aus der Tiefe deines Bauchraums emporsteigen und durch den weit geöffneten Kiefer nach außen vibrieren. Trau dich, das offene »A« als natürlichen Ausdruck des Erstaunens durch dich hindurchströmen zu lassen. Werde Raum. Wiederhole dreimal und entspanne einen Moment.

Kreuze nun bequem deine linke und deine rechte Hand auf der Brust und lass das »U« mit halb geschlossenem Kiefer aus deinem Herzraum erklingen. Spürst du die Vibration in den Händen? Wiederhole auch hier dreimal und spüre anschließend in die Stille deines Herzens.

Umfasse für das nasale »M« mit einer Hand deine Stirn, mit der anderen Hand deinen Hinterkopf. Schließe deine Lippen und berühre sanft mit der Zunge deinen oberen Gaumen. Genieße, wie dieser Summton deine Aufmerksamkeit nach innen lenkt, deinen mentalen Raum von innen massiert und Ruhe schenkt. Verweile nach dem dritten »M« ein paar Atemzüge, um den Nachklang voll auszukosten.

Verbinde im vierten Schritt das A, U, M zum **OM:** Die linke Hand ruht auf dem Herzen, die rechte Hand auf dem Bauch. Öffne den Mund weit für das A, schließe ihn dann allmählich, so wie du es vorher bereits praktiziert hast. Erlaube deinem Klang-Körper, sich von innen zu öffnen. Das A-U-M darf ganz mühelos in dir aufsteigen und sich in die Außenwelt ergießen.

Nutze die Stille nach dem AUM, um dir deiner tiefsten Essenz gewahr zu werden. Verweile dort so lange, wie du magst. Du kannst das AUM drei-, neun-, zwölf- oder sogar 108-mal tönen und den magischen leisen Nachklang in dir aufnehmen. Still, verbunden, achtsam, welch wunderbarer Nährboden, einen Samen für deinen Tag zu säen.

Vergiss nicht, es geht nicht ums Singen, um möglichst laut oder schön, sondern darum, zum Kanal zu werden, dich zu klären, zu weiten und mit den heiligen Silben und deren Schwingungen aufzuladen.

Säen –
Dein Wunsch für den Tag

Die Macht der Worte und die Kraft des Wünschens

Klangwellen bewegen Raum und damit Materie. Wort ist Vibration, sogar das unausgesprochene Wort (mehr dazu in Kapitel 3, Chanten). Damit ist selbst ein Gedanke sehr machtvoll. Und so verwundert es nicht, dass heutzutage viel vom sogenannten *Mindset* gesprochen wird, denn auch die Psychologie hat erkannt, dass unsere Gedanken und Worte unsere Realität buchstäblich kreieren. Schon der geringfügigste Gedanke kann, wenn er oft und lang genug gedacht wird, dein Leben bestimmen.

Es gibt da diesen wunderbaren Spruch aus dem Talmud, der hebräischen Bibel:

»Achte auf deine Gedanken, denn sie werden Worte, achte auf deine Worte, denn sie werden Handlungen, achte auf deine Handlungen, denn sie werden Gewohnheiten, achte auf deine Gewohnheiten, denn sie werden dein Charakter, achte auf deinen Charakter, denn er wird dein Schicksal!«[1]

Macht das Sinn? Klar, und wie! Wir alle sind in unseren Gewohnheitsmustern verstrickt. Einige davon sind uns sicherlich bewusst, in der Regel jene, welche wir nicht so prickelnd finden. Ich behaupte jetzt mal frech, dass die meisten unserer Muster im Unbewussten schlummern und förmlich gedeihen.

Streng genommen bestehen unsere Persönlichkeiten aus diesen Gewohnheiten. Das hat bereits der gute alte Patanjali vor ca. 2000 Jahren erkannt: *Raga* – das, was wir mögen – und *Dvesa* – das, was wir nicht mögen – bestimmen vornehmlich, wie wir uns als Individuum definieren. Persönlichkeit ist toll, sie ist einzigartig. Es wäre ja auch recht langweilig, wenn wir alle genormt wären. Tja, schön wär's. Aus yogischer Sicht sind wir genormter oder, anders ausgedrückt, konditionierter, als uns lieb ist.

Glauben wir nicht allzu gerne, dass wir aus freien Stücken wählen, was wir begehren und was wir eher ablehnen? Ob du lieber Tee oder Kaffee trinkst, die Farbe Blau bevorzugst oder gerne italienische Arien hörst? Klar handelt es sich hierbei auch um kultu-

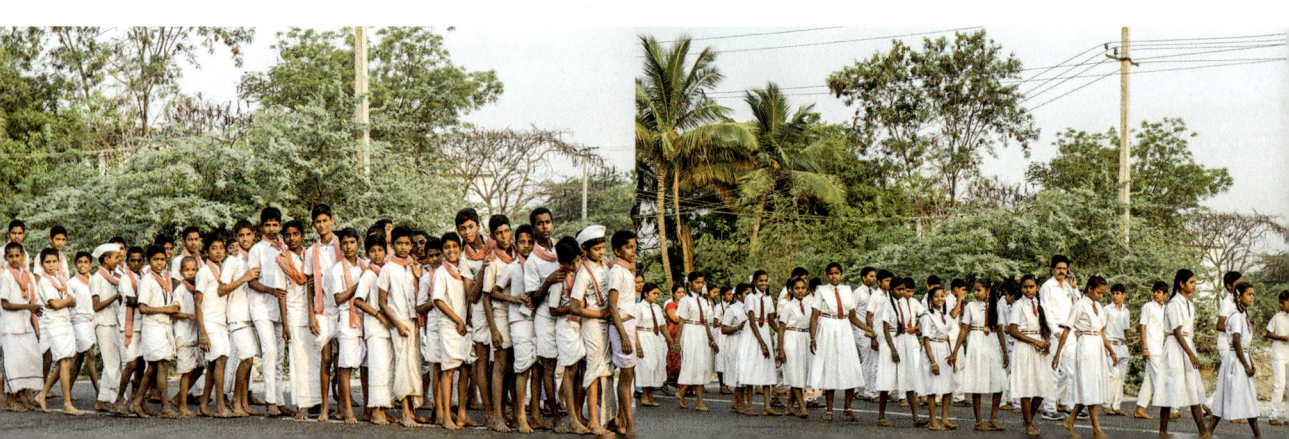

relle wie soziale Prägungen: Die Deutschen lieben Brot, die Franzosen Rotwein, die Spanier Siesta und so weiter und so fort. Unser soziales Umfeld, insbesondere auch unsere Familie, hat enormen Einfluss auf unsere Persönlichkeit. Nichtsdestotrotz berichten die meisten Eltern von mehreren Kindern, dass jedes Kind seine ganz eigene Art bereits bei der Geburt mitbringt. Ist das eine Kind eher still und verträumt, ist das andere eher ein Wirbelwind, und das nächste bringt wiederum seine ureigene Energie mit in die Familie. Das impliziert also, dass wir schon vor der Geburt in dieses hiesige Leben einzigartige Besonderheiten aufweisen.

Die Wissenschaft des Yoga führt das eindeutig darauf zurück, dass wir bereits viele Leben in diversen Formen und Körpern gelebt haben. Wir sprechen hier nicht von zehn oder hundert, sondern eher in der Kategorie von Tausenden, wenn nicht gar Millionen. Gar nicht so einfach, sich diese Dimension vorzustellen.

Wir kennen aber auch den Spruch »Das ist eine alte Seele«. Und wenn selbst die Physik bestätigt, dass Energie im Universum niemals verloren geht, sondern sich lediglich verwandelt, dann trifft das wohl auch auf uns zu. Dies würde erklären, warum unsere Seele von Leben zu Leben wandelt, bis sie schließlich wieder zu ihrem Ziel, ihrer Quelle, zurückfindet. Das wäre der Zustand, der als *Nirvana* bezeichnet wird: Die Seele ist befreit aus dem Rad der Wiedergeburt und wird wieder eins mit dem Ozean des Bewusstseins, aus welchem sie entsprang. Aber solange wir einen »Rucksack« mit uns herumtragen, gefüllt mit unserem *Karma*, sprich unseren Erfahrungen und Prägungen wie auch offenen Kapiteln, solange wird sich *Samsara*, das Rad der Wiedergeburt, weiterdrehen.

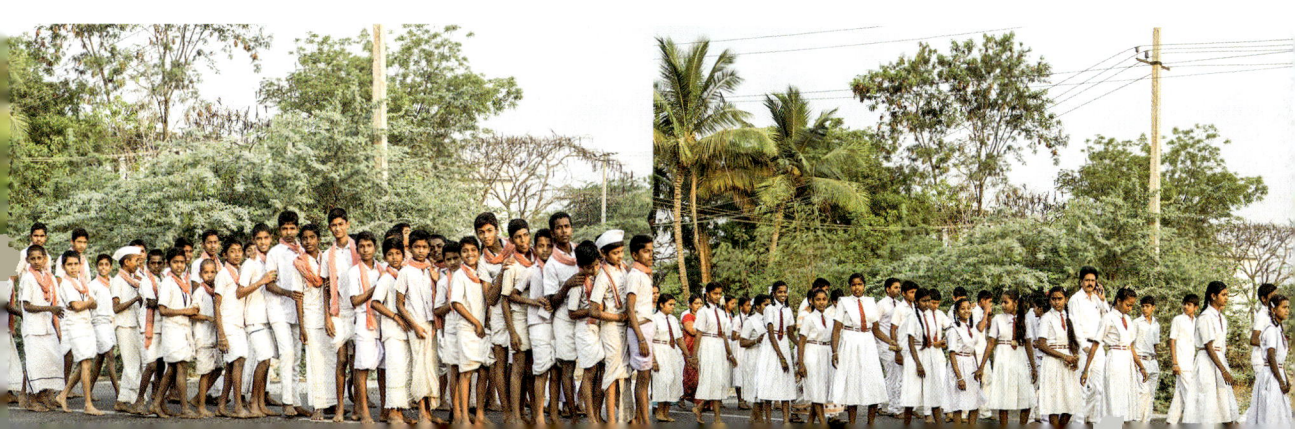

Sankalpa –
dein Herzensvorsatz

Wir alle haben das Privileg, die offenen Kapitel unseres ganz persönlichen Lebensbuches zu schreiben oder zumindest den Ton anzugeben. Möchte ich ein kleines verkümmertes Pflänzchen sein, welches resigniert den Kopf hängen lässt, oder möchte ich mein Köpfchen heben und der Sonne entgegenstrecken? Welchen Samen du pflanzen möchtest, ist deine Entscheidung. Gibst du jegliche Verantwortung ab und schiebst alles auf die äußeren Umstände, die – mal ganz ehrlich – so gut wie nie perfekt sind? Oder nutzt du dein Privileg des Wünschens und des absichtsvollen Handelns? Es liegt ganz bei dir, auch das ist dein Privileg. Bitte versteh mich nicht falsch. Es geht hier in keinster Weise um Bewertung oder gar Verurteilung, nein, ganz im Gegenteil. Es geht darum anzuerkennen, dass jede*r von uns die Macht hat, heilige Samen zu säen und diese zu nähren.

Sicherlich kennst du das Versprechen »Du kannst alles schaffen, wenn du nur willst«. Nun ja, das stimmt auf eine Art und auf eine andere Art auch wieder nicht. Die Krux ist folgende: Klar können wir mit unserer Willenskraft vieles und auch Großes erreichen. »Wo ein Wille ist, ist auch ein Weg« – die Welt ist voll von derartigen, auch sehr bewundernswerten Beispielen. Jedoch fördert die Schattenseite dieser Botschaft mitunter die verführerische Stimme unseres »verblendeten« Egos. Nach dem Motto »*my way or the highway*« kann Willenskraft, die nicht mit dem eigenen Herzen und dem Wohl aller gekoppelt ist, gefährlich sein und in Fanatismus ausarten. Auch fördert dies nicht unbedingt Empathie und Mitgefühl anderen wie sich selbst gegenüber. Auf dem Pfad des Yoga geht es meines Empfindens nach nicht darum, auf Gedeih und Verderb eine »Mission« zu erfüllen, sondern darum, das Leben in seiner Magie und Einzigartigkeit zu begreifen und diese Magie wieder in das persönliche Leben einzuladen.

Du kennst diese Magie und du hast den Schlüssel dazu.

Als kleine Kinder waren wir alle vom Leben begeistert. Unsere Augen weit offen, mit einem Funkeln, welches den gesamten Zauber des Universums in sich trug und widerspiegelte. Als Baby und Kleinkind war alles eine wundersame Spielwiese. Alles wurde voller Staunen betrachtet, betastet, einverleibt, jede Erfahrung gefühlt, jede Emotion erlebt und ausgedrückt. Als wir ins Leben hineinkatapultiert wurden, war uns nicht im Geringsten langweilig. Kein Baby erblickt die Welt frustriert, genervt oder arrogant. Wir waren inspiriert und lebendig, sehr sogar. Und diese Lebendigkeit schlummert in unseren Herzen und wartet förmlich darauf, wiedererweckt zu werden.

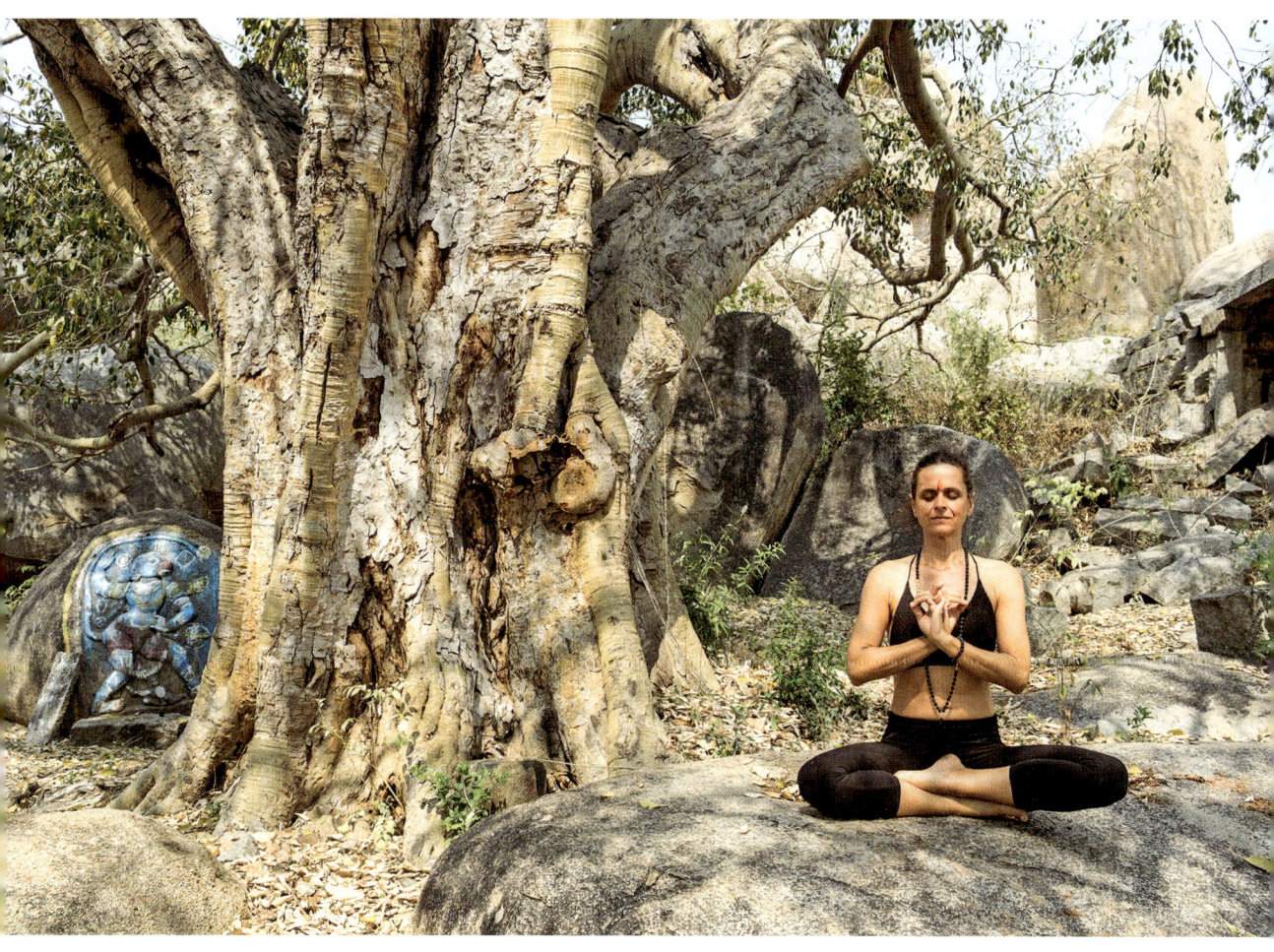

Sankalpa ist das schöpferische Zusammenwirken aller Kräfte der Natur für und im Einklang mit deinem tiefsten Streben.

Aus dem Sanskrit übersetzt bedeutet Sankalpa:

SAM = Ganzheit,
Vollständigkeit,
Zusammensein,
Integration

KLRIP = passend anordnen,
korrespondieren,
im Einklang sein;
geeignet,
förderlich,
dienlich sein;
kreieren

Was es dafür braucht? Ein echtes Interesse, Anliegen, Bedürfnis gepaart mit Offenheit und Neugier. Und ja, auch Raum und Zeit, um die tiefsten Wünsche deiner Seele an die Oberfläche deines Bewusstseins treiben zu lassen.

Wünsche, die vom Leben selbst inspiriert sind, haben enorme Kraft.

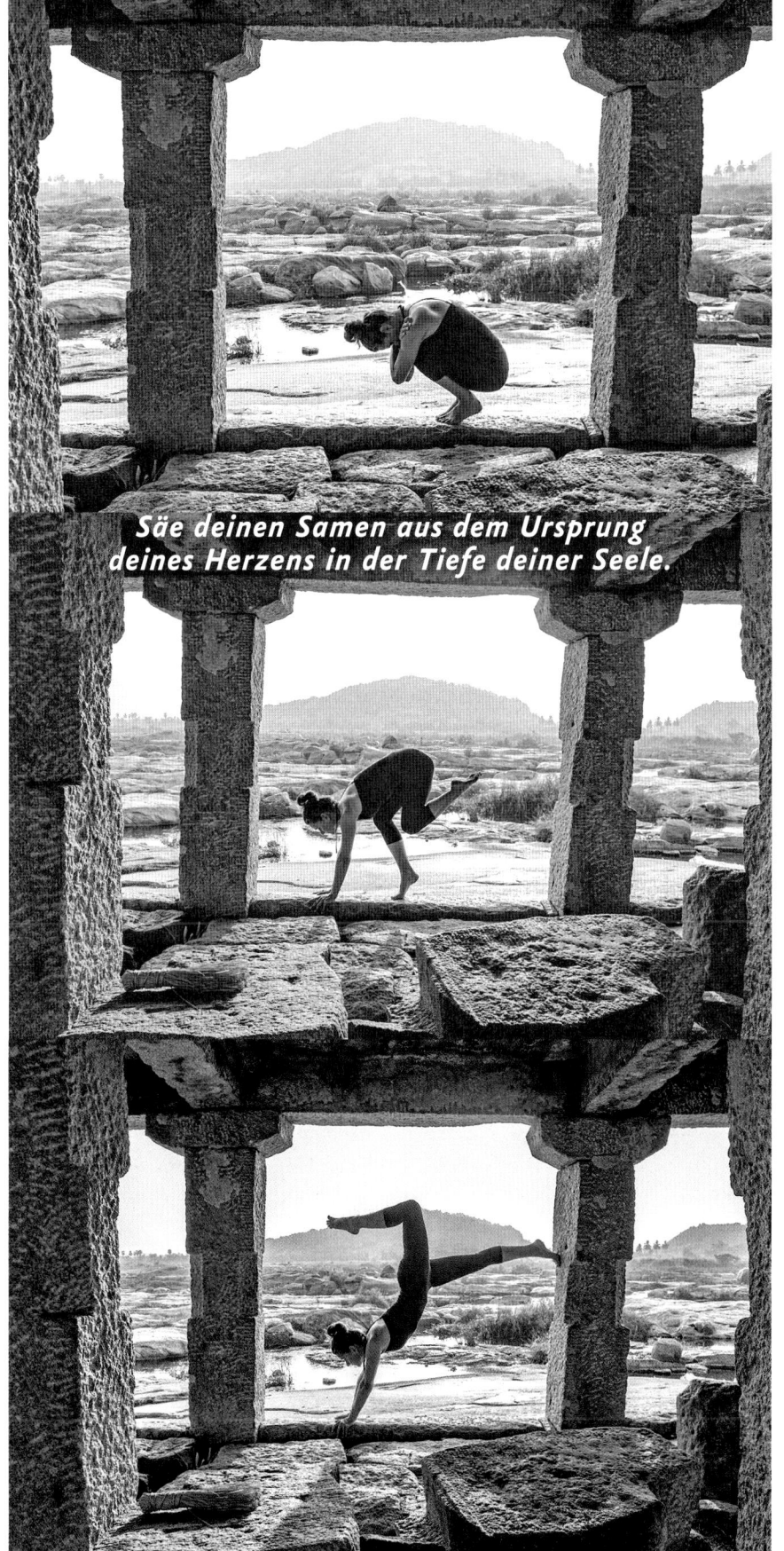

Säe deinen Samen aus dem Ursprung
deines Herzens in der Tiefe deiner Seele.

Sei also gewarnt, denn sie könnten wahr werden. In meinem Leben durfte ich diese Magie schon öfter bezeugen. Manche Wünsche waren unbewusst und ich wurde ihrer erst gewahr, als sie in Erfüllung gingen. Andere manifestierten sich zu einem Zeitpunkt, an dem sie sich quasi überholt hatten und ich bereits an einem ganz anderen Kapitel in meinem Leben stand. Schade aber auch. Die meisten erfüllten sich ironischerweise »scheinbar« ungewollt, denn wie wir später noch erfahren werden, formt jeder Gedanke, jeder Buchstabe, jedes Wort unsere Realität. Das heißt, wir sind die Schöpfer*innen unseres Lebens, gekommen, um bestimmte Erfahrungen zu machen, welche uns reifen und wachsen lassen. Denn genau deswegen sind wir hier auf dieser Erde gelandet, um unseren persönlichen Wachstumsprozess zu erleben und darin aufzuwachen.

Man kann also sagen, dass wir in die Schule gehen, in die Schule des Lebens, und zwar lebenslänglich. Und wenn wir denken, dass wir irgendwann einmal unser Abschlussexamen hinter uns haben, dann haben wir uns aber tüchtig getäuscht. Wir dürfen den Kindergarten, die Grund- und Realschule oder das Gymnasium etc. beenden. Wir dürfen in die Lehre gehen und studieren. Wir dürfen vielleicht sogar promovieren, Professor*in und Meister*in werden UND wir dürfen immer schön weiterwachsen.

Denn Leben geht weiter. Immer. Ohne Anfang, ohne Ende.

Lediglich die Formen ändern sich, aber das wissen wir ja bereits tief in unserer Seele. Wir haben also mehr Macht, als wir denken oder auch glauben mögen. Laut Yoga-Philosophie und auch der Quantenphysik erschaffen wir selbst unsere Realität und vermögen damit auch unser Schicksal zu lenken. Es reicht aber nicht, sich nun einfach alles »schönzudenken«. So funktioniert das leider nicht wirklich. Denn als intelligente Wesen nehmen wir uns das nicht einmal selbst ab. Auch reicht es nicht, sich lediglich oberflächlich etwas zu wünschen oder sich das eigene Leben (als Wunschkonzert) beim Universum zu bestellen. Dahinter steckt schlichtweg nicht genügend Kraft.

Energy flows where your attention goes – Energie fließt dort, wo deine Aufmerksamkeit ist.

Es braucht einen gewissen Motor, die entsprechende Motivation, Vision und Aufmerksamkeit hinter deinem Wunsch. Wenn du einen Baum pflanzen willst, solltest du wissen, welche Art von Baum es werden soll. Wie groß soll er werden? Wo soll er wachsen und welchen Boden, wie viel Platz, wie viel Licht braucht er dafür? Gedeiht er besser in Gesellschaft anderer Pflanzen, und wenn ja, welche Gefährten unterstützen ihn am besten? Verschaffe dir also Klarheit darüber, von welcher Sorte dein Samen überhaupt ist, was genau er werden soll und

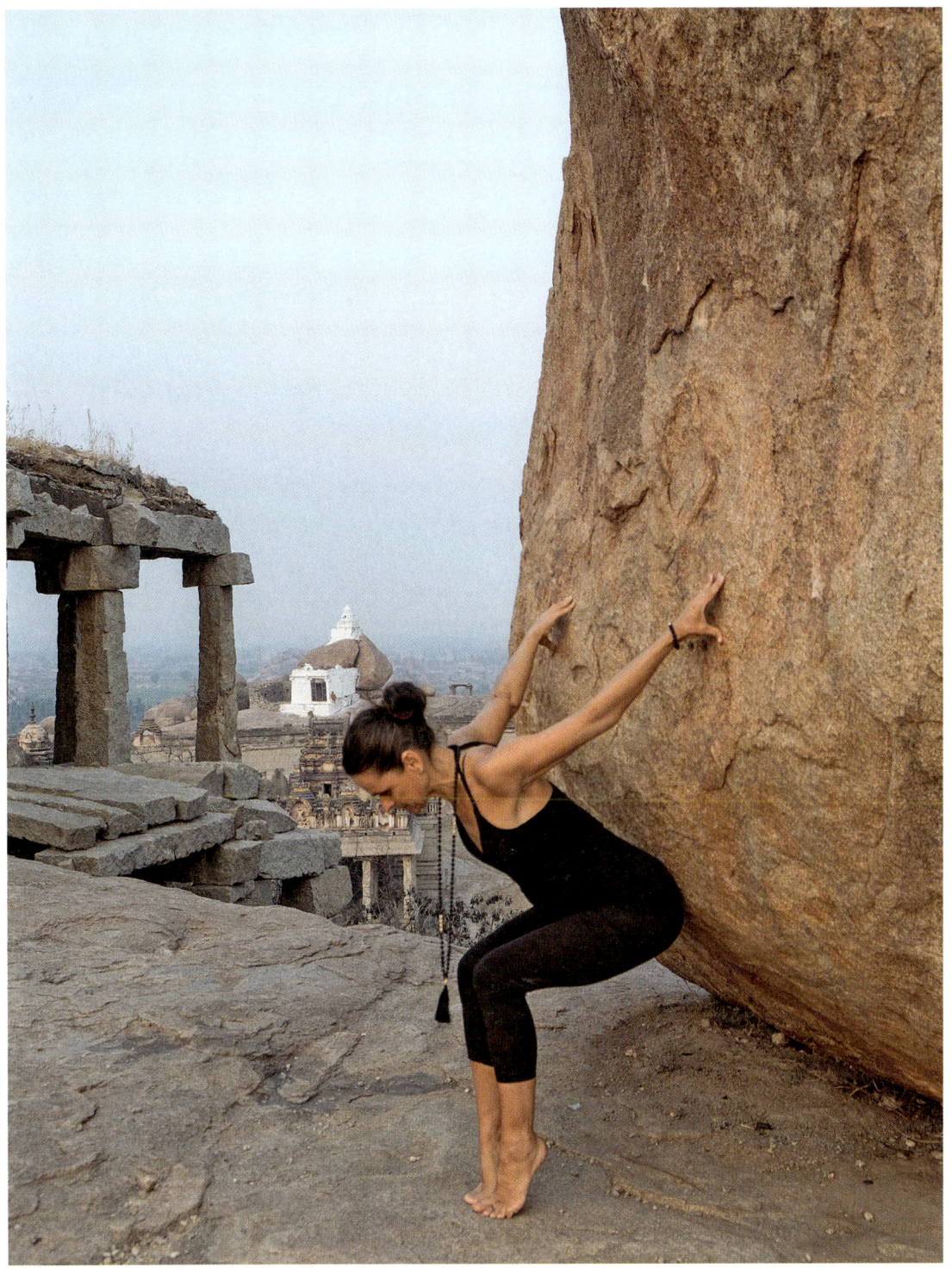

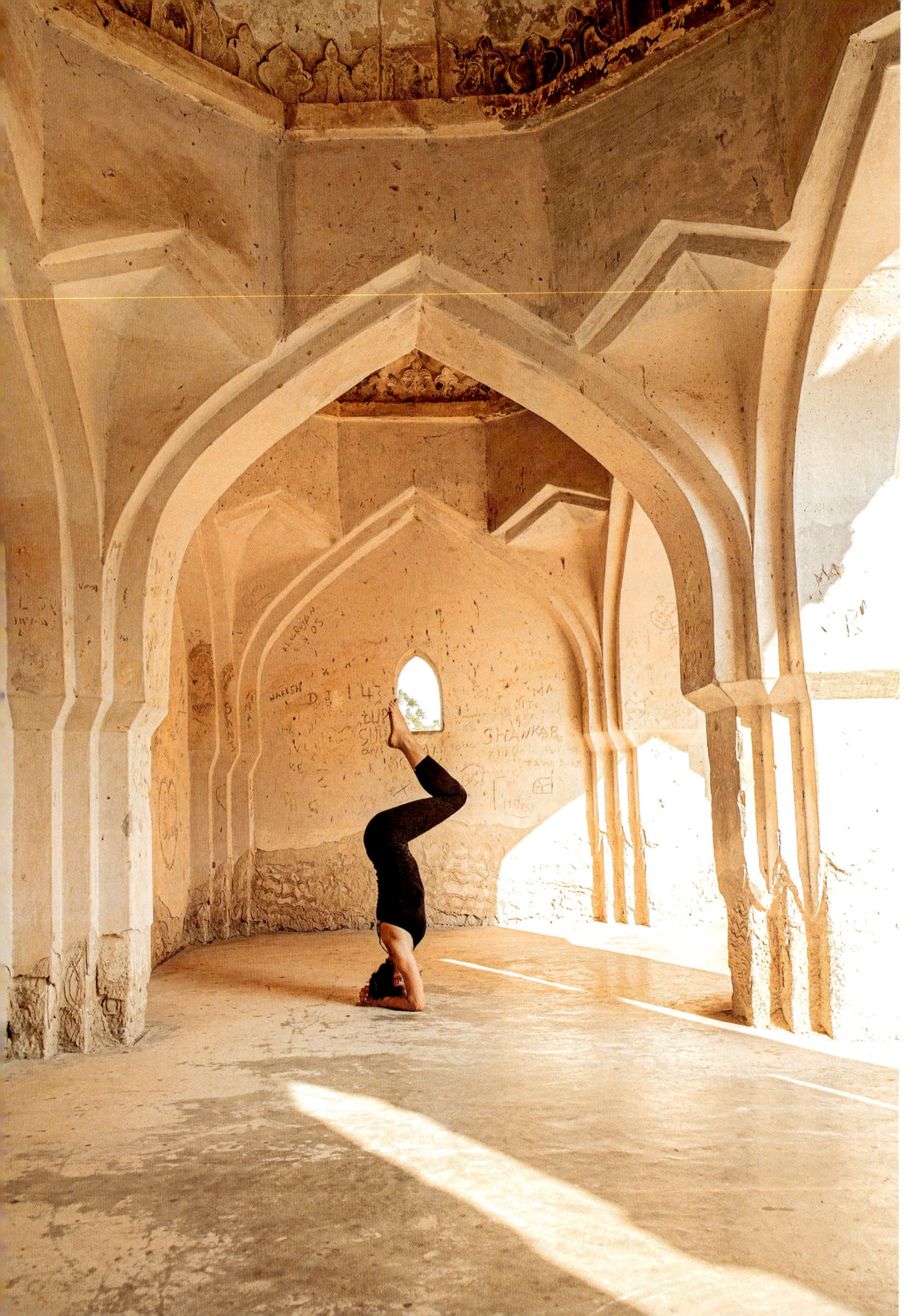

welche Art von Pflege er benötigt, um zu keimen, Wurzeln zu fassen, durch die Erde zu dringen und langsam zu einem prachtvollen Baum heranzuwachsen oder einer bezaubernden Blume zu erblühen. Und dann schaffe den geeigneten Nährboden, sorge für die richtige Nahrung, kümmere dich und wache über ihn. Denn:

Energy flows where your attention goes - Energie fließt dort, wo deine Aufmerksamkeit ist.

Ja, so ist es. Dein Wunsch kann in Erfüllung gehen, wenn er genügend Aufmerksamkeit bekommt und du ihn zu deinem Sankalpa, deinem Herzensvorsatz, machst. Dieser Samen, dieser Wunsch kann gedeihen, wenn er in dir genügend Boden findet. Wenn er dir wirklich, ich betone, wirklich wichtig ist, mit deinem Wachstumsprozess in Resonanz geht und du dich gleichzeitig einer höheren Führung anvertraust.

Ich weiß, es klingt paradox, aber ohne Hilfe von »oben« wird es recht mühselig. Warum also nicht darauf vertrauen, dass wir als Teil der Schöpfung mit der universellen Schöpferkraft zusammenarbeiten können? Dass wir uns auf diese unendlich kreative Intelligenz ausrichten können, um mit vereinten Kräften am gleichen Strang zu ziehen und die offenen Kapitel unter göttlicher Führung Buchstabe für Buchstabe, Wort für Wort zu unserem Wunsch-Lebensbuch zu füllen.

Dein ganzes Leben ist Yoga!

Und Yoga ist der Balanceakt von Einsatz und Hingabe, von Wünschen und Loslassen - oder, in anderen Worten, von seelisch-motiviertem absichtsvollem Handeln und absolutem Vertrauen in eine höhere Intelligenz.

Öffne dich für den universellen Pool und gib dich seinem schier unendlichen Potenzial hin, aber erwarte nicht, dass dir Gott alles hübsch angerichtet auf dem Silbertablett serviert. Ein wenig Hände-schmutzig-Machen muss schon sein. Stelle die Weichen, schalte alle Hebel auf »ON«, mach dich bereit.

Deine Motivation ist dein Motor. Motivation - vom lateinischen Wort *movere*, bewegen - bezeichnet dein auf emotionaler und neuronaler Aktivität beruhendes Streben, welches zur Handlungsbereitschaft führt.[2]

Es geht also wieder einmal um Bewegung, darum, den Prozess in Gang zu setzen. Aber ohne dir dabei selbst im Weg zu stehen, sondern das Back-up des gesamten Universums mit und für dein Sankalpa zu nutzen.

Du hast diese Chance,
ergreife sie!

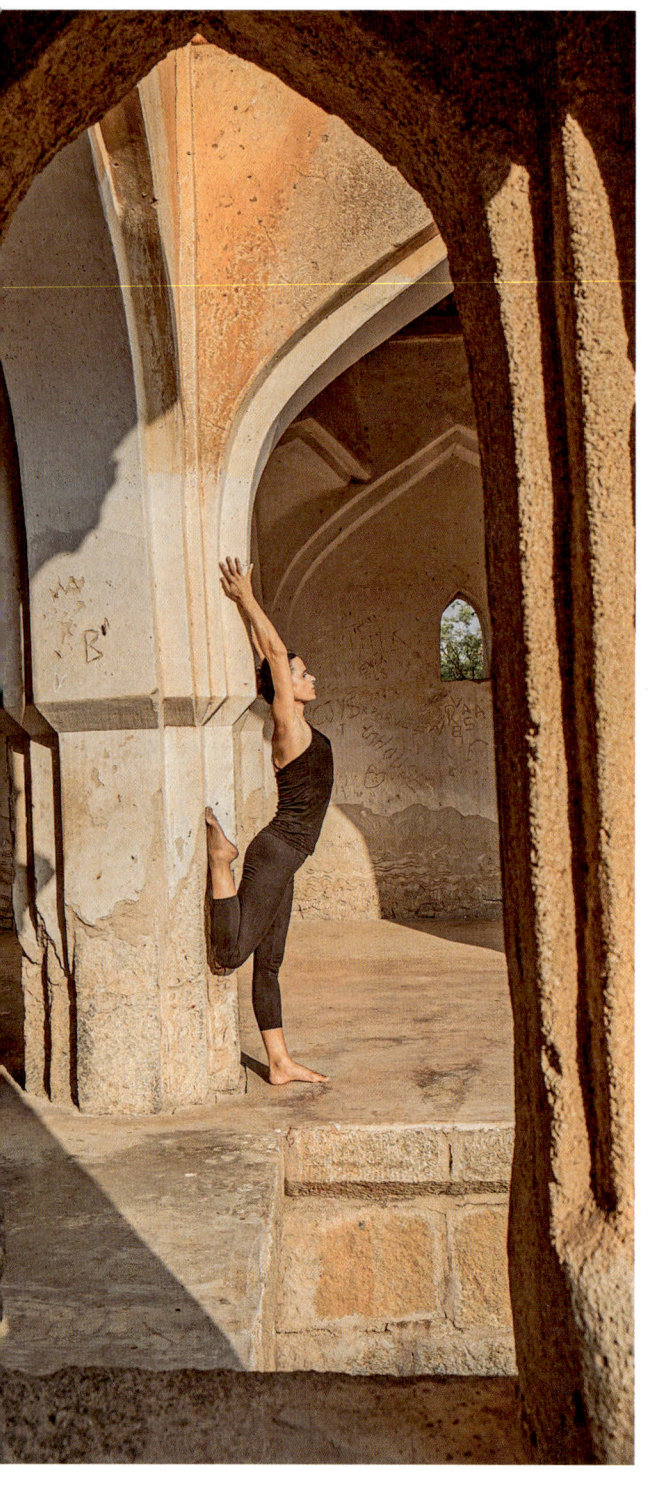

Dein Wunsch – Ritual

Grandios! Du darfst jeden Morgen mit deinem »Wunschkonzert« beginnen. Immer wieder jeden Morgen erneut die Symphonie deines Lebens anstimmen. Nimm dir ein paar Minuten Zeit, dich mit dir und vor allem mit deinem Herzen zu verbinden.

UND SO GEHT'S:

Lege dafür deine linke Hand aufs Herz, deine rechte auf den Bauch. Atme ein paarmal tief ein und mit einem leichten Seufzer aus. Richte deine Aufmerksamkeit auf deine Nasenflügel und spüre dort den zarten Luftstrom. Lass dich Atemzug für Atemzug von deinem weichen Ein-Atem in deinen Herzraum geleiten. Schau dich dort um, ganz offen, ohne Agenda, absichtslos. Und dann frage dein Herz, was es sich für dich wünscht. Verweile in Stille und lausche aufmerksam, was dir dein Herz zu sagen hat. Lenke, manipuliere und bewerte nichts. Schenke deinem Herzen schlichtweg dein Ohr und spüre in die Sehnsuchtsenergie deines Herzens hinein. Gib ihr Raum, lass sie in dir Form annehmen und sich über den Herzraum hinaus ausdehnen, in all ihrer Tonalität und Farbenpracht erstrahlen, mit allen Klängen und Nuancen, Objekten, Menschen und Situationen. Nimm die Qualitäten, Geschmäcker und Gefühle mit jeder Zelle deines Körpers auf. Erlebe! Fühle! Genieße! Welche Emotionen und welche Worte steigen in dir auf?

Lege deine rechte Hand jetzt sanft auf deine Stirn – ans Ajna-Chakra, dem Dritten Auge. Warte! Gib deiner Sehnsucht, deinem Wunsch Erlaubnis, sich dir als dein persönliches Sankalpa in Form einer Affirmation zu offenbaren. Warte! Warte so lange, bis der Klang dieser Worte auf Resonanz in dir stößt, DEINEN Raum bewegt.

Lass deine Affirmation mit der Gefühlswelt deines Herzens verschmelzen, indem du deine rechte Hand auf dein linke legst. Nimm wahr, spüre! Es muss nicht gleich der perfekte Satz sein, aber die Silben und die damit verbundene Schwingung sollten sich für dich rund und stimmig anfühlen.

Visualisiere nun, wie sich dieses Wunschszenario in eine Samenkapsel hineinzieht, während du deine Hände andächtig im Anjali-Mudra vor deinem Herzen faltest. Deine Daumenwurzeln berühren dabei sanft dein Herz-Chakra. Halte diesen Samen schützend im Raum zwischen deinen Handflächen, halte inne.

Wenn DU bereit bist, pflanze diesen Samen in dein Herz, begleitet von deiner Wunsch-Affirmation. Sprich sie aus, am besten laut, sodass deine Ohren und die des gesamten Universums sie hören können. Natürlich kannst du auch still affirmieren. Aber trau dich ruhig. Erinnerst du dich an die heilsame Kraft des OMens? Deine Stimme in der Außenwelt erklingen zu lassen ist nicht nur heilsam, sondern machtvoll. Mit ihr kreierst du, mit ihr manifestierst du.

Nachdem du deinen Samen in den gut vorbereiteten Nährboden eingegraben hast, stell dir vor, wie du ihn liebevoll bewässerst, ihn mit eigenen Händen hegst und pflegst. Male dir aus, wie er keimt, Wurzeln schlägt und durch die Erde nach oben sprießt. Wie sich die ersten Blätter und Äste entfalten, wie er gedeiht und zur vollen Blüte reift. Erlebe diesen Prozess in deinem eigenen Herzen und verleihe deinem Sankalpa-Flügel, indem du beide Hände in *Garuda-Mudra* kreuzt: die Daumenkuppen, sanft aneinandergelegt, zeigen nach oben, während die Finger entspannt über den Herzraum ins Leben hinausstrahlen. Bade dich in diesem erhabenen Gefühl, so lange du möchtest.

Jetzt, da du deine Herzensangelegenheit klar formuliert und zum Leben erweckt hast, heißt es dranbleiben: Gib dir mindestens einundzwanzig, besser noch vierzig Tage, um diese Symphonie deines Herzens in den Weiten des Universums erklingen zu lassen. Starte mit ihr nicht nur in deinen Tag, sondern lass sie diesen förmlich durchdringen: Halte sie in deinem Tagebuch fest, singe sie unter der Dusche, beim Kochen, beim Spazierengehen und vor dem Schlafengehen. Die Wirksamkeit liegt wie bei jedem Ritual in deiner (vollkommenen) Präsenz, Demut und Empfänglichkeit.

In den Anfangszeiten des Yoga gab es keine Asana-Praxis. Yoga bestand ausschließlich aus Ritual und Gebet. Nur wer die Mantren aka Schutz- und Beschwörungsformeln wusste, hatte den göttlichen Draht, die magische Hotline, und konnte etwas bewirken. Dieses Wissen war jedoch ausschließlich der Priesterkaste vorbehalten. Das bedeutet, dass allen, die der heiligen Sprache nicht mächtig waren, die direkte Kommunikation mit übergeordneten Kräften, Wesenheiten und Prinzipien verwehrt war. Und wie war das noch mal in den hiesigen Mythen und Märchen? Ich denke da zum Beispiel an Rumpelstilzchen.

Fazit: Derjenige, welcher den Namen, sprich die heiligen Silben, auszusprechen wusste, besaß Macht. Nutze deine Macht, sprich deinen Wunsch aus!

3

RITUALE FÜR FRISCHE UND KRAFT AM MORGEN

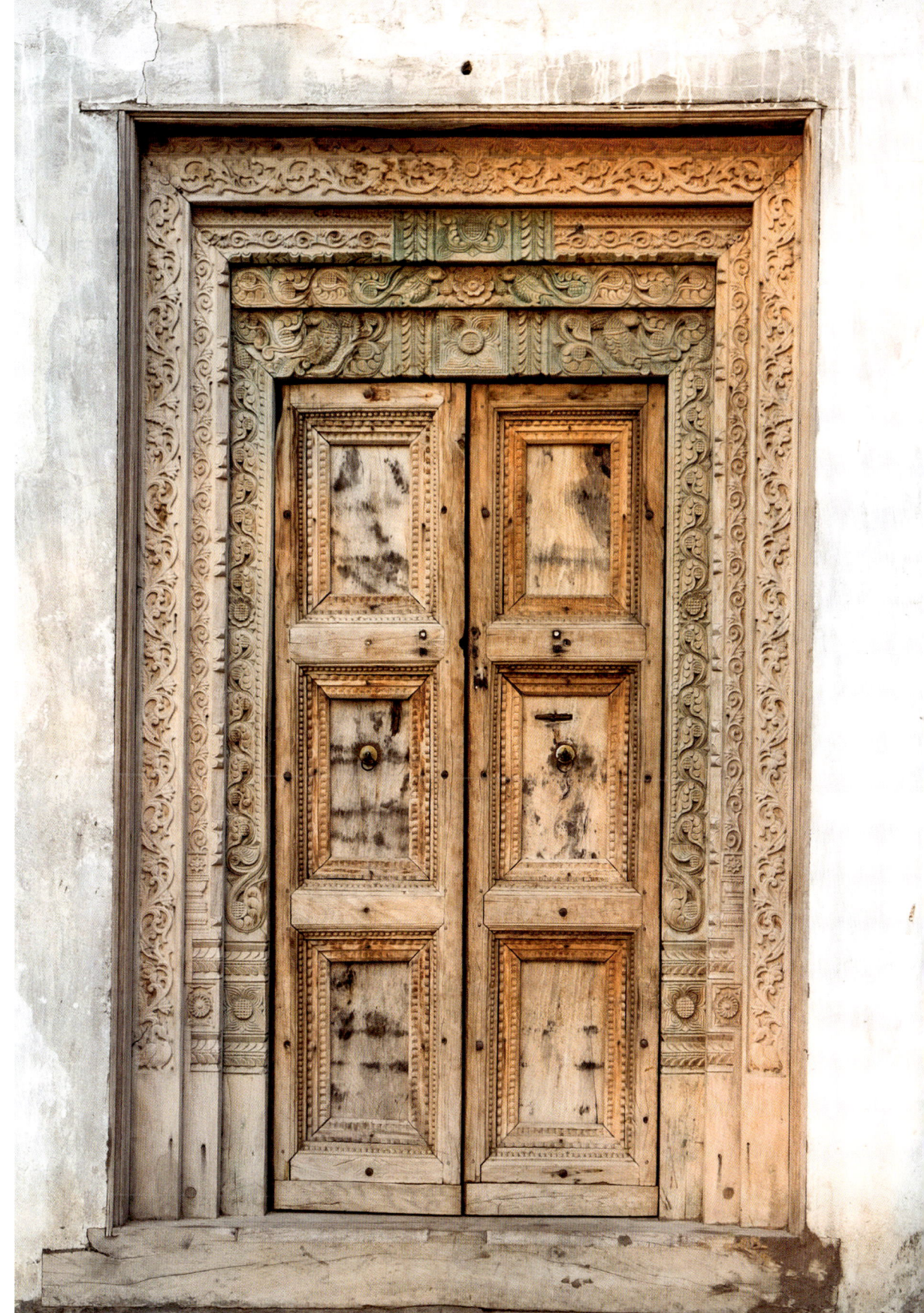

Erwecken - Klopfmassage zum Lösen von Blockaden

Fällt es dir morgens manchmal schwer, wirklich wach zu werden? Yoga hat hier ein paar wundervolle Atem- und Asana-Methoden, um deinen Energiehaushalt in Schwung zu bringen. Meine Favoriten ergänze ich für dich um ein Ritual aus dem taoistischen *Do-In*, welches mich und meine Schüler immer wieder ob seiner Einfachheit und Effektivität begeistert. Überzeuge dich selbst, wie schnell du deine Lebensgeister wecken kannst, um erfrischt und energetisiert in deinen Tag zu starten.

»Klopf dich frisch und frei«-Ritual

Wie der Name bereits sagt, wird hier ordentlich geklopft. Kennst du noch das Teppichklopfen? So wie wir regelmäßig Staub aus Perserteppichen oder unseren Yoga-Schaffellen klopfen, so können wir durch dieses Ritual auch unsere Körperzellen von allerlei »Verstaubtem« und emotional Belastendem befreien. Dieses Ritual regt nicht nur die Durchblutung und den Stoffwechsel an, sondern löst insbesondere Blockaden in unseren Energiebahnen, den Nadis und Meridianen, damit unsere Lebensenergie freier fließen kann. In dieser Gewebestimulation erwecken wir zudem wichtige Organfunktionen. Und in der Traditionellen Chinesischen Medizin, welche dem Ayurveda entstammt, stehen Organe und Meridiane direkt mit Emotionen in Verbindung.

Kennst du den Spruch »Ist dir eine Laus über die Leber gelaufen?«? Genau so ist es. Organfunktionen repräsentieren auf energetischer Ebene spezifische Emotionen und durch das »Klopf dich frisch und frei«-Ritual schenken wir diesen Raum, sich zu zeigen und zu lösen (in Kapitel 7 findest du noch mehr Inspiration, wie du dich von »Altlasten« befreien kannst). Für einen schwungvollen Start in den Tag empfehle ich dir, vor offenem Fenster oder sogar draußen zu praktizieren, denn das versorgt dich mit einer Extraportion Sauerstoff.

UND SO GEHT'S:

Stell dich in einen stabilen breiten Stand, in etwa mattenweit. Halte die Kniekehlen durchlässig, das Becken ist schwer und du bist gut geerdet. Atme noch einmal bewusst ein und aus und beginne nun mit den Fingerspitzen sanft deine Schläfen wachzuklopfen. Klopfe Richtung Nacken die Gallenmeridian-Linie außen am Ohr entlang. Atme dabei tief ein und, wenn du möchtest, über den offenen Mund aus, um Verspannungen jeglicher Art zu lösen. Am Nacken darfst du ruhig etwas stärker klopfen. Arbeite dich jetzt langsam über die Schultern zu den Seiten des Brustkorbs vor. Von hier aus klopfst du bis zur Taille nach unten, wobei du bitte etwas sanfter wirst.

Jetzt bist du schon mehr oder weniger am Becken. Finde außen am Po die beiden großen Kuhlen, zwei wichtige Gallenblasen-Punkte, und klopfe dort kräftig mit den Fäusten. Trommle hier wie ein Schlagzeuger in deinem Rhythmus, so lange du möchtest. Es darf Spaß machen.

Jetzt geht es klopfenderweise außen von den Oberschenkeln zu den Unterschenkeln und

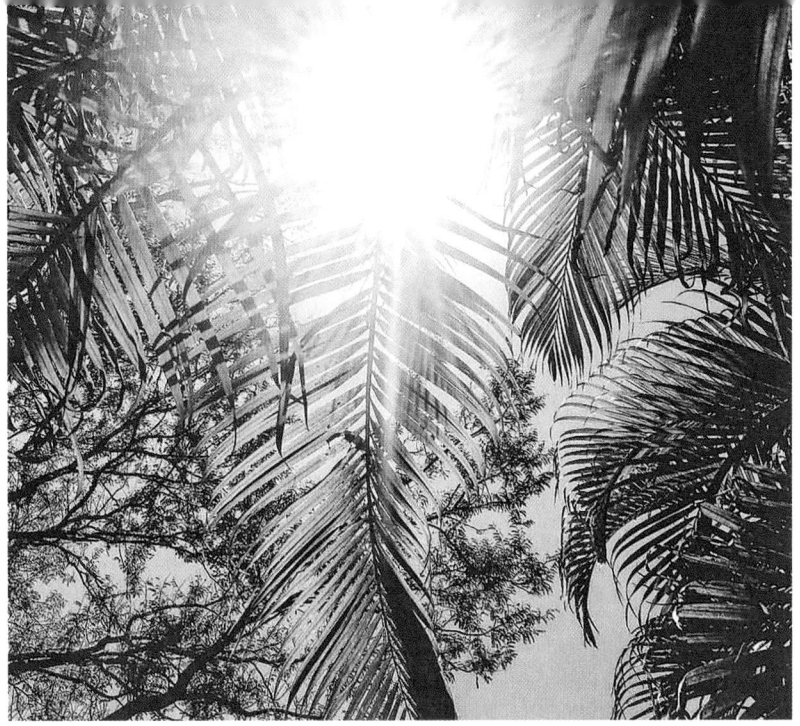

schließlich zu den Außenkanten der Füße, weiter Richtung Fußzehen, über die Zehenspitzen zum großen Zeh, an der Lebermeridian-Linie der Innenkanten der Füße entlang und schließlich an den Unterschenkel- und Oberschenkelinnenseiten wieder nach oben. Werde wieder sanfter, wenn du über die Leisten Richtung Bauch zum Brustbein hoch klopfst. Zur Aktivierung deiner Lunge trommelst du nun kraftvoll wie ein Gorilla den ganzen Brustkorb aus. Atme noch tiefer. Spürst du die Energie? Du darfst gerne dabei tönen, erlaube dir diese Freiheit, lass alten Ballast, Kummer und Sorgen los. Vielleicht möchtest du wie ein Gorilla brüllen. Trau dich, was hast du schon zu verlieren? Du kannst nur mehr Freiheit, mehr Lebendigkeit, mehr Freude gewinnen. Klopfe deine Arme außen von oben zu den Händen hin ab und von innen wieder nach oben zur Brust. Natürlich darfst du hier auch wieder deinem inneren Gorilla freien Lauf lassen. Geh dann den Nacken entlang zurück nach oben zu den Schläfen, klopfe mit den Fingerkuppen sanft die Wangenknochen ab, um die Augen herum, die Stirn und schließlich deinen gesamten Schädel. Lass deine Fingerkuppen wie schwere Regentropfen herabprasseln, um so deine Gehirnzellen aufzuwecken. Vertrau ganz deinem individuellen Gespür. Wenn du merkst, dass es Bereiche gibt, die mehr Aufmerksamkeit bedürfen, gib diesem Impuls nach und klopfe dort etwas länger, bis es sich erwacht und energetisiert anfühlt. Natürlich darfst du den Ablauf wiederholen, ein- bis dreimal sollten reichen. Bei allem Enthusiasmus, erlaube dir einen Moment zum Nachspüren und genieße das Prickeln, dieses aufregende Gefühl, wenn alle Zellen erweckt vibrieren und vor Freude hüpfen.

Welch ein erfrischendes Ritual, nicht nur am Morgen, sondern auch gerne mal zwischendurch und wann immer du dich nach »Frisch und Frei« sehnst.

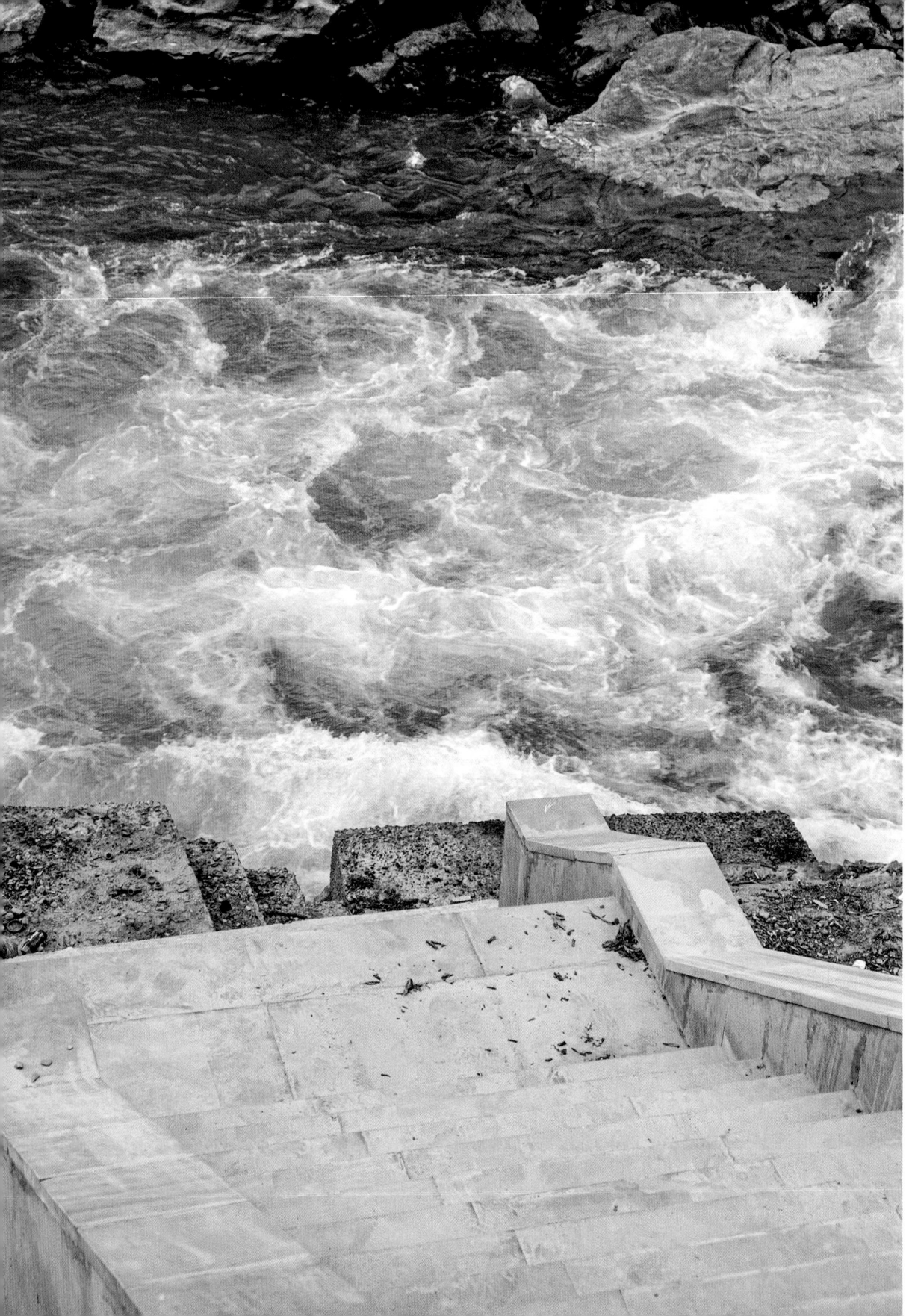

Beleben - Kriya für Wachheit und Energie

Bhastrika - der Kaffee-Atem-Frischekick

Ein echter Frischekick ist *Bhastrika Kriya,* der Blasebalg-Atem. Hier wecken wir die Zellen ordentlich auf, du wirst spüren, wie wirkungsvoll nur ein paar Minuten dieser intensiven Atmung sein können, sogar kraftvoller als ein doppelter Espresso.

UND SO GEHT'S:

Komm in die Bergstellung, die Füße parallel und etwas breiter als sitzknochenweit platziert. Nimm zunächst Kontakt mit dem Boden auf. Verlagere dafür dein Gewicht ein paarmal nach vorne zu den Zehen und nach hinten zu den Fersen, nach links und nach rechts. Beuge anschließend ein paarmal die Knie und lass dein Becken wie ein schweres Pendel nach unten sinken, bis du ein Gefühl von satter Erdung empfindest. Behalte die Kniekehlen durchlässig und die Wirbelsäule aufrecht und leicht.

Strecke mit deiner Einatmung die Arme nach oben. Deine Fingerspitzen strahlen der Sonne aktiv entgegen und nehmen wie Fühler Prana auf. Schließe mit der Ausatmung die Hände zu Fäusten und zieh die Ellbogen körpernah nach hinten, während du dabei die Knie beugst, in etwa so, als ob du dich mit Skistöcken abstoßen wolltest. Schnelle nach einer Mini-Atempause wieder nach oben, um dich erneut mit Prana zu füllen, deine Finger ganz lebendig, denn die Nervenenden an den Spitzen verfügen über zahlreiche Energiebahnen und können Prana aufnehmen.

Bei der Bhastrika-Atmung ist deine Ein- und Ausatmung im Sama Vritti, d. h., du füllst und leerst dich wie ein Blasebalg im gleichen Maße. Nach ein paar Zügen spürst du einen deutlichen Luftstrom an den Nasenflügeln. Ist die Nase verstopft, so wird sie spätestens jetzt frei. Hab gegebenenfalls Taschentücher parat.

Zum Anfang empfehle ich dir 12-36 Blasebalg-Züge am Stück. Spüre in der Bergstellung mit nach vorne geöffneten Handflächen nach und genieße das Prickeln. Welche Körperregionen in dir sind jetzt besonders erwacht? Finger und Hände, Arme und Schultern, Lungen- und Herzraum, Nase und der Punkt zwischen den Augenbrauen? Deine Gehirnzellen?

Beginne einen neuen Zyklus. Falls du noch einen extra »Espresso«-Schuss brauchst – aller guten Dinge sind drei. Du kannst jede Runde anpassen, bis auf 54 Atemzüge steigern oder herunterschrauben. Falls sich ein Schwindelgefühl[*] bemerkbar macht, so ist das in der Regel ein Anzeichen dafür, dass du mehr Sauerstoff als üblich aufgenommen hast. Atme einfach tief und schicke deine Aufmerksamkeit in deine Füße, um dich zu erden. Wenn das nicht ausreicht, dann lege dich gerne auf den Bauch. Dann kannst du deinen erhöhten Herzschlag und das Prickeln als Ausdruck deiner Lebendigkeit genießen.

---

[*] Konsultiere ggf. eine/n Arzt/Ärztin, insbesondere bei Bluthochdruck oder auch sehr niedrigem Blutdruck, Herzschrittmachern oder sonstigen Herz- und Gefäßerkrankungen, bei bekannter Epilepsie, Asthma, Hyperventilation, Psychosen und Bipolar- oder Borderline-Syndrom sowie in der Schwangerschaft.

Chanten-Mantra zur Erhöhung deiner Schwingung

Die Welt ist Klang

Ich liebe Mantra. Aber wenn du mir das vor 15 Jahren gesagt hättest, hätte ich dich etwas brüskiert und verständnislos angelächelt. Zu groß waren meine Zweifel an der Wirksamkeit dieser Yoga-Tradition. Eines Tages beschloss ich, meinen spirituellen Mentor Emahó zu fragen, ob Mantren funktionieren. Ich wollte von ihm wissen, ob es sich lohnt, meine Zeit diesem mystifizierten, aber auch verlockenden Ritual zu widmen, oder ob es Zeitverschwendung ist. Also fragte ich diesen besonders weisen wie unorthodoxen buddhistisch-christlichen Priester-Schamanen mit indianischen Wurzeln, ob Mantra ein Weg zum Erwachen sei.

Da Emahó viele Traditionen in sich vereint und ein transpersonelles Yoga der Selbstrealisation (*Atman Yoga*) lehrt, empfahl er mir lediglich, in einer bestimmten Frequenz zu summen, um mich in mein Herz zu führen. Das war es, was ich brauchte. Da ich aber bin, wie ich bin, muss ich alles auf meine Weise tun. Ich konnte dieses Mantra-Ding nicht wirklich vergessen. Also testete ich beides, das Summen und das Mantra-Chanten. Und was ich herausfand, möchte ich dir nun ans Herz legen:

Ob und wie Mantra funktioniert, hängt ganz allein von dir ab und davon, wo du persönlich auf der Reise zum eigenen Selbst stehst.

Das Johannesevangelium im Neuen Testament beginnt mit dem Satz »Am Anfang war das Wort«. Als getaufte Christin konnte ich dennoch lange keinen Sinn in diesem Spruch sehen, er kam nicht wirklich bei mir an, kein bisschen. Für mein viel jüngeres »Ich« war es lediglich ein Satz und in keiner Weise relevant. Das galt ebenso für das vom katholischen Priester auferlegte Beten mit dem Rosenkranz (auch bekannt als eine halbe *Mala*, eine hinduistisch-buddhistische Gebetskette), um mich von meinen sogenannten »Sünden« zu befreien. Ich fand das ziemlich kindisch. Wie kann das Wiederholen eines Psalms meine Lügen und »schlechten« Gedanken beseitigen?

Okay, lass mich hierzu noch etwas weiter ausholen: Alles, was in diesem Universum existiert, scheint in Form von Wellen aufzutreten - Licht, Ton und selbst die Blutströme in unserem Körper. Eine Welle baut sich auf, erreicht ihre Spitze und schwingt zyklisch zurück, um sich erneut aufzubäumen. Es ist eine Bewegung nach außen und das Zurückziehen zu sich selbst, des Sich-Öffnens und Zusammenziehens - Leben pulsiert, das Universum vibriert.

Die hinduistische Tradition bezeichnet das als Nada Brahma - das Universum ist Klang.

Schall entsteht, indem Moleküle durch einen Impuls in Schwingung versetzt werden, die sich auf benachbarte Elemente überträgt. Dieser Drang bewegt den sich umgebenden Raum und wird durch Klang zum Ausdruck gebracht. Das heißt, Klang, Ton und Sprache erzeugen Vibrationsfelder: Die Luft beginnt mit der Energie des Tons wie auch des Gesprochenen zu vibrieren und dieses Vibra-

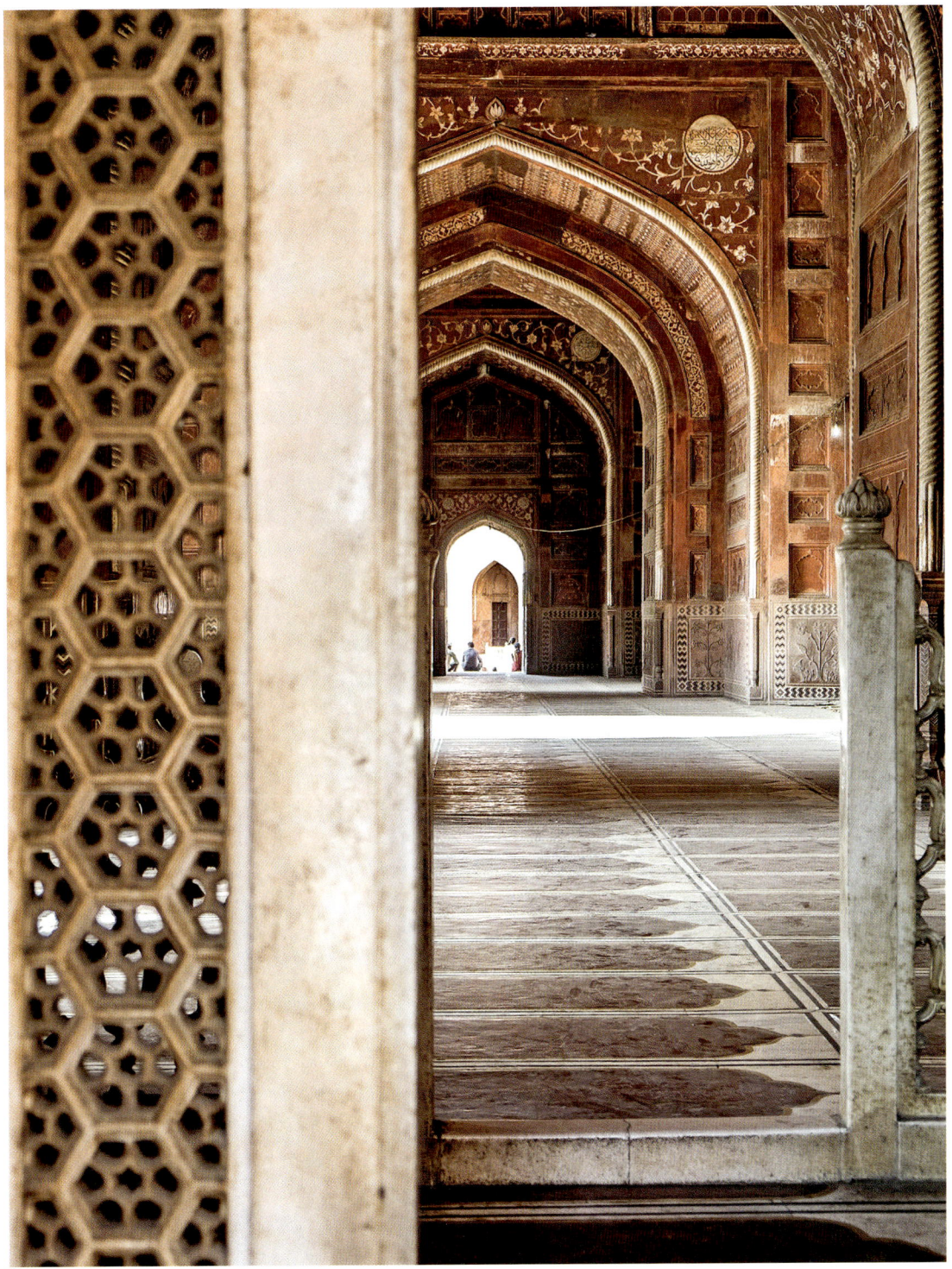

tionsfeld erreicht und beeinflusst das Umfeld. Wenn du zum Beispiel Wasser in eine Tibetische Klangschale gibst und diese anschlägst, kannst du den Welleneffekt wunderbar beobachten. Das Wasser beginnt sich in konzentrischen Kreisen zu bewegen oder gar zu hüpfen. Klang bewegt also tatsächlich Raum, und dein Körper ist Raum. Und du kennst das körperliche Unbehagen, wenn du Tönen ausgesetzt bist, die im wahrsten Sinne des Wortes wehtun. Ich denke da an Bohrgeräusche beim Zahnarzt, quietschendes Besteck auf Porzellantellern oder auch *Heavy Metal*. Nun, es gibt Menschen, die *Heavy Metal* lieben, das ist okay. Es geht hier auch nicht darum zu bewerten, sondern lediglich darzustellen, dass Klangwellen in unserem Körper schwingen und einen direkten Einfluss auf unser Empfinden haben.

Selbst wenn wir es nicht bewusst wahrnehmen, etwas wird in uns bewegt. Und genau das ist die Kraft des Wortes, dessen Schwingung durch unser Energiefeld dringt und uns auf zellulärer Ebene beeinflusst.

Wusstest du, dass die Schriftzeichen des Sanskrit-Alphabets *Matrika* »Mutter, Göttliche Mutter« bedeuten? Was für ein entzückendes Etikett, um Buchstaben zu beschreiben: Göttliche Mütter der Kommunikation, die Wort für Wort die Geschichte unserer Realität hervorbringen. Das ist der Grund, warum du dich über ein einzelnes Wort oder einen Kommentar aufregen kannst, per se nicht einmal über ein schlechtes, sondern einfach über eine Kombination von Buchstaben, die du beim Eintreffen in dein System nach deinen persönlichen Erfahrungen interpretierst. Das erklärt, warum Worte in

deiner Muttersprache in eine tiefere und ursprüngliche Ebene eindringen. Deshalb spürst du die Absicht des Gesprochenen. Und deshalb können Worte »töten«, während andere dich in Liebe baden.

Und darum ist Mantra ein wahres Geschenk.

Das Wort »Mantra« basiert auf den Sanskrit-Wurzeln *Man* (Verstand) und *Trai* (schützen, retten) und bedeutet so viel wie »spirituelle Klangformel«. Die hinduistischen Schriften bezeichnen Mantra als »das, was Schutz bietet, wenn es kontempliert und wiederholt wird«. Genau wie eine Mutter, die ihr Kind in Not schützt. Mit einem Mantra installierst du buchstäblich eine bestimmte Schwingung, um das Bewusstsein in Bewegung zu versetzen und das verborgene Wissen über die energetische Zusammensetzung dieser spezifischen Formel zu erwecken. Ob du dich mit einem Mantra verbindest oder nicht, hängt davon ab, wie empfänglich du dafür bist und inwiefern der bestimmte Samen - der sogenannte *Bija* - auf deine persönliche Speicherbank trifft, die in deinem Innersten abgelegt ist.

In jedem Fall wird ein Mantra einen Effekt auf dich haben. Vielleicht ist es nicht Liebe auf den ersten Blick, aber wenn du dich darauf einlässt, kann eine florierende Partnerschaft oder gar Liebesbeziehung entstehen.

Es gibt viele Mantren für unterschiedliche Ansätze und Bedürfnisse. Du wirst spüren, welche bei dir die Glocke läuten lassen und welche nicht. Und das Beste ist, du musst die Bedeutung der Worte noch nicht einmal verstehen, auch wenn dies das Bewusstsein und die Wertschätzung für die Schönheit dieser heiligen Sprache erhöht. Sanskrit, die Sprache der Götter, geht über unsere gewöhnliche Denkweise hinaus und löst eine Erinnerung an unsere wahre Natur aus. Wiederholst du diese heiligen Klänge über einen bestimmten Zeitraum immer und immer wieder, wirst du langsam von innen heraus neu sortiert und ausgerichtet. Wie weit du damit gehen willst, liegt bei dir. Aber sehnen wir uns nicht alle nach dieser tiefen Beziehung zu unserer Quelle? Und was steht dir im Weg? All diese Gedanken, die in unseren Köpfen herumschwirren, sind so schnell, so veränderlich. Warum also nicht dieses launische Gedankenkarussell durch hochenergetische Mantra-Vibrationen ersetzen, um den beschäftigten Geist zu beruhigen?

Ein ruhiger Geist schafft Raum. Auch Rituale öffnen Räume.

Und Rituale, die Transformation herbeiführen sollen, werden in der Regel immer mit Mantren, Psalmen und Worten zelebriert. Das Chanten von Mantren ist aber auch ein Ritual, welches für sich steht. Am Ende geht es darum, wie bewusst und hingebungsvoll du bist. Chanten ist Hingabe, *Bhakti* Yoga. Es zentriert, bewegt, befreit, erfüllt und transformiert auf subtile wie freudvolle Weise.

Gayatri-Mantra

Wenn es einen Mantra-Klassiker gibt, dann ist es die »Mutter der Veden«, das sogenannte *Gayatri*-Mantra. Gayatri heißt übersetzt »Hymne« und stellt die bedeutendste vedische Hymne dar. Sie wendet sich an *Savitri*, die Sonne selbst. Und so wie die Sonne jeden Morgen am Himmel aufgeht und in ihrem Licht erstrahlt, so gehört dieses Mantra für gläubige Hindus zum täglichen Gebet. Besonders am Morgen ruft man in Indien die Sonne als Repräsentantin des Höchsten an und bittet um geistige Führung und schließlich Erleuchtung durch Savitri, dem Schöpfer des Alls höchstpersönlich.

Es war mein erstes Mantra, das ich auf der Dachterrasse der Vivekananda University of Yoga and Yoga Therapy in Südindien von einer sanftmütigen indischen Nonne gelehrt bekam. Es berührt mich immer noch zutiefst, ebenso die Geschichten, die sich um dieses Mantra ranken. Es soll aus den Füßen des Weisen Vasistha erklungen sein, um sich dem Seher, dem *Rishi* Vishvamitra, zu offenbaren, der es in seiner vollen Dimension als Ausdruck für das Leben spendende Göttliche erkannte.

Oder wie es im Chandogya Upanishad heißt:

»Gayatri ist all das existierende Sein. Die Sprache ist Gayatri, denn es ist die Sprache, die singt und die alle Furcht überwindet« (Chandogya Up. III.12.1.-6)[3] .

Das ist fantastisch. Indem wir Gayatri singend dem Göttlichen huldigen, überwinden wir alle Furcht. Der Klang von Gayatri allein vermag uns mit dem Licht der Wahrheit einzuschwingen, das alle Unwissenheit, alles Verdunkelte verbrennt. Wie also könnte man besser in den Tag starten, als sich mit der schöpferischen, Leben spendenden Kraft zu verbinden, die sich in der Sonne kundtut?

DAS ist Selbst-Liebe - auf yogische Art!

Om bhur bhuva svah
tat savitur varenyam
bhargo devasya dhimahi
dhiyo yo nah pracchodayat

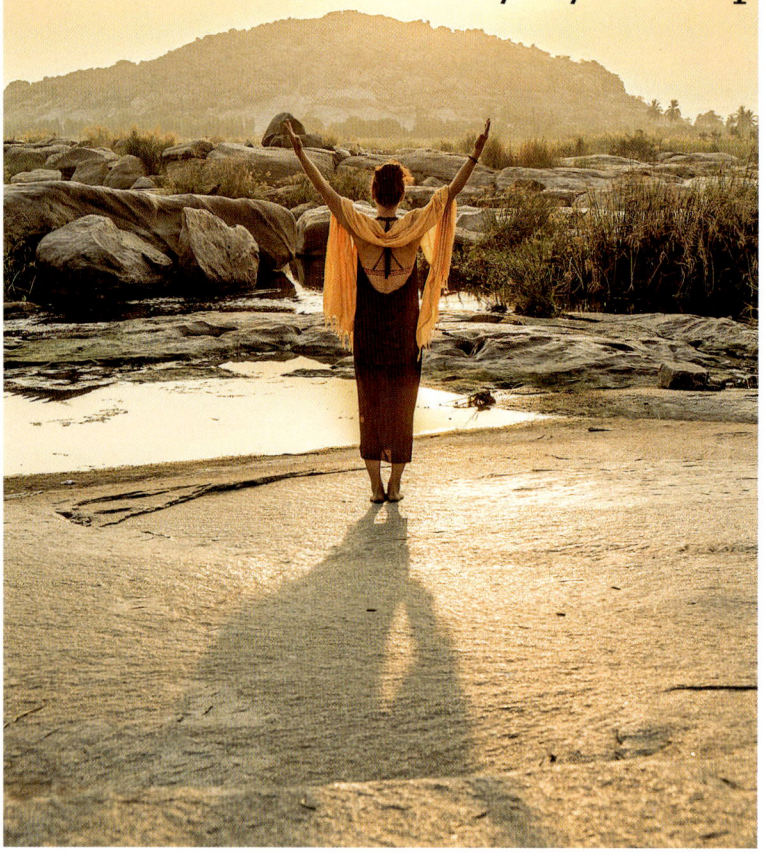

Lass dir die Silben auf der Zunge zergehen. Du kannst es laut oder leise rezitieren, chanten oder auch singen. Fühl dich frei. Deine innere Ausrichtung ist wichtiger als korrekte Aussprache oder Intonation. Falls du allerdings den Wunsch verspürst, dich an die Kraft einer jahrtausendealten Tradition anzudocken, dann erlerne diese Zauberformel in meinem *embrace life*-Online-Kurs unter www.dianaschoepplein.com.

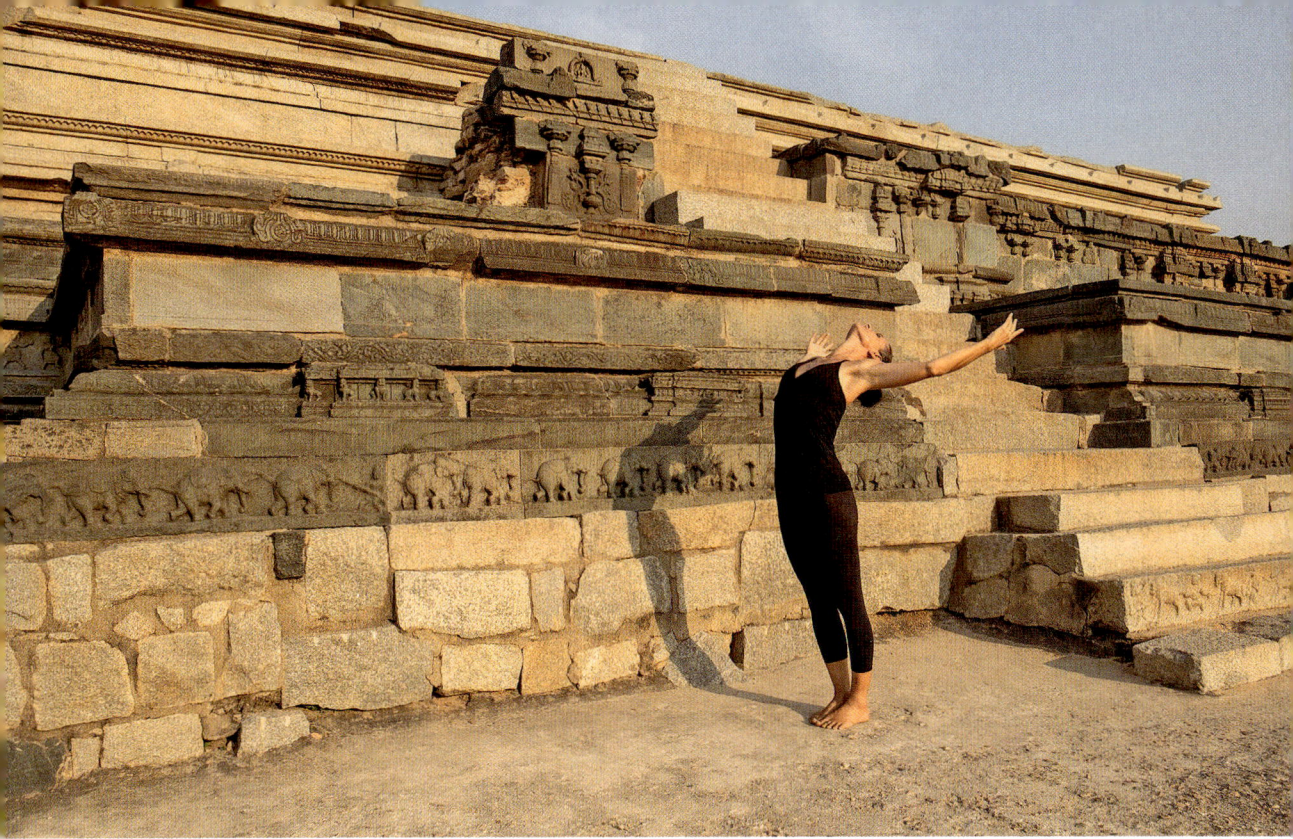

Öffnen – Sunrise-Asana-Rituale zur Herzöffnung

*Ich bin meine
eigene Sonne.*

Sinngemäß lässt es sich so übersetzen: Lasst uns über das strahlende göttliche Licht der Sonne als spirituelles Bewusstsein meditieren. Möge es unser eigenes inneres Strahlen und Bewusstsein erwecken. Möge es uns führen, inspirieren und leiten.

Sorge immer für gute Erdung. Ist dein Stand sitzknochenweit, weiter oder schmaler besser? Passe ihn deinem Becken entsprechend an. Die Knie sollten parallel zueinander nach vorne zeigen und die Kniekehlen stets durchlässig bleiben. Wenn du deine Balance herausfordern möchtest, dann bring die Großzehballen in Kontakt, lass aber etwa zwei Finger breit Raum zwischen den Fer-

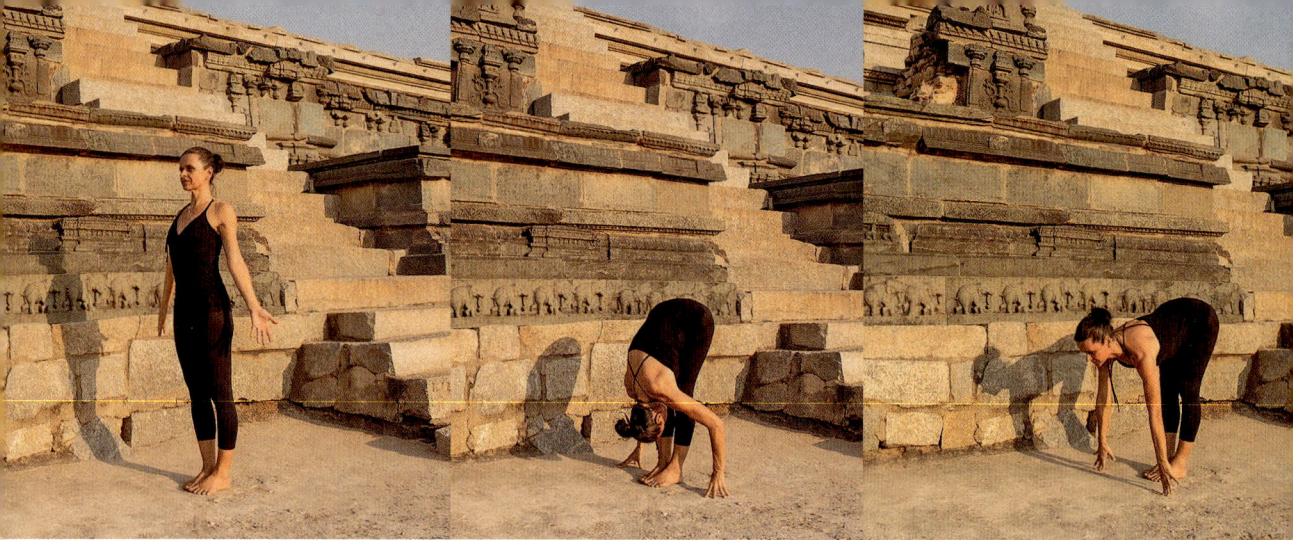

sen. Das Erden der vier Punkte der Füße, innen und außen an den Zehballen sowie innen und außen an den Fersen, schenkt Stabilität. Ebenso wenn du mit deinen Muskeln deine Knochen »umarmst«.

»Ich grüße die Sonne«-Ritual

Für dieses kräftigende Mini-Sonnengebet brauchst du noch nicht einmal ein Matte.

1. »Pflanze« deine Füße in *Tadasana* in die Erde. Mach die Beine stark, indem du die erdende Energie durch die Fußsohlen zum Becken hochziehst und deine Beinmuskulatur an die Knochen ansaugst. Frage dich, wofür du heute Kraft brauchst. Strecke dein Herz dem Himmel entgegen, mach die Seiten lang und schwinge einatmend deine Arme über die Seite nach oben, bis sich deine Hände in Anjali-Mudra berühren. Bitte um Führung.

2. Senke mit der Länge deiner Ausatmung den Oberkörper vom Becken über die Oberschenkel zur Erde. Die Hände sind vor dem Herzen, die Knie leicht gebeugt, um deinen Rücken zu schonen. *Verneige dich und werde leer.*

3. Lass nun deinen Herzraum aus der Kraft deiner Einatmung nach oben in die Halbe Vorbeuge aufsteigen. Beuge ggf. die Knie etwas mehr, um das Becken nach hinten und die Kopfkrone nach vorne zu verlängern. Der Unterbauch ist engagiert, die Schlüsselbeine weit, der Herzraum voll. *Mach dich bereit.*

4. Geh noch einmal in die Vorbeuge. *Genieße die Atemleere und Stille in dir.*

5. Komm nun einatmend und mit aufrechter Wirbelsäule in den Stuhl. Die Rippen eingesammelt, der Nacken lang, mit einem *Lächeln auf den Lippen.*

6. Vertraue deiner Kraft und setze dich mit deiner nächsten Ausatmung etwas tiefer in den Stuhl. In *Utkatasana*, der machtvollen Stellung, erwecken wir das Feuer nicht nur in den Oberschenkeln. *Du schaffst das.*

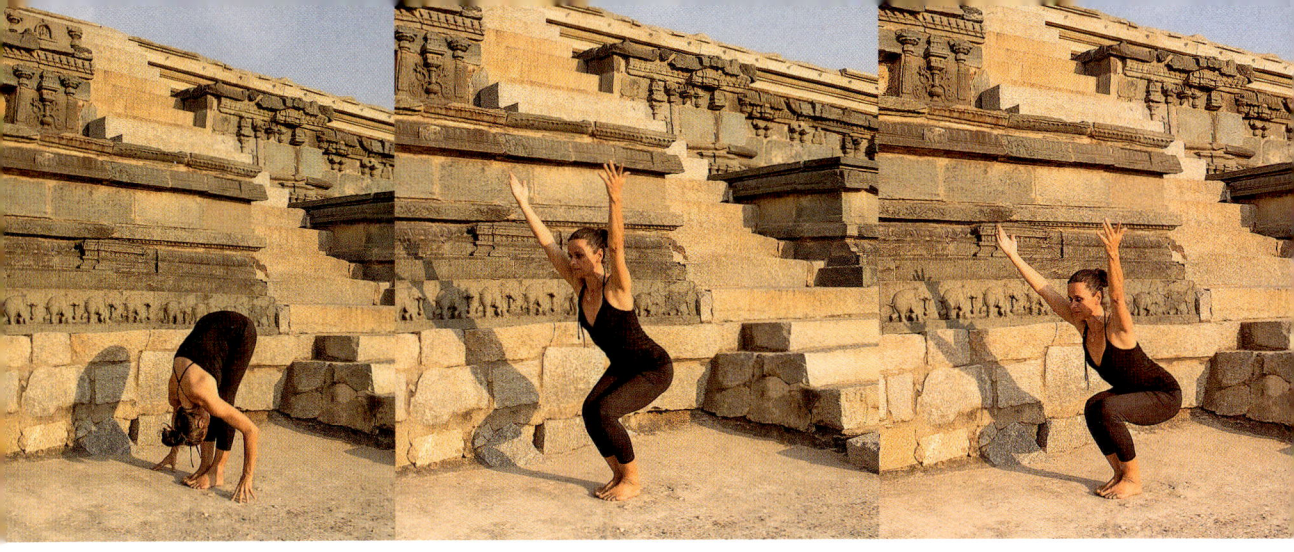

7. Gib einatmend mehr Gewicht in die Füße, um den Widerstand der Erde zu nutzen und dich durch diesen nach oben drücken zu lassen. Erde, um zu wachsen. *So wird es leicht.*

8. Atme aus und weite deine Arme als Flügel deines Herzens zur Seite. Die gebeugten Ellbogen sind leicht nach vorne gedreht, der Nacken entspannt. Spüre die Kraft deiner Schultern am Rücken, zieh deine Rippen nach innen oben und öffne dein Herz himmelwärts. *Das Licht deines Herzens strahlt der Sonne entgegen.*

9. Sammle mit deiner Einatmung die Hände wieder über dem Kopf in Anjali-Mudra. Wirf einen Blick in sie hinein und schicke deinen Herzensruf in den Himmel, bevor du sie ausatmend wieder zum Herzzentrum sinken lässt.

10. Beginne von hier aus eine erneute Runde. Du kannst fünf, neun oder zwölf dieser Mini-Sonnengebete als Einzelritual oder als Warm-up genießen.

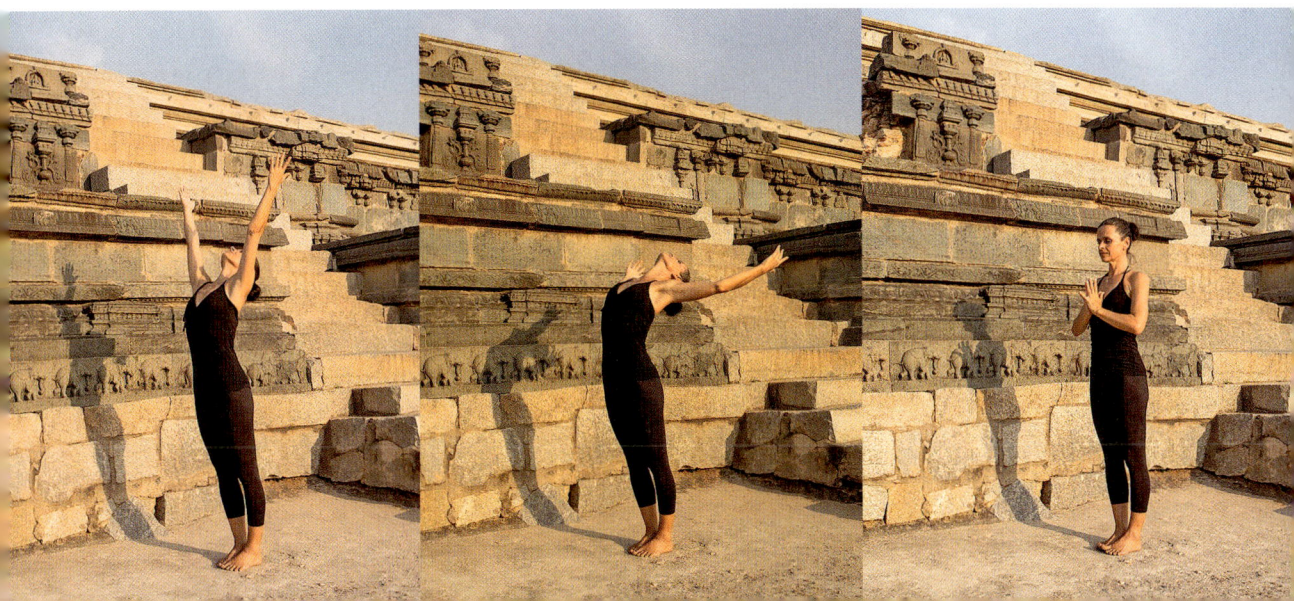

Starkes-Herz-Yoga-Quickies

Schwing dich frei

Großes Armschwingen mobilisiert deine Schultergelenke, die Tore zu deinem Herzen, und schenkt dir und deiner Lunge frische Energie. Ganz einfach geht es in Tadasana. Für mehr *Tapas,* Willenskraft, und starke Beine wähle den Stuhl. Oder magst du vielleicht deine Balance im Stuhl auf Zehenspitzen herausfordern? Lass nun im Ujjayi einatmend deine Arme wie einen Propeller hoch- und ausatmend nach hinten unten schwingen, und zwar so lange, bis du spürst, dass es in den Gelenken wärmer und flüssiger wird und sich dein Atemraum weitet.

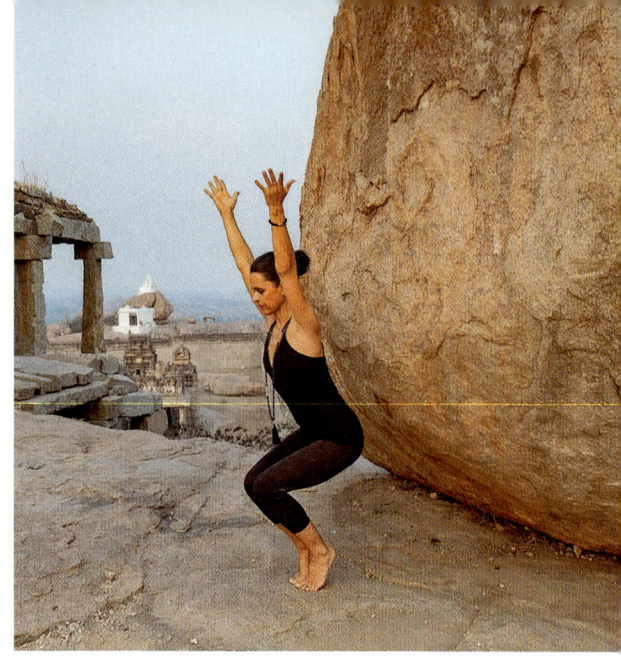

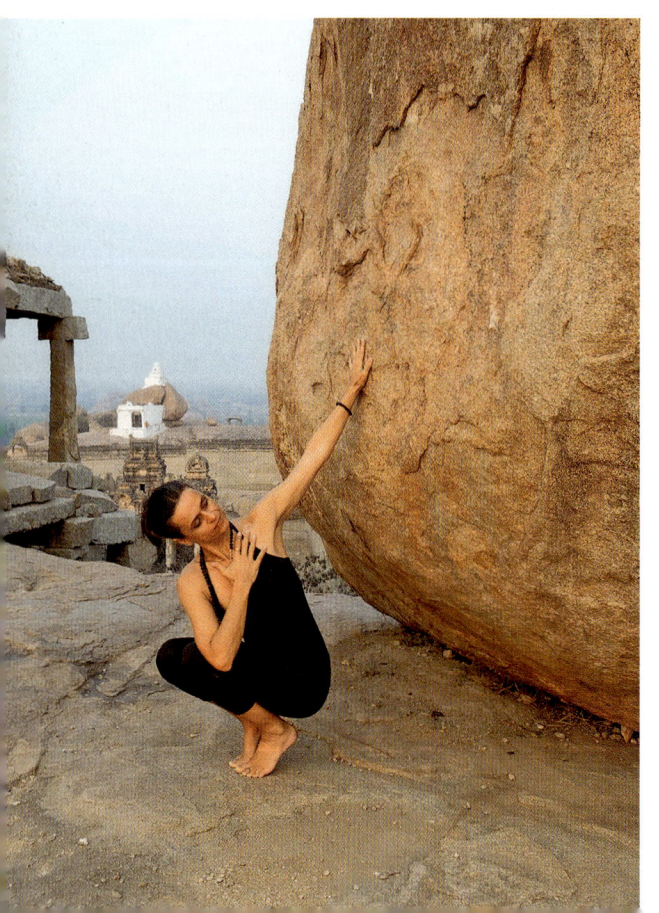

Twist und Press

Setz dich eine knappe Armlänge von einer Wand entfernt in eine tiefe Hocke und twiste mit langer Wirbelsäule zu einer Seite. Der Ellbogen drückt außen ans Knie, um ein Bandha, eine Energieschleuse, zu aktivieren und die Drehung um das Nabelzentrum zu unterstützen. Lege nun die Hand des freien Arms hinten oben an die Wand und presse sanft dagegen. Atme für mindestens fünf Atemzyklen in die Länge ein und in den Twist aus. Nimm bewusst den Effekt wahr, bevor du zur anderen Seite wechselst.

Mein Tipp: Obwohl wir hier bewusst Druck nutzen, um Kraft aufzubauen, achte darauf, dass du die Spiralbewegung stets von innen und aus deinem Atem führst. Quetsche dich niemals in eine Asana hinein, sondern nutze raffinierte Hebel und die Kraft deines Atems für innere Freiheit.

Streck und Press

Steh für diese wunderbare Seitenstreckung in Tadasana seitlich und etwa eine halbe Armlänge entfernt von einer Wand. Nimm den Arm, der zur Wand zeigt, so weit nach hinten, wie sich die Hand flach ablegen lässt, ohne dass sich der Oberkörper zu sehr mitdreht. Hebe den freien Arm über den Kopf und lehne dich Richtung Wand, bis sich auch diese Hand dort ablegen lässt. Deine Flanke wird nun ordentlich gedehnt. Unterstütze diese Öffnung, indem du die Hände in die Wand und im Gegenzug die Füße in die Erde drückst. Achte auf Länge in Rücken und Nacken, atme tief. Du darfst dich gegen alles stemmen, was dich blockiert. Komm zurück zu Tadasana, vergleiche deine Körperseiten und widme dich dann der anderen Seite, um Ausgleich zu schaffen.

Mein Tipp: Nutze diese Power-Quickies, um Disbalancen in deinem Körper zu harmonisieren. Falls also eine Schulter blockierter oder eine Taille kürzer sein sollte, dann verweile dort ein paar Atemzüge länger.

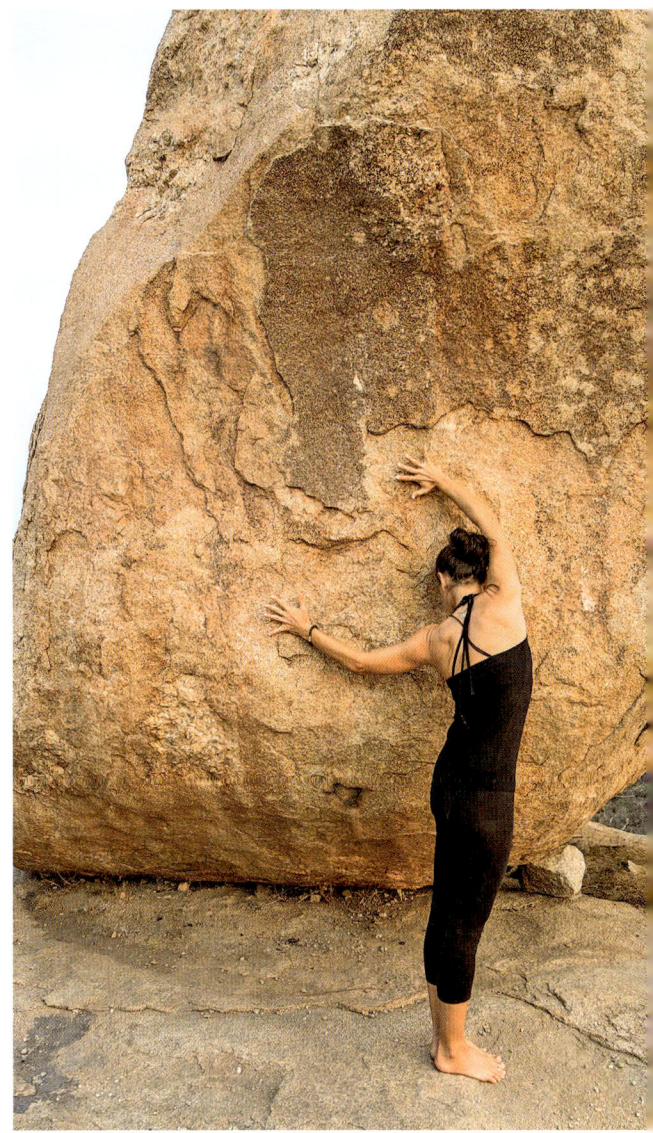

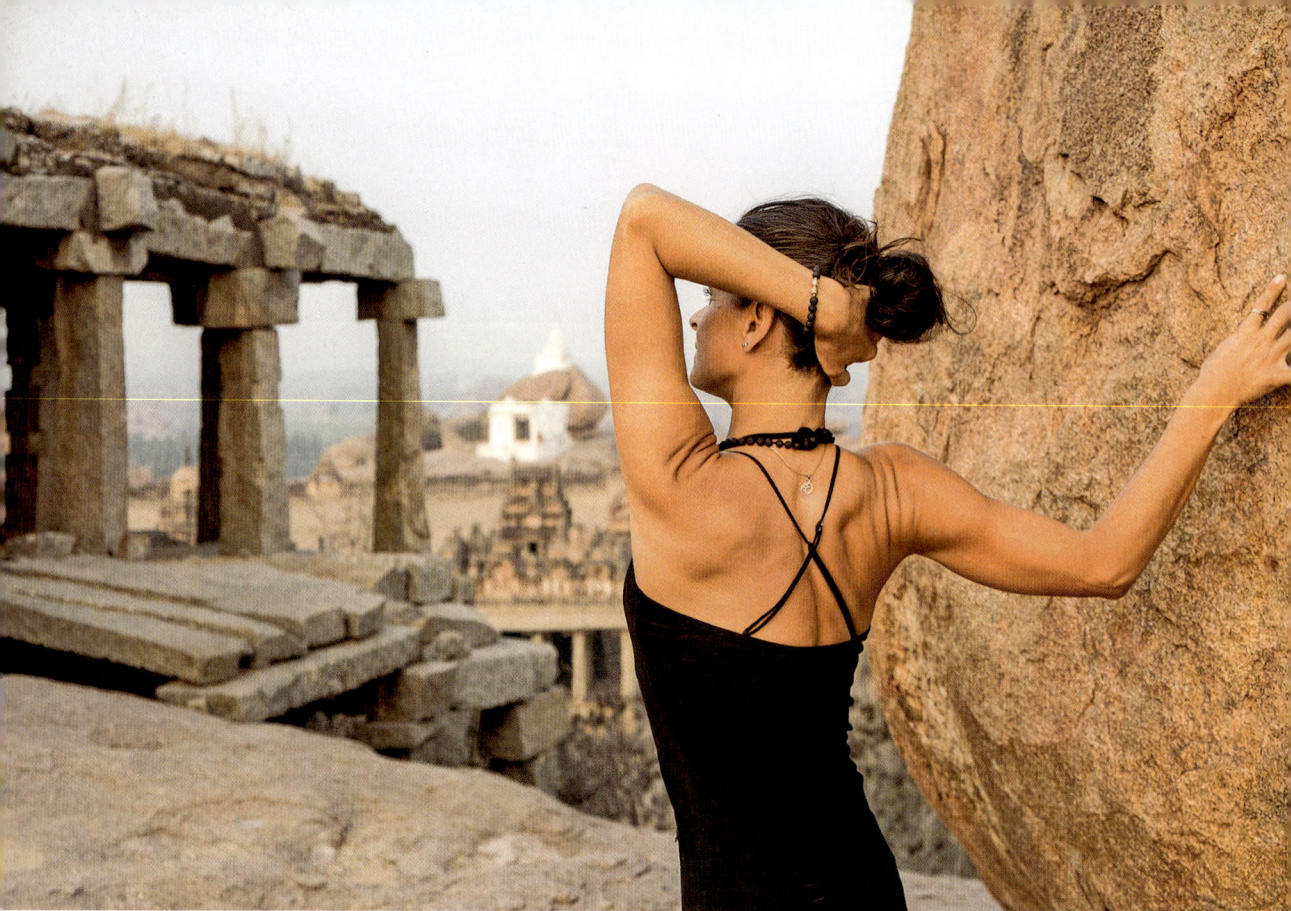

Beflügeltes Schulterblatt

Ein echter Herzöffner, der fantastisch gegen Blockierungen im Nacken und eingefallene Schultern hilft. Stell dich in Tadasana im Abstand einer knappen Armlänge parallel zur Wand. Presse die Fingerkuppen einer Hand ungefähr auf Schulterhöhe gegen die Wand und führe aus dieser Kraft den gebeugten Ellbogen weiter nach vorn. Nun spürst du, wie sich dein Schulterblatt angenehm in den oberen Rücken schiebt und den Brustraum öffnet. Atme dort hinein. Deine freie Hand längt und stützt den Nacken, während du nun mit den Füßen langsam Richtung Raummitte läufst. Dein Oberkörper dreht sich nur so weit mit, wie du den unteren Rücken lang

und voll behalten kannst, um nicht in ein Hohlkreuz zu fallen. Behalte den Druck der Fingerkuppen bei und teste die Freiheit im Nacken aus, indem du das Kinn von einer zur anderen Schulter drehst. Na, was meinst du? Spüre den Unterschied, nachdem du was aufgelöst hast, und genieße diese Öffnung erneut auf der anderen Seite. Dieses Ritual bereitet deinen Körper wunderbar für tiefere Rückbeugen vor.

Breite deine Flügel aus, wann immer du willst.

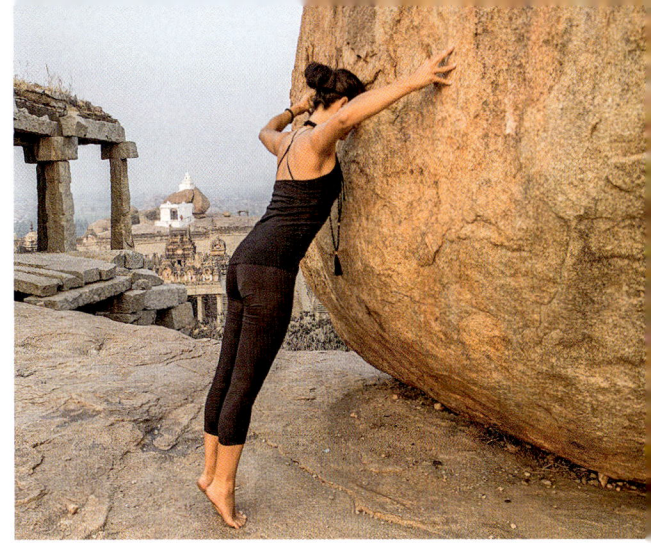

*Ein starkes Herz
ist weit.*

Spider Push-ups – Spinnen-Presse
Stärke deine Schultern in dieser stehenden Push-up-Variante. Stell dich dafür ca. einen Meter von der Wand entfernt in Tadasana, hebe die weiten Arme und platziere deine Fingerkuppen wie Spinnenbeine an der Wand. Bleib ganz stabil in deiner Körpermitte und lehne dich ausatmend wie ein Brett vor, bis deine Stirn die Wand berührt. Drück dich anschließend mit der Kraft deiner Einatmung wieder zurück. Experimentiere mit der Weite und Höhe der Arme, schau, was sich jeweils verändert und womit du dich am komfortabelsten fühlst. Mach mindestens fünf Push-ups, die Grenzen nach oben setzt du dir selbst.

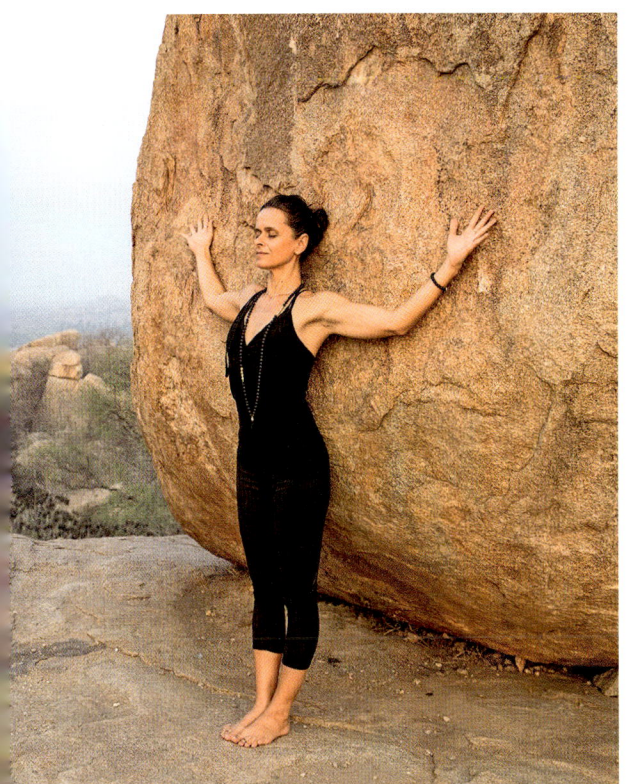

Ich bin weit und stark
Lehne dich zurück – na klar, wieder an die Wand –, mit weiten, leicht angewinkelten Armen. Nimm mit Becken, Hinterkopf, Schultern und Armen Kontakt zur Wand auf. Beginne jetzt aktiv deine Unterarme, Hand- und Fingerrücken in die Wand zu drücken. Spürst du diese kraftvolle Aufspannung über die gesamte Brust? Halte sie über die Länge deiner Einatmung und ausgedehnten Atempause, lass sie mit der Ausatmung los. Wiederhole dies mindestens 5-mal. Auch der Hinterkopf darf ein wenig Druck geben, um deine Nackenmuskulatur zu stärken. Spätestens jetzt kannst du die geballte Kraft deiner Schultern und deines Herzens spüren.

81

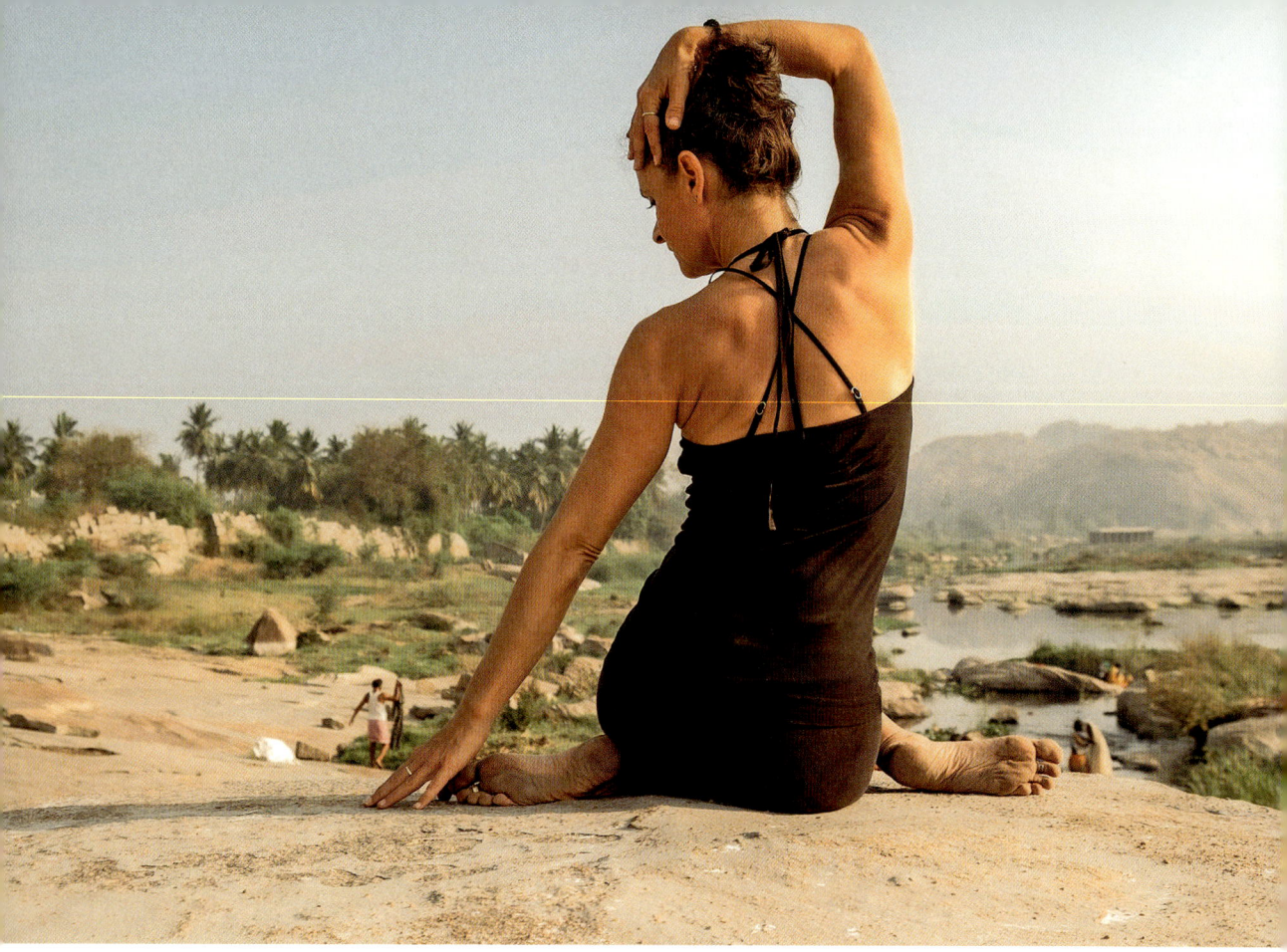

Weites-Herz-Yoga-Ritual

Erwecke deine Rückenkraft mit Kobras und Heuschrecken, um dein Herz in tiefen Rückbeugen zu weiten. Die Rituale für ein starkes Herz und das »Ich grüße die Sonne«-Ritual sind eine perfekte Vorbereitung.

1. Wachse aus der Bauchlage ohne Hilfe deiner Arme in eine dynamische Baby-Kobra. Verlängere dazu dein Steißbein an der Innenseite der Füße. Der Fußrücken drückt sanft in den Boden, der Unterbauch saugt sich Richtung Beckenkamm. Pulsiere deinen Herzraum mit weiten Schlüsselbeinen - einatmend nach oben, ausatmend wieder zurück. Dreh gerne die Handflächen zum Himmel und die Ellbogen Richtung Taille, um deine Schlüsselbeine zu weiten. Verlasse dich auf deinen starken unteren Rücken. Dann kann sich deine Kobra mithilfe der Arme allmählich weiter aufrichten. Mach das 5- bis 8-mal.

2. Wachse von innen aus deinem Herzzentrum zur Sonne. Achte bitte darauf, dass du die Ellbogen gebeugt und den Nacken lang hältst. Zieh dafür die Hände isometrisch Richtung Becken. Atme fließend in deine Herzvorder- wie -rückseite hinein.

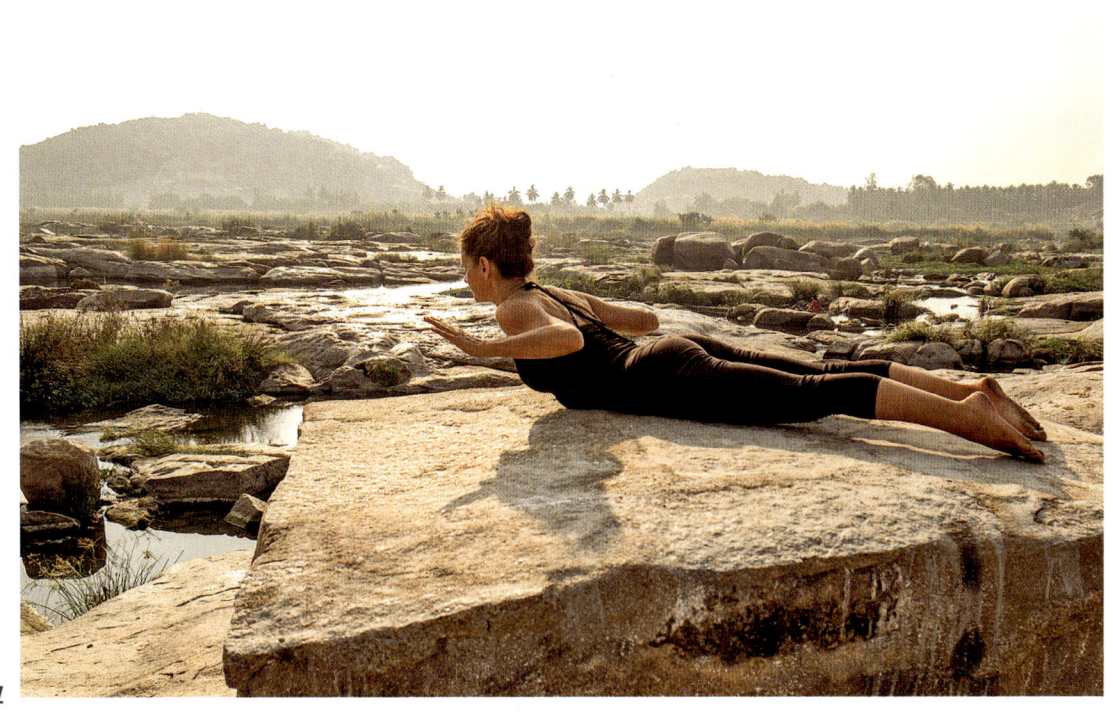

1

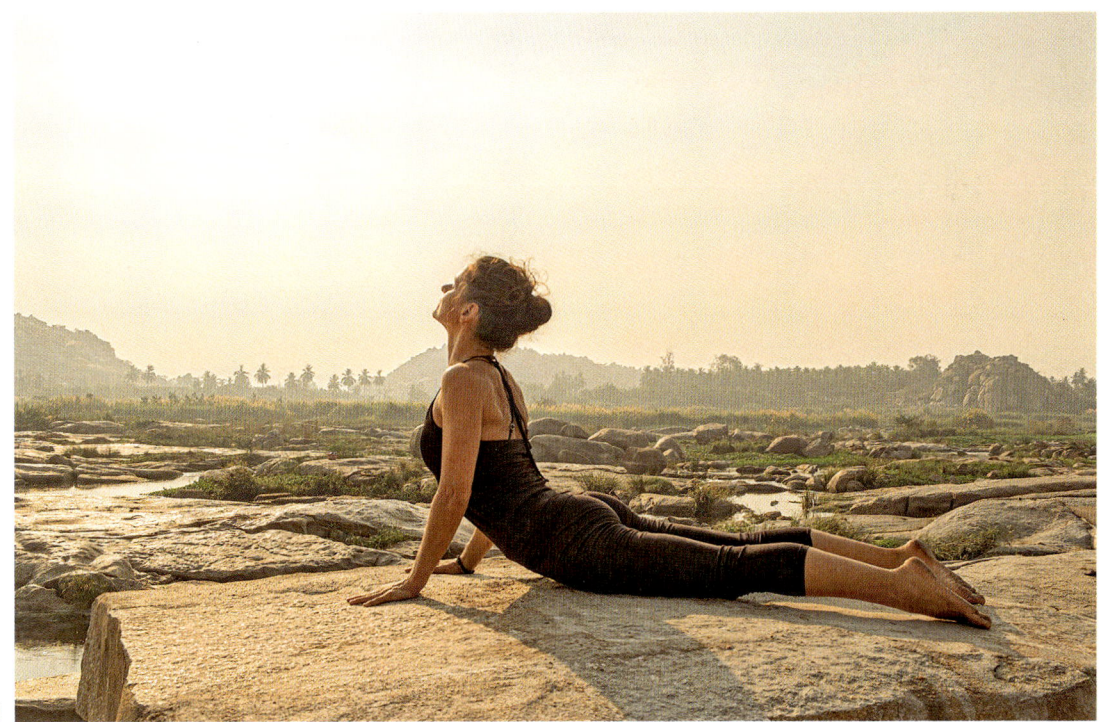

2

83

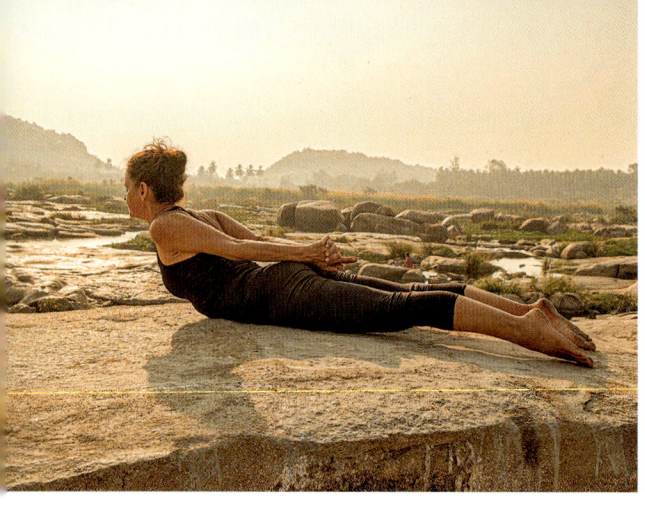

3

4

3. In der Heuschrecke bringst du deine Schulterblätter mit Kali-Mudra näher zueinander. Schaffe Erdung durch aktive Beine und vertraue der Kraft deines Herzens. Bleibe hier für 5 bis 8 Atemzüge.

4. In der Fortgeschrittenen-Variante legst du dein Kinn ab, ziehst die Arme diagonal nach oben und hebst ein Bein an. Der Fuß des anderen Beins stützt am Knie. Mach dein Luft-Bein leichter, indem du deine Fußzehen freudig auseinanderspreizt. Atme tief ein und aus und nimm die Intensität dieser Asana wahr, bevor du das Bein wechselst.

5

5. Gönne dir eine kurze Pause in der Bauchlage. Leg die Stirn auf deine gefalteten Hände, beuge die Knie und zieh die Füße ein paarmal über deine Oberschenkelrückseite Richtung Gesäß und wieder weg.

Dieses dynamische Ritual kannst du immer wieder vor, zwischen und nach den Rückbeugen in Bauchlage einbauen. Atme in deine Nieren ein und fülle sie wie Luftballons. Das tut dem unteren Rücken wirklich gut.

Streck dich anschließend gerne in den Herabschauenden Hund aus, um deine Wirbelsäule zu neutralisieren. Von hier aus kannst du auch leicht in die Taube überfließen.

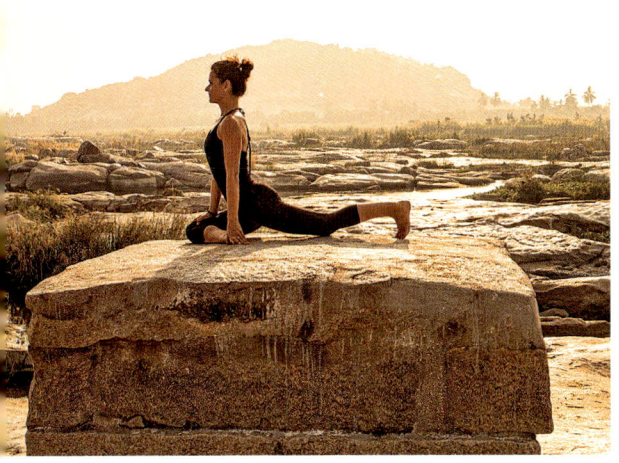

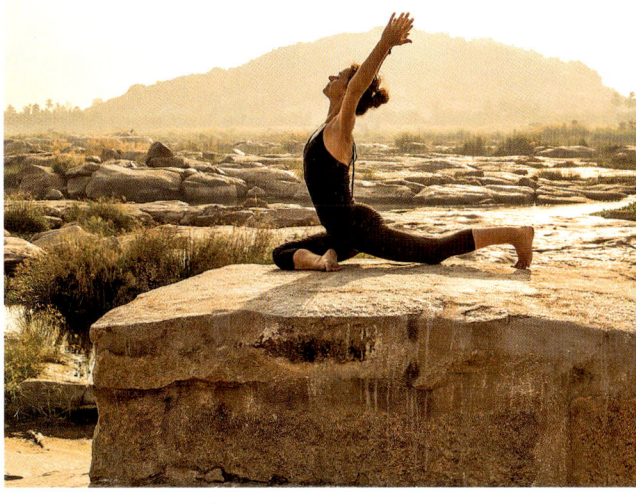

6

7

6. Löse dein rechtes Bein und zieh das Knie Richtung Brust. Dreh es von hier nach außen und leg es gespreizt hin. Es ist wichtiger, dass dein Knie rechts außen liegt, als dass dein Fuß weit vorne platziert wird, passe also entsprechend an. Unterstütze die Außenrotation im vorderen Oberschenkel, indem du mit der rechten Hand die Muskulatur etwas nach außen rollst und leicht Gewicht gibst. Erde den Fuß mit der linken Hand. Zieh nun beide Füße und Knie isometrisch zueinander, bis du Kraft im Becken und mehr Aufrichtung in der Wirbelsäule spürst. So kann dein Herzraum offen bleiben.
Entspanne den Kiefer und lass dich auf diese tiefe Erfahrung im äußeren rechten Gesäß ein. Wenn du hiermit im Frieden sein kannst und dich weiter entfalten möchtest, dann kannst du die Arme nach oben ausstrecken und die Rückbeuge vertiefen.

7. Sauge dafür die offenen Rippen nach innen oben, entspanne die Schultern und lächle deinem Tag entgegen. Setze nach ein paar Atemzügen die Hände schulterbreit nah ans Becken und streck dich wieder in den Herabschauenden Hund zurück. Fließe optional durch ein *Vinyasa*, d. h. einatmend mit den Schultern über den Handgelenken in ein Brett, ausatmend sinkt der Körper gleichmäßig in den Boden, einatmend hebt sich der Oberkörper in eine Kobra, um ausatmend wieder in den Herabschauenden Hund zurückzukommen. Diese kurzen Flows bauen etwas Hitze auf und helfen dir, dich wieder mit deinem Atem zu verbinden. Setze sie für dich nach Bedarf ein.

Wiederhole die Taube - Punkt 6 und 7 - nun mit dem linken Bein.

8. Erde in der Schulterbrücke die Füße hüftbreit. Die Mittelfinger dürfen in etwa die Ferse berühren. Verschränke die Hände und rolle die Schulterblätter in den Boden und zueinander, um den Herzraum Richtung Kinn zu weiten. Der Hals bleibt offen, der Atem rhythmisch. Zieh für mehr Kraft in deiner Rückseite die Fersen isometrisch Richtung Schultern. Bleib hier für mindestens fünf Atemzüge, besser mehr. Du darfst diese sehr heilsame Asana gerne wiederholen oder dich im folgenden vollen Rad energetisieren.

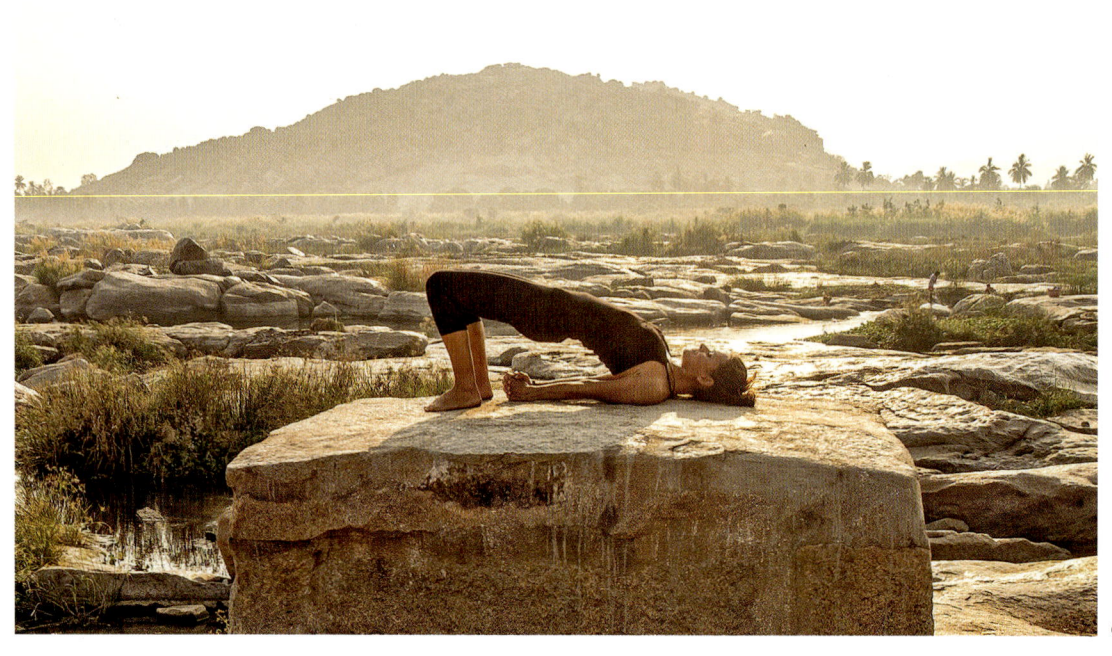

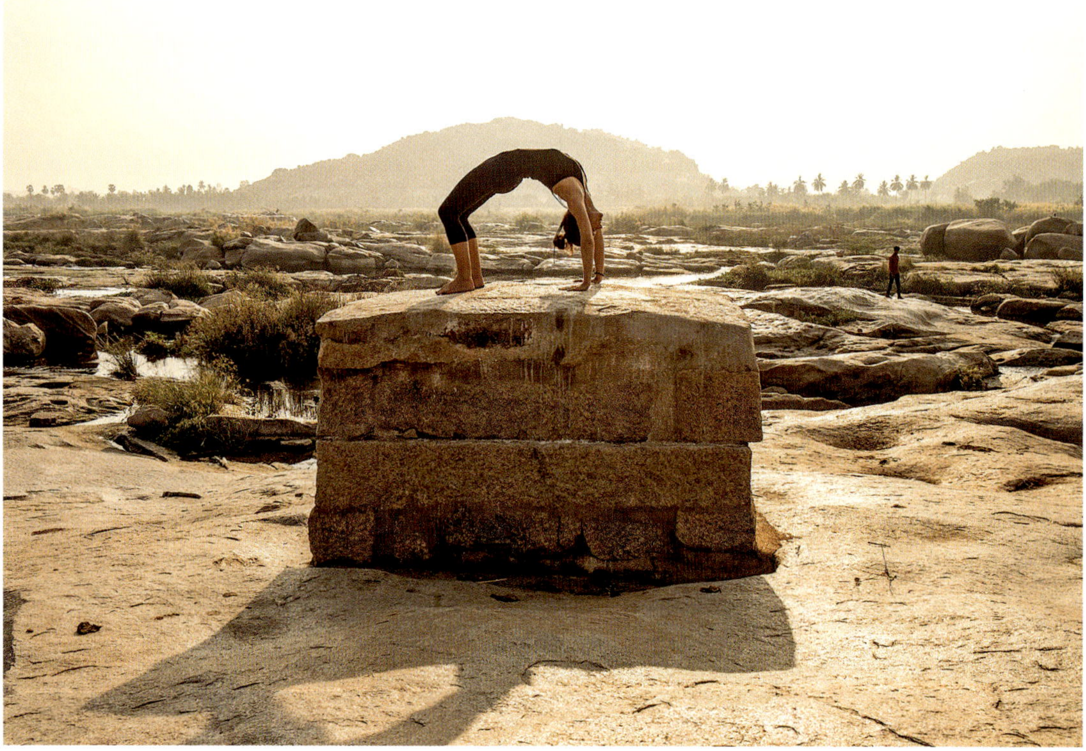

9. Lege die Hände mit den Fingern zu den Schultern zeigend neben den Ohren ab. Drück dich einatmend so weit nach oben, bis du deine Kopfkrone auf dem Boden absetzen kannst. Hier hast du die Möglichkeit, deine Hände ein wenig weiter nach außen zu platzieren. Gib Kraft in die Beine und strecke mit einer erneuten Einatmung deine Arme für einen schwungvollen Bogen. Zieh mit dem Steißbein aktiv Richtung Knie. Falls es sich in deiner Lendenwirbelsäule sehr eng anfühlt, teste, ob du dort mit angehobenen Fersen mehr Raum findest. Behalte die Ausrichtung der Knie und der Füße parallel nach vorne und roll deine Schulterblattspitzen zueinander. Das schenkt dir mehr Öffnung. Atme dort hinein. Großartig! Rolle für den Weg heraus das Kinn zur Brust und leg deinen Rücken achtsam am Boden ab.

Zum Ausgleichen dieser Rückbeuge eignen sich liegende Twists (siehe Kapitel 2, Guten-Morgen-Bett-Yoga, und Kapitel 6, Gute-Nacht-Bett-Yoga), das Nadelöhr mit Hamstring-Stretch oder der liegende Garuda (siehe Kapitel 4, Chill-Out-Couch-Yoga).

Du kannst aber auch sitzen, die Knie im Garuda übereinanderlegen und in deinen Rücken atmen (siehe Bild Seite 95) oder aber deinen unteren Rücken längen und entspannen, indem du die Knie anziehst. Mit den Daumen in Anjali-Mudra an der Stirn bündelst du deine Aufmerksamkeit am dritten Auge.
Gönne dir auf jeden Fall noch ein *Shavasana* (siehe Kapitel 8) oder ein *Yoga Nidra* (siehe Kapitel 4), damit du genährt und offenherzig in deinen Tag schreiten kannst.

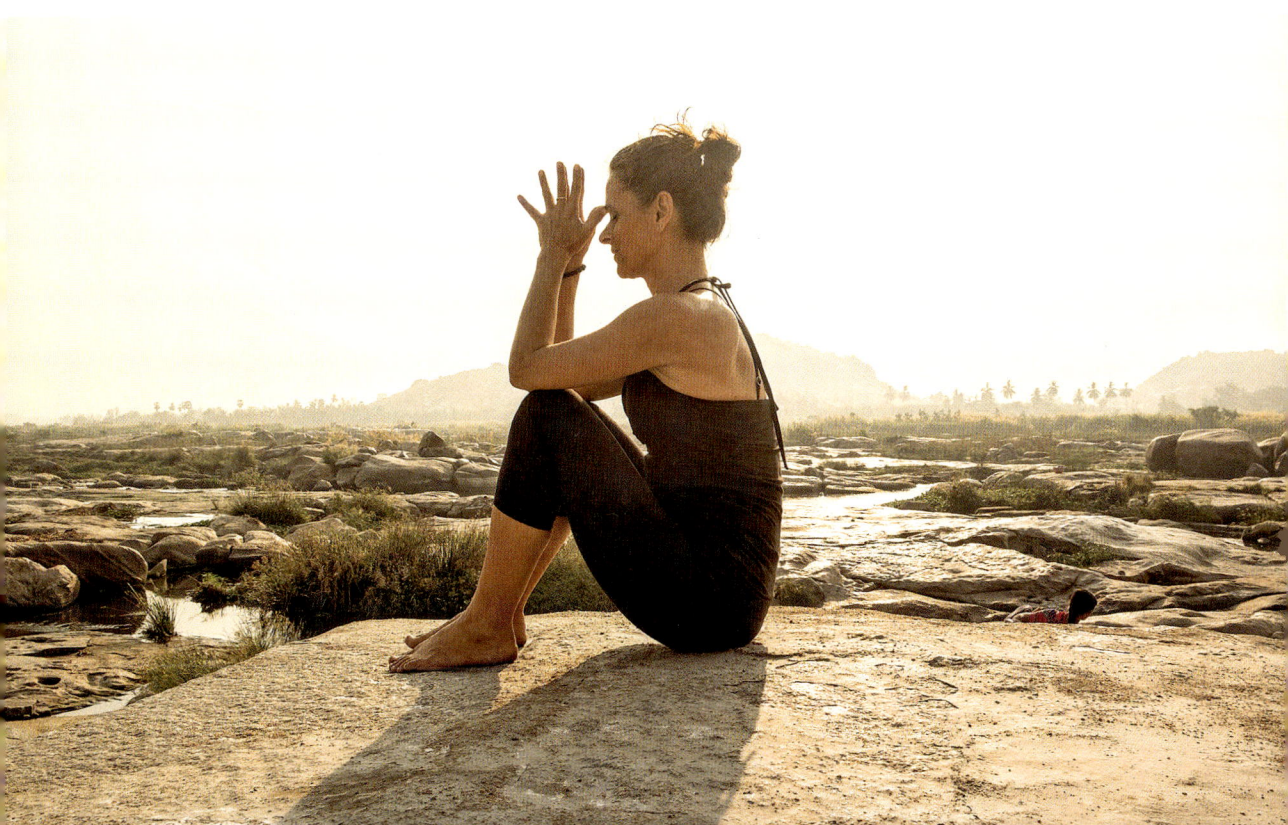

4

RITUALE ZUM RELAXEN, ERNEUERN UND VERJÜNGEN

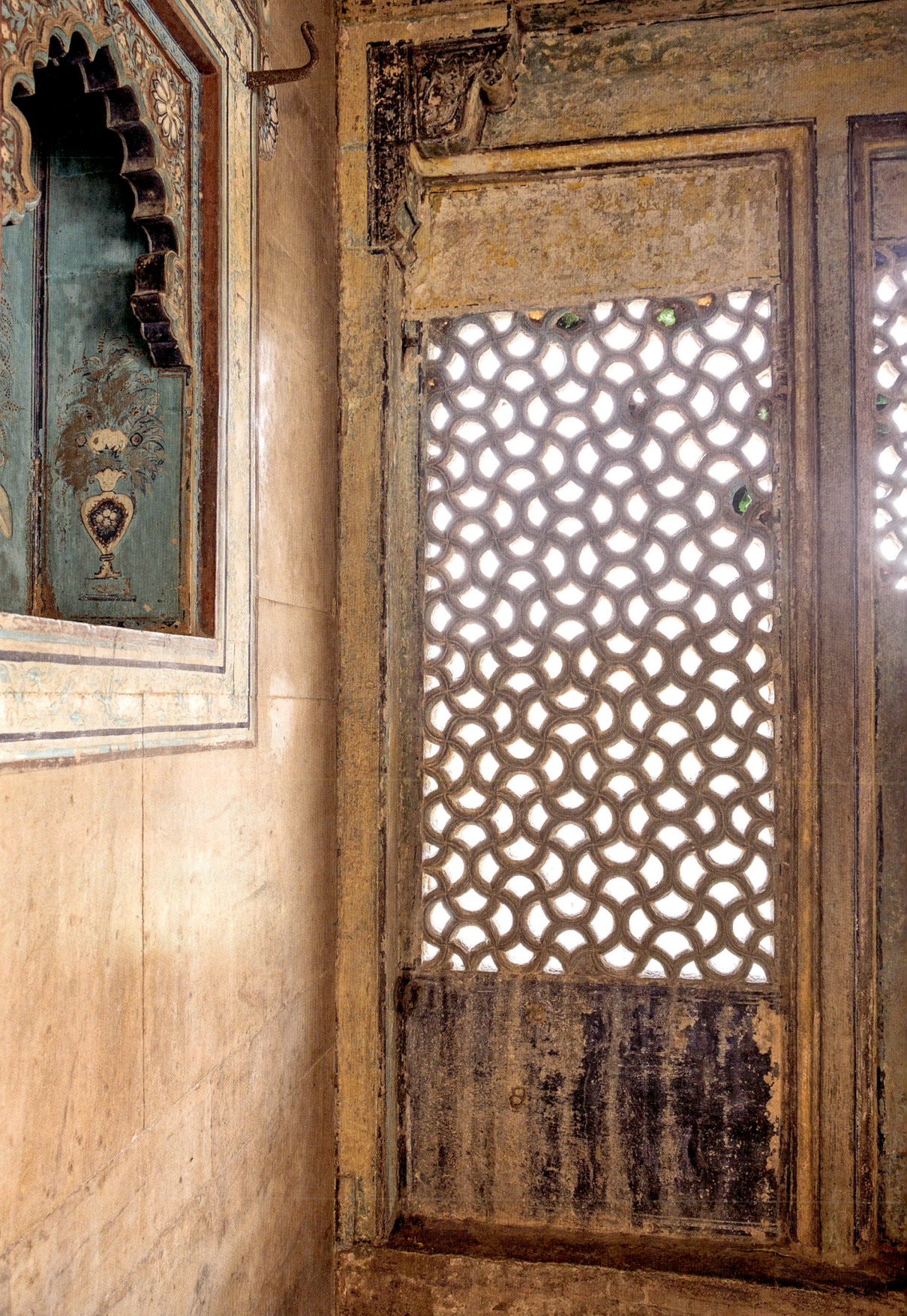

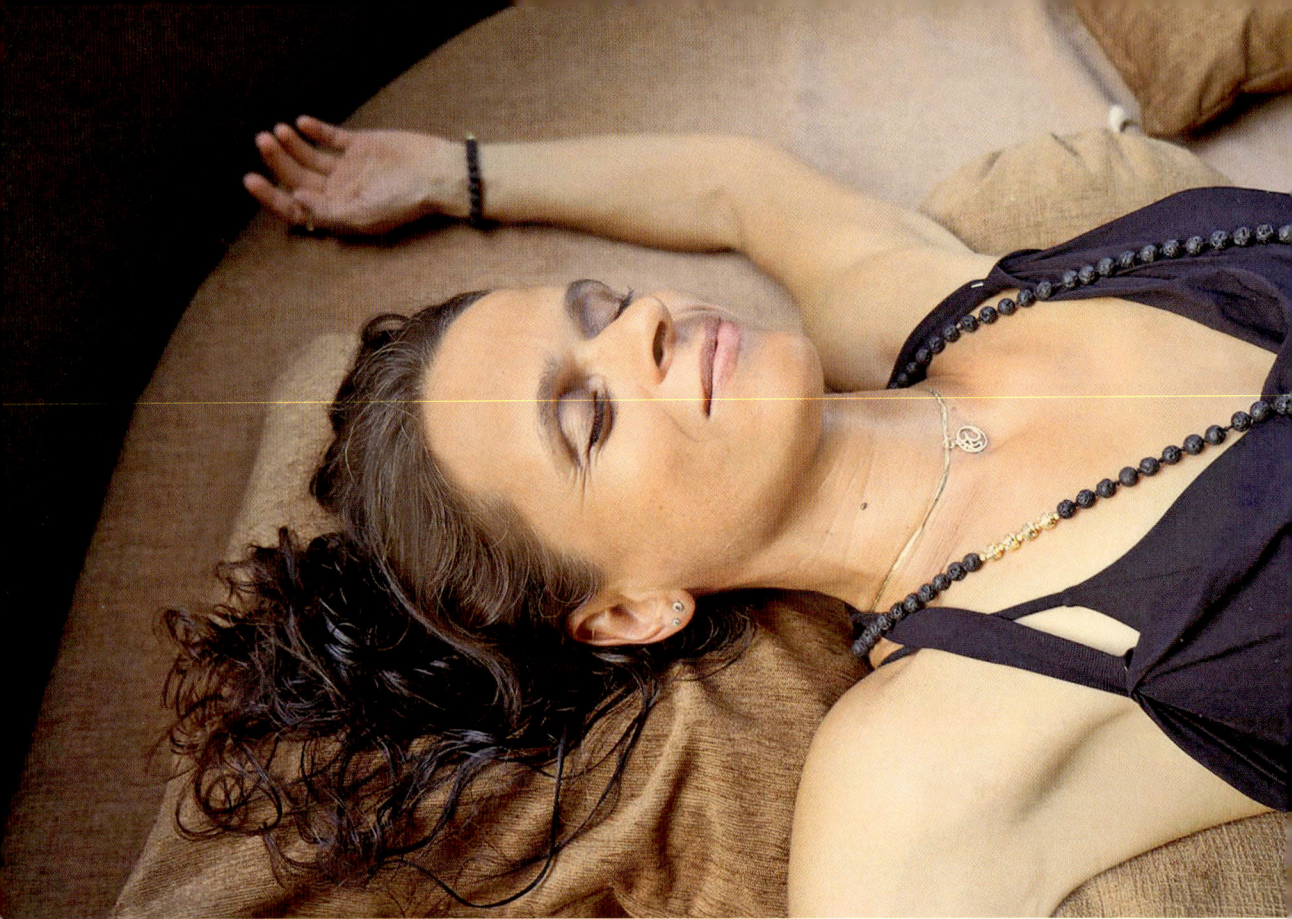

Abgeben –
Chill-Out-Couch-Yoga

Erfrischt und erholt - so fühlen wir uns meist nach einem wohlverdienten Urlaub. Oft schwindet dieses Gefühl aber allzu schnell. Entspannung jedoch ist Dreh- und Angelpunkt, wenn wir gesund bleiben wollen. Sie ist ein Schlüssel zum Glücklichsein und hält uns jung. Es ist erwiesen, dass uns Stress, insbesondere Dauerstress, alt und krank macht. Und Körper und Geist sind heutzutage den vielfältigsten Stressfaktoren ausgesetzt: Informationsflut, Lärm, Umwelt-giften, toxischen Lebensmitteln und Lebensweisen, mangelnder Zeit für uns und unsere sozialen Kontakte, Leistungsdruck und Minderwertigkeitsgefühlen und, und, und. Ohne es zu wissen, laufen wir dauerhaft auf Adrenalin, d. h., unsere Batterien brennen früher oder später aus, es mangelt uns an Lebensfreude und an echter Lebendigkeit. Aus diesem Grund ist Yoga auch zum Therapeutikum unserer dauergestressten Zivilisation avanciert. Es wäre zwar ungerecht, diese uralte Tradition darauf zu beschränken, doch die Wissenschaft des Yoga ist nun mal ein äußerst effektives Heilmittel für Körper, Geist und Seele. Die alten Yogis hatten gar die Idee, Unsterblichkeit zu erreichen, und versuchten, ihre Körperfunktionen wie Atmung, Herzfrequenz und Körpertemperatur zu beeinflussen. Sie erkannten, dass wir Teil des Universums sind, dass unsere Körper aus den gleichen chemischen Substanzen bestehen wie die Sterne. Sie begriffen, dass sich alles Leben und somit auch wir aus den fünf Elementen zusammensetzt. In der Meditation erfuhren sie, dass Bewusstsein grenzenlos, form- und zeitlos ist.

Die Rishis, die Seher, sahen Energiebahnen, die *Nadis,* und entwickelten Praktiken, um Energieströme zu aktivieren, zu bündeln und zu leiten. Und sie entdeckten dabei feinstoffliche Qualitäten, unter anderem *Amrit,* den Nektar der Unsterblichkeit.

Ihr Jungbrunnen war *Dhyana,* tiefe Meditation, am besten in abgeschiedenen Höhlen. Dafür fehlen uns heute aber oft die Zeit sowie die nötige Gedankenruhe. Wie wunderbar, dass auch unser modernes Yoga Rituale enthält, die unsere Energiebahnen öffnen, indem wir schlichtweg loslassen. Restauratives Yoga ist eine im Körper erfahrene Meditation und Balsam für unser Körper-Geist-Seele-Gefüge. Restaurativ bedeutet wiederherstellend. Das Beste ist, es geht vollkommen anstrengungslos, wir brauchen nichts zu tun. *Heilung geschieht von allein.*

Wie? Indem wir dem Körper Zeit geben und ihn der Schwerkraft überlassen. Mit Kissen, Bolstern und Decken unterstützt dürfen die gängigen Muskelgruppen, die wir zum Sitzen und für unsere meist einseitigen Arbeitsabläufe benutzen, endlich loslassen. Atemzug für Atemzug erkennen und lösen wir in diesem passiven Yoga aber auch mentale wie emotionale Spannungsmuster. Unser gesamter Organismus wird entlastet und mit Sauerstoff genährt. Unsere Zellen tanken auf, erfrischen und regenerieren sich!

Und wir erfahren Weite. Weite für einen bewussteren Atem und damit für einen ruhigeren und offeneren Geist, für ein tieferes emotionales Erleben und damit für Empathie und Großzügigkeit uns selbst und der Welt gegenüber. Das ist der wahre Jungbrunnen.

Loslassen ist befreiend und verjüngend und kann so leicht sein. Die hier kombinierten Asanas kannst du auch einzeln als »Quickie« zum Auftanken nutzen. Du benötigst dafür nicht einmal Yoga-Equipment, ein paar Kissen reichen. Klappt auch lässig auf der Couch!

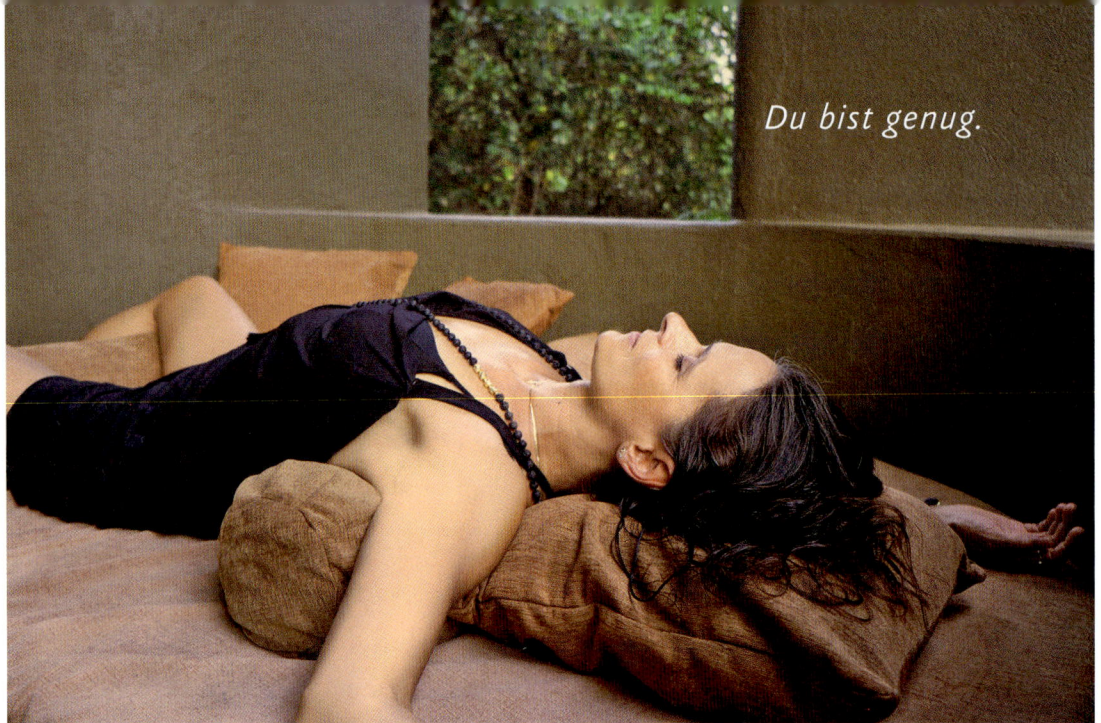

Du bist genug.

Chill-Out-Couch-Yoga

1. Supta Baddha Konasana – Liegender Schmetterling (3–10 Min.)

Platziere eine Kissenrolle oder gerollte Decke unter die Knie und eine weitere unter die Schulterblätter. Dein Kopf ist auf einem Kissen gebettet, damit sich dein Nacken entspannen kann. Die angewinkelten Arme und Knie fallen locker nach außen. Achte darauf, dass dein unterer Rücken lang ist, und zieh dafür dein Steißbein Richtung Füße.

Nimm wahr, wie es dir jetzt, in diesem Moment, geht. Scanne deinen Körper und benenne genau, was du spürst. Lass dir Zeit! Atme anschließend durch die Nase ein und über den offenen Mund aus, um deinen Kiefer und deine Zunge zu entspannen. Indem du muskuläre wie geistig-emotionale Anspannungen löst, signalisierst du deinem Nervensystem, dass du sicher und geborgen bist.

Verbinde dich jetzt mit deinem Atem. Lass ihn bis in den unteren Bauch einströmen und dich von unten nach oben mit Prana anfüllen. Mit jeder bewussten Ausatmung sinkst du tiefer in dich hinein. Blicke nun in dein Herz und frage dich: Was wünsche ich mir wirklich? Pflanze dieses Sankalpa wie einen Samen in den gut vorbereiteten Boden. Wie fühlst du dich, wenn deine Affirmation oder Imagination in dir lebendig wird?

Echte Herzenswünsche schenken uns Kraft und Lebensfreude und verleihen unserem Leben frischen Wind. Durch sie lassen sich Berge versetzen, sprich unsere selbst gesteckten Limitierungen erweitern. Wir fühlen uns inspiriert, vitalisiert und jung.

2. Kurmasana – Baby-Schildkröte (3 Min.)

Hebe zuerst deinen Kopf an, um dich allmählich mit den Unterarmen auf deiner Kissenrolle abzustützen und mithilfe der Hände langsam aufzurichten. Lass dich nun allmählich über deine Beine nach vorne in die Baby-Schildkröte sinken. Leg deine Stirn auf deinen Händen oder einem Kissen ab, das unterstützt den Entspannungseffekt. Du darfst dich in dir selbst einkuscheln und deinen Blick nach innen richten. Dein Atem streicht wie ein großer samtiger Pinsel durch deine Rückseite. Dein Nacken und deine Schultern werden weich – alle Last darf von dir abfallen.
Du bist genug.

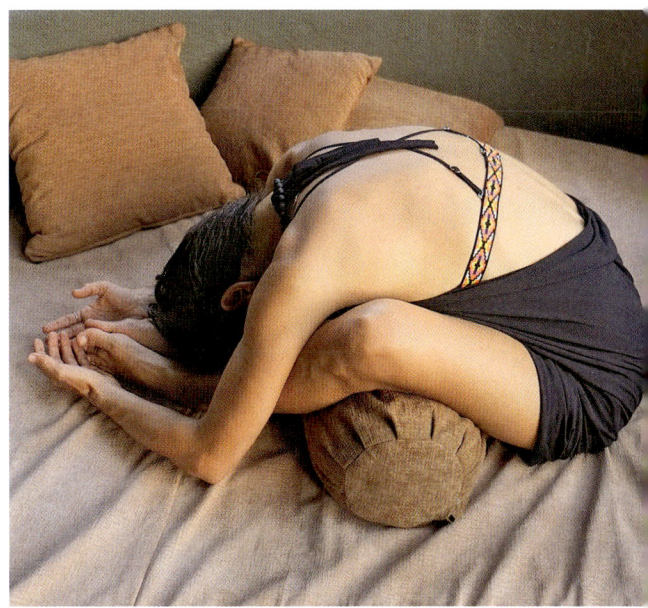

3. Bananasana – Seitliche Banane (je 3 Min.)

Richte dich behutsam wieder auf und schieb mit den Füßen das untere Bolster zur Seite. Dreh dich auf deine rechte Schulter über die Kissenrolle, um deine Lunge zu erhöhen. Deine Beine dürfen sich organisch und ganz locker drapieren. Du kannst den oberen Arm übers Ohr ausstrecken und mit der unteren Hand das obere Handgelenk umfassen – oder wie hier auf dem Bild deine Arme anwinkeln. Dein Kopf liegt bequem auf deinem unteren Arm, dein Nacken ist lang.
Lenke nun deinen Atem bewusst in deine obere Flanke, schieb dabei mit jeder Ausatmung die Hüfte Richtung Füße, um die Öffnung des Gallen-Meridians zu unterstützen. Ist diese Energiebahn blockiert, fühlen wir uns schnell gereizt, frustriert, verärgert und unentschlossen. Du darfst dir nun Luft verschaffen. Spüre kurz in der Rückenlage nach und wechsle dann die Seite.

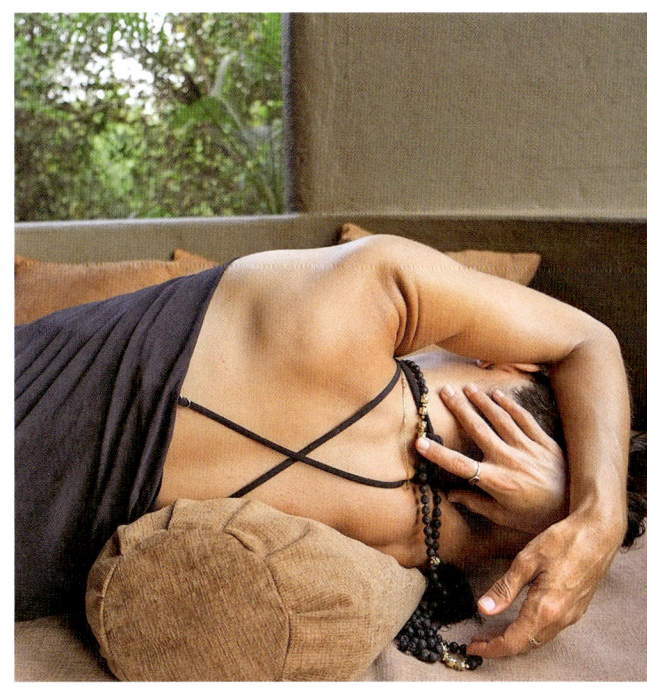

Es wird hell in dir.

93

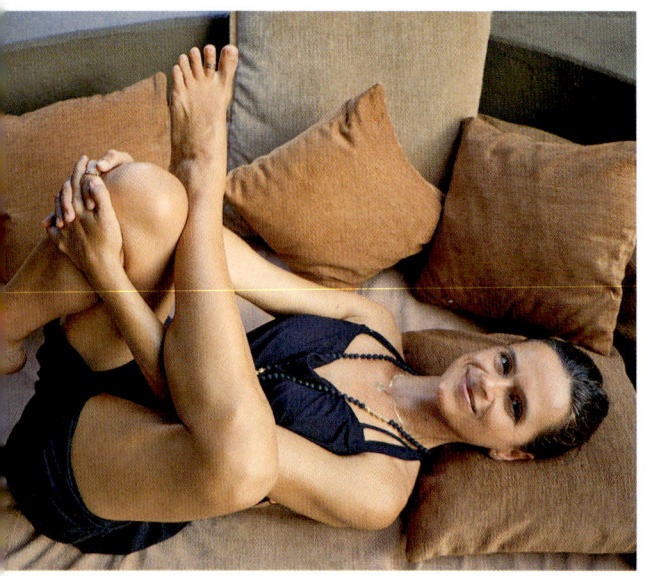

4.a) Sucirandhrasana - Nadelöhr (3 Min.)

Roll dich jetzt auf den Rücken und nimm die Kissenrolle weg. Zieh die Lendenwirbelsäule lang, heb deine Beine und flexe deinen linken Fuß über dein rechtes Knie. Dreh mit deiner Hand den linken Oberschenkel nach außen und schieb ihn von dir weg, während du gleichzeitig das rechte Bein zu dir heranziehst. Atme ein paarmal in die Enge des linken Hüftgelenks, dann bewusst in die Dehnung des *gluteus medius* rechts außen am Po. Hier sitzt unser alter Groll.

Atme 3- bis 5-mal tief in diesen Gallenblasen-Punkt hinein und über den offenen Mund allen angestauten Ärger aus. Versuch es gerne auch mit der Löwenatmung, bei der du auf deine Nasenspitze schielst, die Zunge herausstreckst und anständig fauchst, vor allem, wenn du unter Kopfschmerzen, Migräne, Augen- und Regelbeschwerden oder Hexenschuss leidest.

Trau dich, du hast nichts zu verlieren.

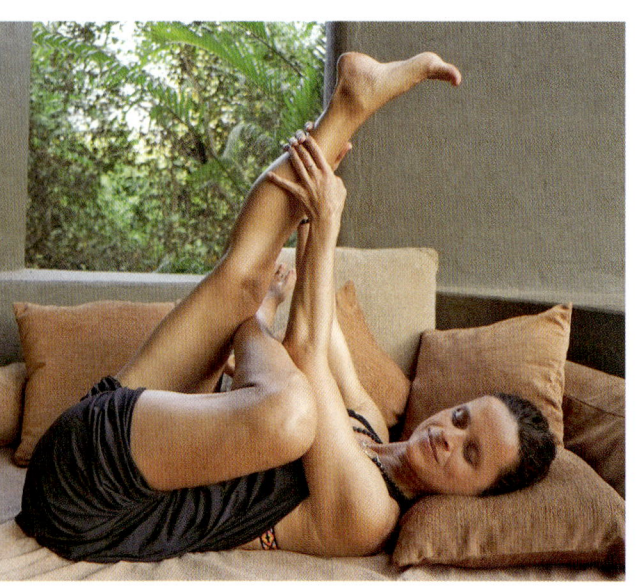

4.b) Sucirandhrasana - Nadelöhr mit Hamstring-Stretch (1-2 min.)

Um deine Beine zu vitalisieren, verschränkst du nun die Hände am rechten Oberschenkel und streckst deine rechte Ferse zur Decke. Deine Schultern, dein Nacken, Kiefer und deine Zunge sind weich. Spüre nach und wechsle dann das Bein.

Relax, alles ist im Fluss.

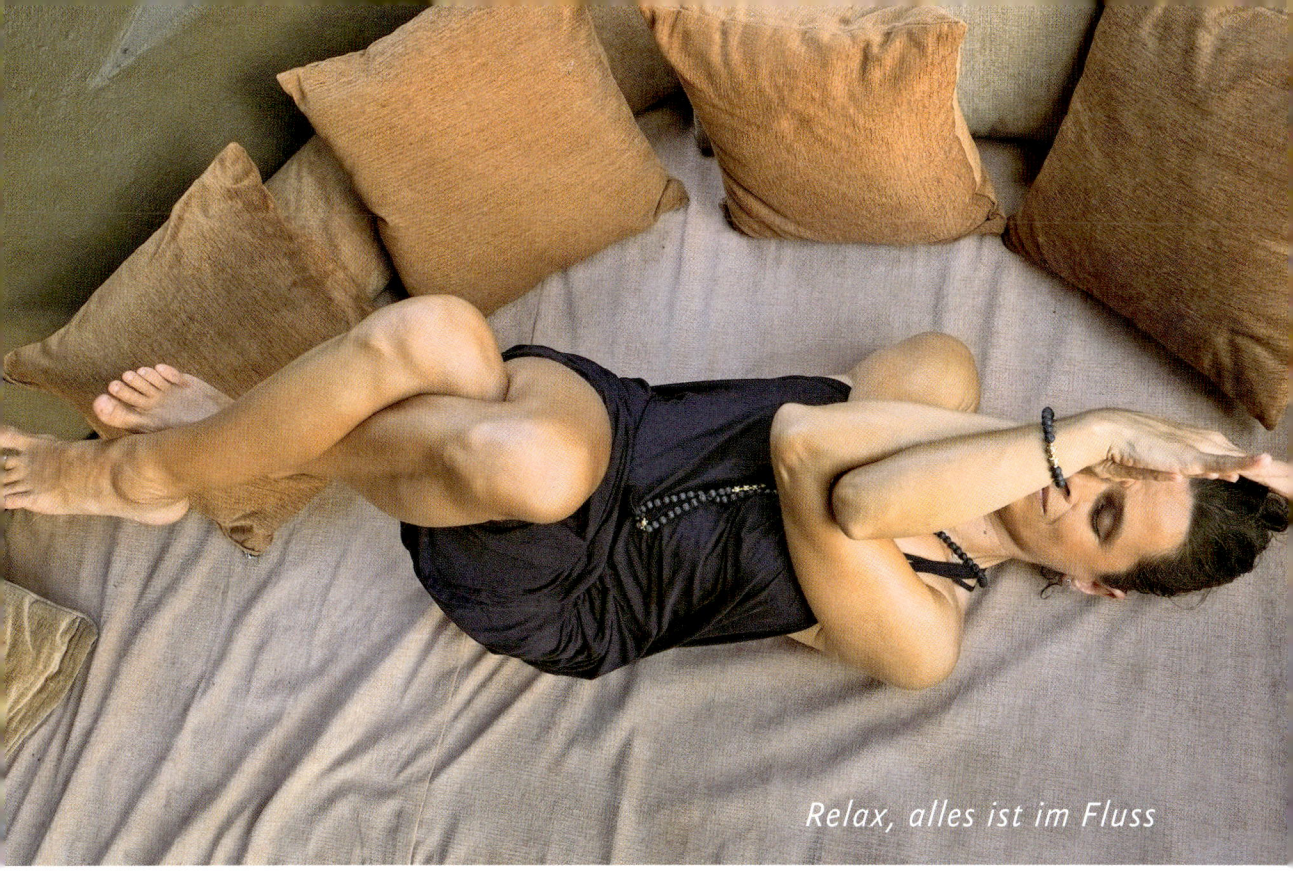

Relax, alles ist im Fluss

5. Garudasana –
Liegender Garuda Crunch (3- bis 5-mal)

Löse nun die Hände und schiebe deinen rechten Oberschenkel über den linken. Sofern es für dich machbar ist, wickle die Zehen um deine linke Wade. Dein rechter Arm liegt auf dem linken und windet sich um ihn herum. Spürst du, wie sich so dein Sakralbereich und dein Schultergürtel weitet? Schick gerne noch ein paar Atemzüge zwischen die Schulterblätter in die Rückseite deines Herzraums, bevor wir uns in den folgenden Garuda Crunches etwas einheizen, um warm und in unserer Mitte zentriert zu bleiben.

Schiebe dafür mit deiner Einatmung die Ellbogen in eine kleine Rückbeuge nach hinten und deine »Adler-Beine« weiter nach vorne. Achte darauf, dass du deinen unteren Bauch aktiv an den unteren Rücken ansaugst und jenen möglichst an die Unterlage presst. Atme aus und zieh die Ellbogen und Knie in ein kleines Päckchen zueinander.

Es IST eine Bauchübung! Und ja, sie ist intensiv. Nicht umsonst wird Garuda, der Sonnenvogel, wegen seiner Macht und seiner Fähigkeit, Übeltäter zu beherrschen, verehrt.

Du kannst deine inneren Störenfriede loslassen. Es liegt in deiner Macht.

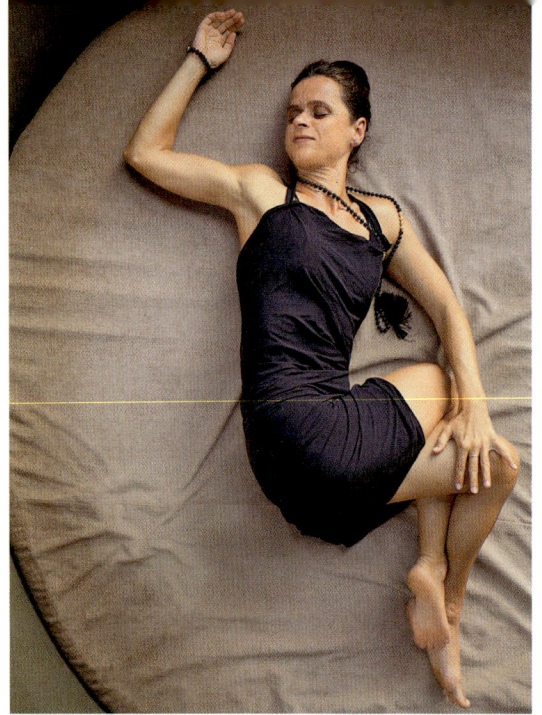

6. Garudasana –
Liegender Garuda Twist (2–5 Min.)

Geschafft, du kannst deine Arme öffnen. Schwinge deine Adlerbeine jetzt nach links und unterstütze sie ggf. mit einem Kissen. Falls dieser Twist für dein Kreuzbein zu viel ist, dann streck das untere Bein aus und polstere das obere entsprechend ab. Achte auf die Länge im unteren Rücken und auf die Erdung beider Schultern. Lege deine Hand aufs Herz, schließ die Augen, genieße die Atempause und hör in dich hinein.
Wofür möchtest du in deinem Leben Platz schaffen?
Roll dich zurück in Rückenlage und wiederhole Punkt 5 und 6.

7. Herz-Bauch-Verbindung

Nimm dir ein paar Momente Zeit, dein Herzzentrum mit dem Bauchzentrum zu verbinden. Du kannst die Füße weiter aufstellen und die Knie zusammenfallen lassen oder die Fußsohlen zusammenbringen und die Knie zur Seite in den Schmetterling öffnen (siehe Anfangsposition). Dies schafft Weite in den inneren Leisten und hilft dir beim gekreuzten Meditationssitz.

Nimm dir, was du brauchst – Kissen, Bolster, gerollte Decken –, um dich im Prozess des tiefen Lösens und Entspannens zu unterstützen. Gib dazu Rest-Spannung aus Schultern, Nacken, Gesicht und von hinter den Augen ab. Atme mühelos vom Bauch hoch ins Herz und in den oberen Gaumen ein und verlangsamt wieder aus. Jeder Atemzug erneuert deine Zellen, jeder Atemzug nährt dich. Hol dir dein Sankalpa mit voller Überzeugung und Offenheit in Erinnerung.

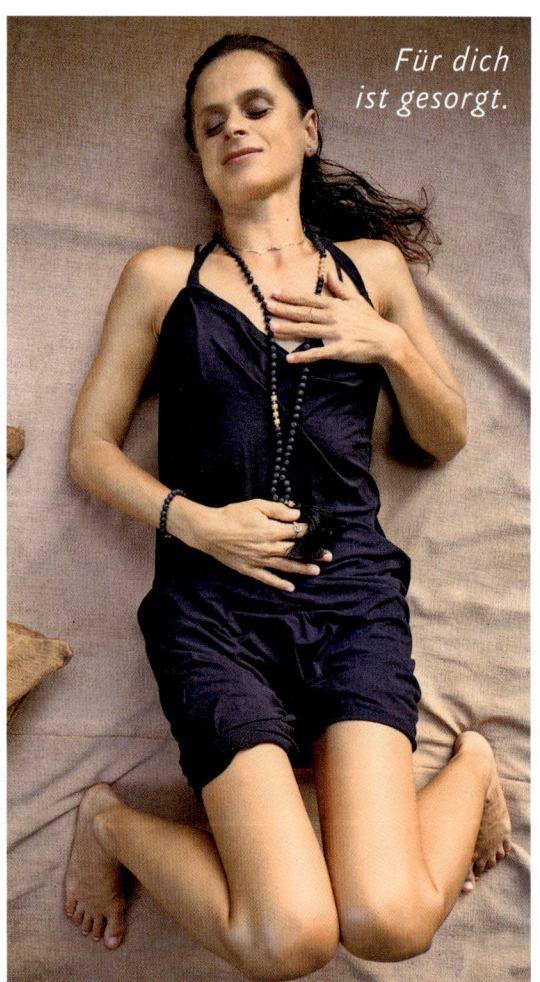

Für dich ist gesorgt.

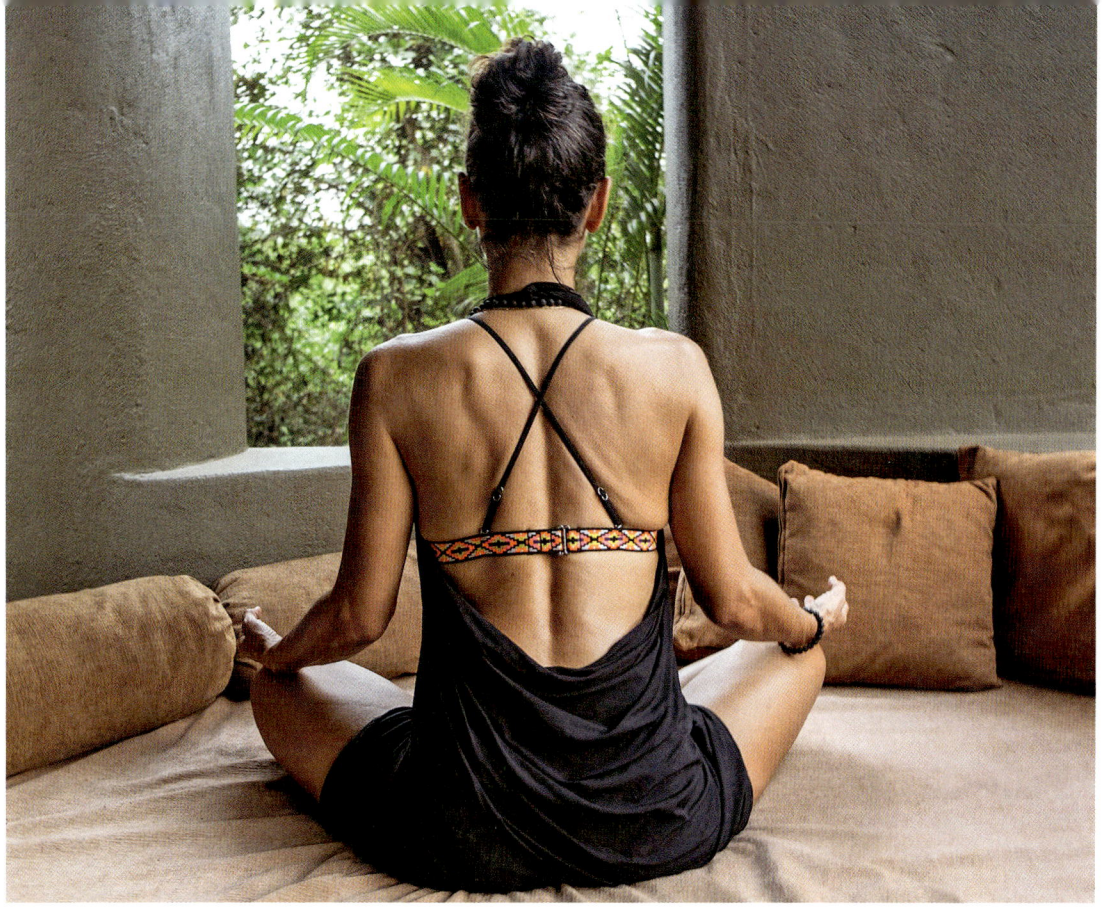

Lebe und liebe, was ist.

8. Meditation (3–5 Min.)

Verankere im Meditationssitz die tiefe Entspannung in dein Bewusstsein. Deine Kanäle sind geöffnet, deine Zellen mit Prana genährt und dein Geist ist erfrischt. Lass deine Gedanken- und Gefühlswelt Revue passieren. Wie fühlst du dich jetzt? Vielleicht gab es Einsichten bezüglich deines Herzenswunsches. Vielleicht konntest du etwas über dich erfahren, in dir anstoßen, mobilisieren oder gar abgeben. Suche nicht nach Antworten.

Abstreichen – Energiedusche zur Erfrischung

Dieses kleine, aber feine Ritual beendet in Indien häufig traditionelle Yogastunden, kann aber auch als »Quick Fix« sehr hilfreich sein. Es weckt deine Lebensgeister und bringt dich im wahrsten Sinne des Wortes in deine Haut. Dabei arbeitet es sehr subtil und hilft, unseren Energiekörper, den sogenannten *Pranamaya Kosha*, zu klären. Ähnlich einer Katzenwäsche streifen wir dabei energetische Ablagerungen in unserer *Aura*, unserem Energiefeld, ab, während wir über die achtsame Berührung unsere Selbst-Liebe födern.

So wie eine Göttin verehrt wird, so verehre in diesem Ritual auch dich.

UND SO GEHT'S:

Du kannst im Sitzen oder auch im Stehen »energieduschen«, ganz egal. Nimm eine stabile wie majestätische innere und äußere Haltung ein. Komm in deiner Basis, deinen Füßen, Beinen und in deinem Becken an. Wenn du mit einem Sankalpa arbeiten möchtest, dann verbinde dich bewusst mit dieser Sehnsuchtsenergie und visualisiere, wie du alles, was deinem Herzensruf im Weg steht, abstreichst. Besonders in anspruchsvollen Situationen, beispielsweise vor schwierigen Gesprächen mit Kolleg*innen, Vorgesetzten oder dem/der Partner*in, wenn du vor Publikum sprechen musst

oder aus anderen Gründen nervös und verunsichert bist, kann es dein Schwingungsfeld und damit deine Ausstrahlung klären, ausrichten und harmonisieren. Du wirst entspannter, offener und verbundener wirken wie nach einer wunderbaren wohligen Dusche.

Beginne mit deinem Vorsatz im Herzen, ein kleines Feuer zu entfachen, indem du deine Handflächen aneinanderreibst. Es muss nicht schnell oder besonders kraftvoll sein, im Gegenteil, langsam und achtsam führt dich auch zum Ziel. Sobald deine Hände angenehm warm und aufgeladen sind, lege sie wie zwei Tassen über deine Augen. Achte darauf, dass sie die Augenränder komplett verschließen, sodass kein Lichtstrahl mehr in deine Pupillen dringt. Öffne deine Augen und lass sie in diese Schwärze hinein entspannen.

Es ist Balsam, in das Nichts zu blicken.

Nimm den Raum der Dunkelheit in dich auf. Dieser Raum birgt Potenzial. Genieße diesen Moment der vollkommenen Ruhe. Wenn du bereit bist, dann beginne langsam mit den Fingerkuppen ein paarmal deine Stirn von der Mitte nach außen abzustreichen. Spürst du, wie sich deine Stirn und respektive dein Gehirn entspannen? Schließ deine Augen und überlasse dich vollkommen diesem Gefühl von innerer Weite. Streichle sanft und wertschätzend deine Wangen und dein ganzes Gesicht mit den Fingern oder der flachen Hand – je nachdem, was sich für dich besser anfühlt – nach außen. »Wasche« dir auf diese Weise deinen hübschen Kopf. Mit offenen Haaren kannst du alles, was sich dort in deinem Energiefeld angesetzt hat, vom Ansatz bis über die Haarspitzen herausziehen und mit einem kleinen Schwung abschütteln. Sei intuitiv, du spürst genau, was richtig für dich ist. Streich dann über Hals, Nacken und Schultern, Herz- und Bauchraum, den mittleren und unteren

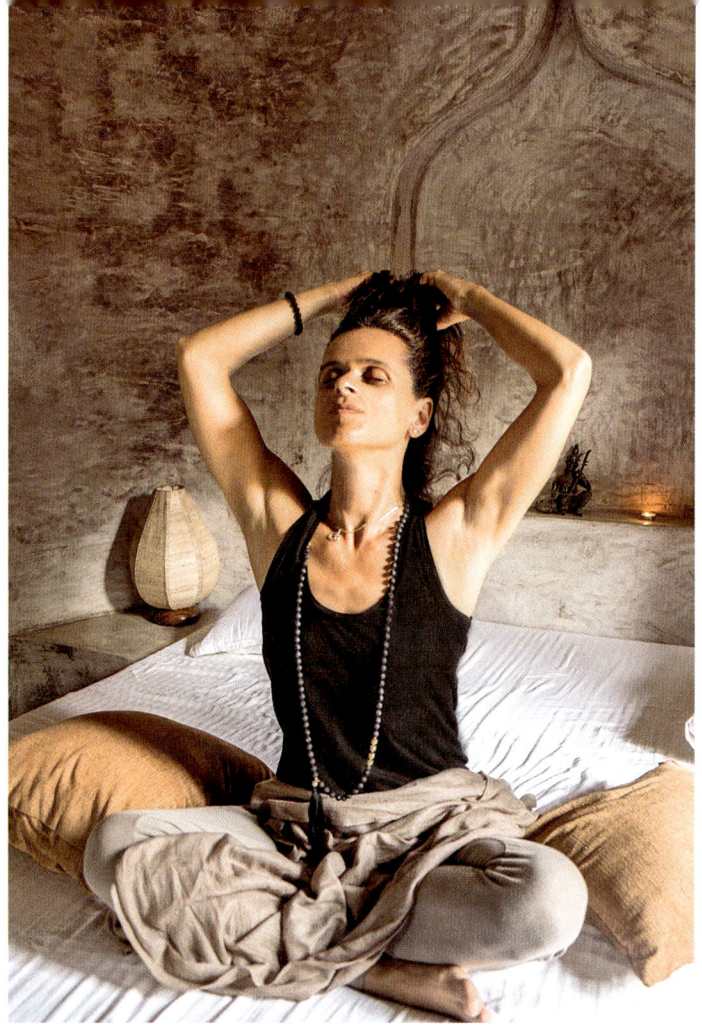

Rücken bis zum Kreuzbein und vom Becken über die Beine bis zu den Füßen, wenn möglich auch über die Fußsohlen. Du merkst selbst, wie viele Züge und Zyklen du jeweils brauchst. Gehe dann abwechselnd über deine Arme und Hände.

Spüre, ob es noch etwas an einer Stelle zu klären gibt. Ich persönlich liebe es, noch einmal Gesicht und Haare auszustreichen, die Haare auch auszuschütteln und dann nur noch ganz minimal, kaum spürbar mit den Fingerkuppen über die Arme zu gleiten. Je feiner, desto wirkungsvoller kann das sein. Es ist aber auch eine Frage deines Typs. Falls du merkst, dass es dich eher »wuschelig« macht,

dann versuche es mit festerem Kontakt, evtl. auch mit ein wenig Druck, wie bei einer Massage. Probiere aus, was du brauchst, um deine Energien in Einklang zu bringen. Schüttle am Ende deine Hände gut aus.

Und jetzt kommt's, das Kribbeln auf der Haut, diese wunderbare Wachheit und Lebendigkeit in deinen Zellen. Koste diesen erwachten Zustand aus. Verweile. Setze dann dein Buddha-Lächeln auf und geh »energiegeduscht« in deinen Tag.

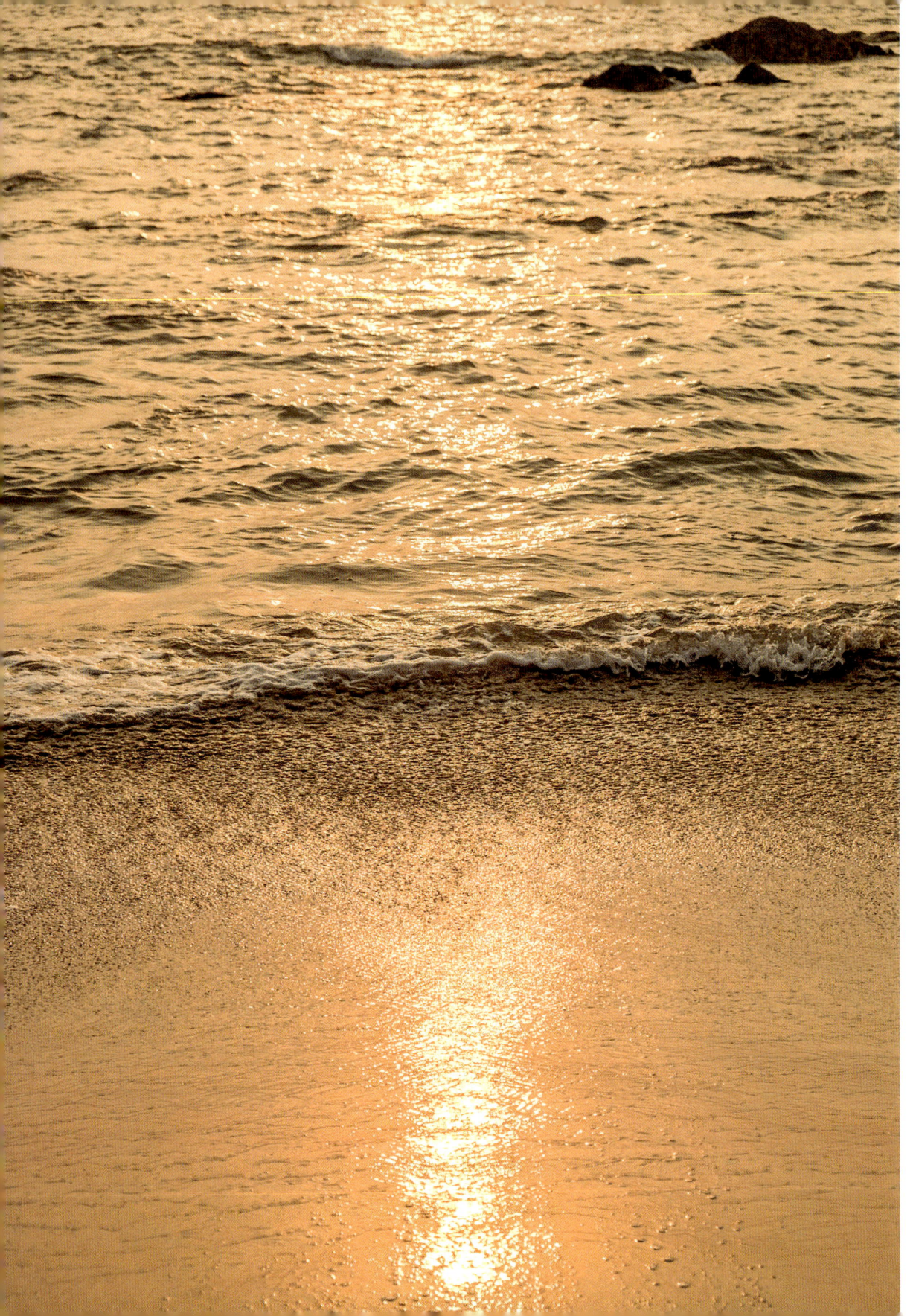

Abfließen – Lichtduschenmeditation

In dieser Meditation nutzen wir die geballte Kraft unserer Vorstellung. Dies entspricht einer tantrischen Tradition, wie sie auch im tibetischen Buddhismus gelehrt wird. Ich selbst durfte diese Meditation Anfang der 1990er-Jahre in einem buddhistischen Kloster in Nepal erlernen und ich empfand sie schon damals als sehr kraftvoll. Sie ist mir inzwischen ans Herz gewachsen und umso mehr freut es mich, dass die Wissenschaft, insbesondere die Gehirnforschung, mittlerweile bestätigt, dass unser Gehirn keinerlei Unterschied erkennt zwischen dem, was wir uns vorstellen, und dem, was wir allgemein als Realität bezeichnen. Für unsere »grauen Zellen« ist beides real.

Womit wir wieder bei der Kraft der Vibration gelandet sind, die wir bereits in den Kapiteln über das OM und das Chanten kennengelernt haben: Alles ist Schwingung, unsere Gedanken ebenso.

Oder wie Pippi Langstrumpf so treffend konstatierte: »Wir machen uns die Welt, wie sie uns gefällt.« Nur sind wir uns dessen in der Regel nicht bewusst. Warum also nicht die Erkenntnis dieser Tatsache nutzen, um uns die Welt, unsere innere Welt zumindest, so auszumalen, wie sie uns mehr entspricht, indem wir uns in ein heilsames Schwingungsfeld katapultieren? Doch was genau hat es mit dieser Lichtduschenmeditation auf sich?

Im Grunde genommen ist es ganz banal: So wie wir unseren Körper unter der Dusche von Staub und Schmutz reinwaschen und uns energetisch erfrischen, so können wir uns auch innerlich abbrausen und aufladen und uns förmlich im Licht baden. Alles, was du für diesen erfrischenden Schnellwaschgang benötigst, ist deine Vorstellungskraft, etwas Ruhe und ungefähr 5-10 Minuten Zeit.

UND SO GEHT'S:

Nimm einen aufrechten Sitz ein, entweder einen gekreuzten Meditations- oder Fersensitz oder auch auf einem Stuhl, mit beiden Füßen auf dem Boden aufgestellt. Gönn dir ein paar tiefe Atemzüge, um deinen Geist zu klären und dich mehr aus deinem Alltagsbewusstsein zu lösen. Mach nun bewusst einen Check deiner aktuellen körperlichen, geistigen und emotionalen Wetterlage. Wo spürst du innere wie äußere Anspannungen und Blockaden und welche Qualität haben sie? Welche Bereiche sind schwer zugänglich und wo ist es durchlässig? Bitte analysiere nicht zu viel und bleib wertfrei. Falls du auf ein bestimmtes Thema gestoßen bist oder dich eine Problematik schon länger beschäftigt, so nimm dies gerne mit in die Meditation.

Verankere dich über deine Beine und dein Becken in das Gefühl von Erdung und Sicherheit. Beginne jetzt einen hellen Lichtstrahl über deiner Kopfkrone zu visualisieren. Welche Farbe hat er, welche Textur? Stell ihn dir so deutlich wie möglich vor. Erlaube diesem gleißenden Lichtstrahl, sich aus den Höhen des Universums über deinen ganzen Körper zu ergießen: ganz langsam von der Kopfkrone über den Kopf, Nacken, die Schultern, den Rücken und Oberkörper bis zum Becken, den Beinen und Füßen. Spüre einen weich-samtigen Wasserfall über deinen Körper strömen, der alle äußeren Spannungen auflöst und allmählich abfließen lässt.

Lass in deiner Imagination mit jeder Ausatmung graue Nebelschwaden aus den Poren deiner Haut evaporieren und in den Boden hineinrieseln. Dieser Nebel symbolisiert Ungereimtheiten, Knoten, Hindernisse, Zweifel, Ängste, Unsicherheiten, all das, was in deinem Unter- und Unbewussten vor sich hin schwelt. Wenn du schon länger an einem Thema kaust, dann lass dieses sich in Nebel ver-

wandeln. Mit jedem Ausatemzug darfst du alles Belastende in die Erde strömen lassen. Mit jeder Einatmung erlaubst du dem klaren, hellen Licht, den Nebel wegzuspülen und dich innerlich zu durchfluten. Atemzug für Atemzug sickert dieses kosmische Licht von der Kopfkrone in deinen gesamten Körper hinein: Dein Gesicht erstrahlt im Licht, dein Hals, dein Brust- und Herzraum, deine Arme und Hände, dein Bauch mit all seinen Organen, dein Unterleib, deine Ober- und Unterschenkel, deine Füße: Allmählich erstrahlt dein gesamter Körper von innen. Jede Faser, jede Zelle ist in Licht getränkt und saugt wie ein Schwamm alles Klare, Helle, Erhebende auf. Dein gesamtes Wesen ist erfüllt von einem weichen Glühen. Bade dich, so lange du möchtest, in diesem Licht und lass es durch jede Pore deiner Haut in die Welt hinausscheinen.

Ja, du darfst in deinem Licht erstrahlen, und ja, du darfst dich in diesem Glanz präsentieren. Es gibt schon viel zu viel miesepetrige Wetterlagen und du musst nicht alles ewig mit dir herumschleppen. Transformiere und hebe dein Energiefeld an, um die Welt mit deinem Leuchten zu beglücken. Dein Gehirn jedenfalls nimmt das für bare Münze, selbst wenn dein Verstand es dir nicht abnimmt. Für den Zeitraum der Visualisation bist du in Licht gehüllt und dein Gehirn kreiert neue Verbindungen zu dieser »ein-gebildeten« Realität. Und alles, was wir lange genug wiederholen, wird sich auf die eine oder andere Art in uns festigen und manifestieren.

Be the Light.

Auftanken – Prana-Tankstelle Atem

Die Energie-Tankstelle Nummer eins – du kannst es erraten – ist unser Atem. Er begleitet uns durchs Leben und ohne ihn sind wir im wahrsten Sinne des Wortes aufgeschmissen. Zum Glück atmet unser Körper von alleine. Diesen Job übernimmt netterweise unser autonomes Nervensystem. Wir brauchen also nichts zu tun. Allerdings nehmen wir im Alltag das Potenzial eines jeden Atemzuges viel zu wenig wahr.

*Jeder Atemzug ist eine
Zelebrierung des Lebens:
Wir nehmen auf und geben ab,
im konstanten Austausch
mit der Außenwelt.*

Die alten Yogis erkannten im Atem den Schlüssel zum Leben. Sie waren der Ansicht, dass jedes Lebewesen und natürlich auch jeder Mensch bei seiner Geburt eine gewisse Anzahl von Atemzügen auf seinem Lebenskonto gutgeschrieben bekommt. Sobald dieses Kontingent verbraucht ist, ist das jeweilige Leben vorbei. Das könnte man als Schicksal oder *Karma* bezeichnen: So hat der eine mehr, der andere weniger (Millionen) Atemzüge in die Wiege gelegt bekommen. Lass uns das mal kurz hochrechnen. Wenn wir im Erwachsenenalter im Schnitt täglich 12-18 Atemzüge pro Minute nehmen, dann kommen wir ganz flink auf ca. 21 000 pro Tag. Pro Jahr ergibt das 7 665 000, also schon siebeneinhalb Millionen. Wenn du 80 Jahre alt wirst, dann brauchst du etwa 600 Millionen (= 613 200 000) Atemzüge. Schon eine beachtliche Menge.

Da sich die Yogis und Rishis damit wohl nicht zufriedengaben, kamen sie auf die clevere Idee, mit ihrem Prana-Konto vernünftig hauszuhalten. So entwickelten sie Techniken, um den Atem und damit Prana auszudehnen und zu lenken und so ihre Lebensspanne zu verlängern. Sie reizten jeden Atemzug aus und experimentierten mit Möglichkeiten, den Atem für längere Phasen anzuhalten. Ein ungeübter Mensch schafft das meist nicht mehr als 1-2 Minuten. Apnoetaucher können im Vergleich dazu extrem lange ohne Atem auskommen. Der Weltrekord liegt momentan wohl bei 11 Minuten und 35 Sekunden.

Was diesbezüglich bei den Yogis in den Höhen des Himalaya geschah und hoffentlich immer noch geschieht, werden wir vielleicht nie erfahren. Und darum geht es hier auch nicht wirklich. Aber wäre es nicht klug, dem Atem mehr Aufmerksamkeit zu schenken und dieses Geschenk zu ehren, indem wir es voll ausschöpfen? Dafür braucht es gar nicht so viel. Bereits der »Yogische Atem« kann uns wunderbar mit Sauerstoff versorgen und unser Nervensystem beruhigen. Das Beste ist, wir müssen ihn nicht neu erlernen, denn es handelt sich hierbei um den Atemfluss, mit dem wir als gesunde Babys auf die Welt gekommen sind: weit und das gesamte Atemvolumen nutzend, eine rhythmisch ineinanderfließende Zwerchfell-, Brust- und Schlüsselbeinatmung - voll und tief ein und lang und vollständig aus. Und dabei ganz weich wie eine Meereswoge, die sich bis zu ihrem Höhepunkt aufbäumt, bricht und anschließend wieder zurückzieht. Ein müheloser Akt, der die Organe des Körpers im steten Rhythmus massiert und belebt. Der Yogische Atem ist also nichts anderes als unser natürlicher Atem, den wir uns zurückerobern.

Das Yogische Atemritual

1. Platziere deine Hände um den Nabel herum, sodass die Daumen die untersten Rippen noch berühren. Atme Richtung Hände ein und beobachte, wie sich die Bauchdecke anhebt und die Finger auseinanderdriften. Zieh für die Ausatmung die Rippen Richtung Nabelzentrum und den unteren Bauch an die Wirbesäule heran, um die gesamte verbrauchte Luft aktiv auszustoßen. Das ist die Zwerchfellatmung.

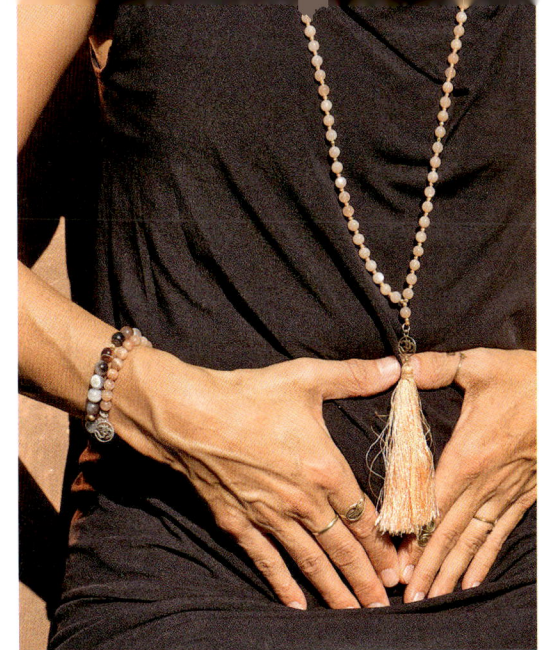

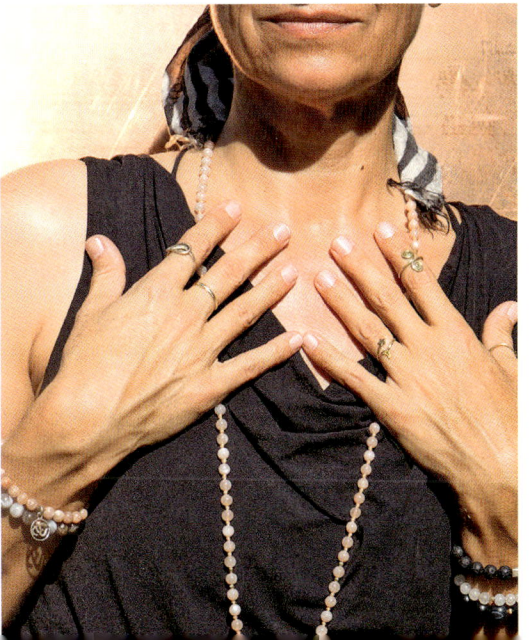

2. Nimm jetzt die Handrücken bequem an die seitlichen Rippen, etwa auf Brusthöhe. Atme ein und weite die Rippen zur Seite. Atme aus und zieh sie sanft wieder zurück. Das ist die Brustatmung.

3. Leg nun die Hände über die Brust, sodass die Fingerspitzen die Schlüsselbeine berühren. Atme in die oberste Lungenspitze, sodass sich die Schlüsselbeine heben. Ausatmend sinken sie wieder zurück. Das ist die Schlüsselbeinatmung.

Lass im letzten Schritt die rechte Hand zurück zum Bauchraum rutschen, während die linke am Herzraum verweilt. Kombiniere

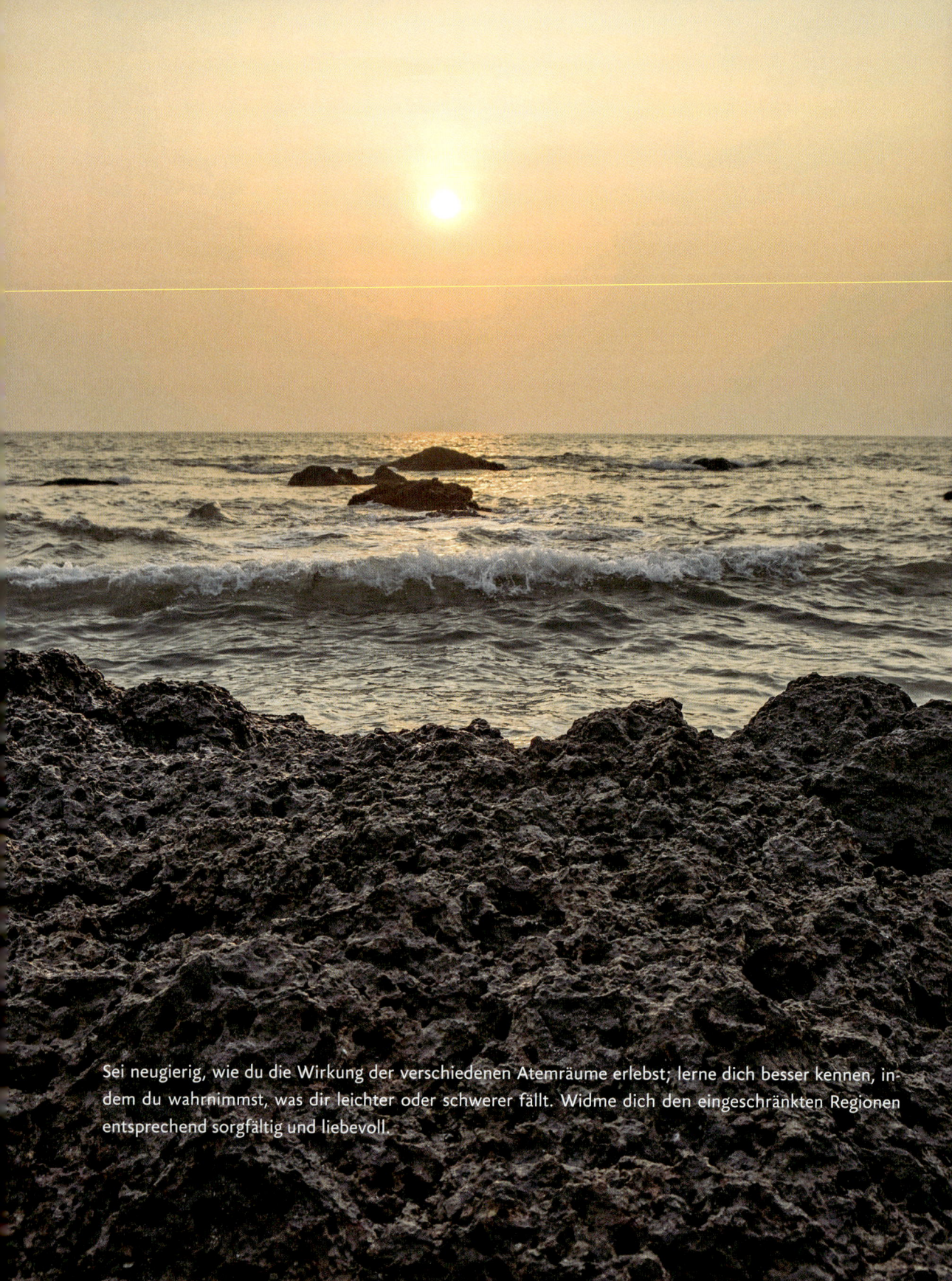

Sei neugierig, wie du die Wirkung der verschiedenen Atemräume erlebst; lerne dich besser kennen, indem du wahrnimmst, was dir leichter oder schwerer fällt. Widme dich den eingeschränkten Regionen entsprechend sorgfältig und liebevoll.

nun diese drei Bereiche in weichen Übergängen zu einem harmonischen Fluss von Anfüllen und Leerwerden. Atme so gleichmäßig und mühelos wie möglich vom Bauchraum nach oben bis zum oberen Gaumen ein und von unten nach oben aus. Lass den Atem geschehen. Lass dir Zeit, deinen Rhythmus zu finden und immer wieder neu zu justieren. Bemerkst du, wie sich mehr und mehr Entspannung in dir ausbreitet?

Nimm die kurze Atempause,
das Kumbhaka, wahr.
Hier sitzt die Stille zwischen
den Wogen, der Ozean
des kosmischen Bewusstseins
(Shiva), auf dem die Wellen
des Lebens (Shakti) tanzen.

Mein Tipp:
Expandiere deine Lungenkapazität und regeneriere blitzschnell in der Rückenlage mit Blöcken, Bolster oder gerollter Decke unter dem Herzraum. Beobachte, in welcher Körperregion dein Atem freier fließt, und gleiche entsprechend aus.

UND SO GEHT'S ALS ATEMMEDITATION:

Aktiviere am Ende der Ausatmung ein leichtes Mula Bandha (Beckenboden-Verschluss), indem du den Beckenboden einen Hauch nach innen und oben saugst. Atme für den vollen Genuss deines Atems im sanften Ujjayi und fülle neben dem Bauch- und Brustraum auch die Nieren- und Rü-

ckenregion. Der Einatem ist ein empfangender Prozess. Bleib weich und erlaube dem Atem, als *Prana Vayu* einzuströmen und das damit einhergehende natürliche Gefühl von Ausdehnung. Lenke den Atem nach innen und unten Richtung Becken. Nimm am Ende der Einatmung die natürliche Pause wahr.

Initiiere den Prozess der Ausatmung, indem du das Mula Bandha löst. Fahre mit der langsamen Ausatmung durch die verengte Stimmritze fort. Der Brustkorb sinkt ab und bewegt sich Richtung Körper-Mittellinie. Die Ausatmung wird mit *Apana Vayu* assoziiert, dem nach unten strömenden Energiefluss. Es entsteht ein natürliches Gefühl von Erdung. Gleiche die polaren Energieflüsse aus, indem du den Ausatem nach oben entweichen lässt. Behalte dabei deinen Fokus in Bauchnabelnähe.

Bleibe vorsichtiger Beobachter deiner Ein- und Ausatmung. Gestalte den Ausatem geführt, langsam und sanft. Irgendwann lassen sich die Ausatmung, die Atempausen und, wer weiß, vielleicht sogar deine Lebenszeit ganz organisch in die Länge ziehen. Forciere niemals. Dein Herzrhythmus und dein Nervensystem sollten stets langsam und gleichmäßig sein. Spürst du, wie sich zunehmend mehr Fokus und Raum einstellt und wie sich dein Empfinden von Zeit transformiert oder gar aufhebt?

Ob wir dadurch nun länger leben oder nicht, ist egal, die Qualität unseres Lebens hingegen nicht. Und wer wünscht sich nicht sehnlichst mehr Geistesruhe, innere Weite und ein Fünkchen Zeitlosigkeit? Was wäre, wenn dein gesamtes Leben eine Art Atemmeditation wäre? Bis dahin darfst du dich in deinen Yoga-Ritualen zumindest regelmäßig ausruhen, rückverbinden und regenerieren.

Anuloma Viloma –
Atemwelle-Ritual

Ein wunderbares Ritual, um sehr schnell zu entspannen und deine Atemkapazität auszuschöpfen, ist *Anuloma Viloma,* was in einigen Yoga-Stilen die Wechselatmung *(Nadi Shodana)* bezeichnet. In der Traditionslinie meines Lehrers, der *Kaivalyadhama,* bedeutet Anuloma Viloma, einen Atemzug in drei Etappen zu unterteilen, um die Atemfülle sowie auch die Pause dazwischen zu erkunden und zu erweitern. Wie beim vollen Yogischen Atem beatmest du schrittweise die drei Atemräume, hältst aber bei jeder Stufe kurz inne. Dies kann dich insbesondere unterstützen, wenn dir ein Atemmuster schwerfällt, du z. B. eher flach einatmest oder *vice versa* nicht vollständig ausatmen kannst. Es schenkt dir Ausgleich und ein tiefes Loslassen und du wirst dir deines Potenzials bewusster.

Du kannst es im Sitzen oder auch komfortabel im Liegen empfangen. Dann am besten mit einem Kissen unter dem Kopf oder sogar einem Bolster unter der Wirbelsäule. Dein Kopf sollte höher positioniert sein als dein Herz und dein Körper sollte sich nicht anstrengen müssen.

Atme ein, atme aus,
tanke auf, gib ab.

UND SO GEHT'S:

Beginne in den Bauchraum einzuatmen und halte einen Moment inne. Das heißt, du setzt ein klares Kumbhaka, eine kurze Atempause. Atme im nächsten Schritt in den Brustkorb ein und setze auch hier wieder eine Pause. Fülle anschließend die Lungenspitze in der Schlüsselbeinregion, halte inne und lass dann den Ausatem in einer flüssigen Welle vollständig entweichen.

Mit dem gleichen Muster kannst du auch beim Ausatmen spielen. In drei Stufen mit kleinen Pausen aus und in einem vollen Zug ein. Auch hier geht der Weg von unten nach oben: Die Bauchdecke zieht zurück und drückt Kohlendioxid nach außen. Nach dem Innehalten sinkt der Brustkorb weich nach innen und nach einer erneuten Pause entleert sich die oberste Lungenpartie in einem Gefühl von Hingabe. Nach dem Kumbhaka öffnet sich der Körper von unten nach oben und saugt in einem Zug einen erfrischenden Einatem ein und komplettiert den Zyklus.

Achte darauf, dass die Atemräume die gleiche Atemlänge haben: Du kannst z. B. auf drei Sekunden den Bauchraum, dann auf drei Sekunden den Brustkorb und am Ende auf drei Sekunden den Hals füllen. Die Pause dazwischen ist kurz, aber deutlich. Ich empfehle dir, in den Atempausen einen kleinen Teelöffel Luft auszuatmen, um den Druck zu verringern und in eine eher wellenförmige Atmung zu finden. Gestalte die Atemlänge deiner Kapazität entsprechend. Es geht nicht um einen Wettbewerb, sondern darum, deine Grenzen auszuloten und sanft auszutarieren. Das kann je nach Tagesverfassung sehr unterschiedlich ausfallen. Lass also jegliche Gedanken an Linearität von dir abfallen und erlaube den Atemwellen, dich in einen köstlichen Zustand von tiefem Frieden zu führen. Das mag am Anfang etwas anspruchsvoll sein, Übung schadet nicht.

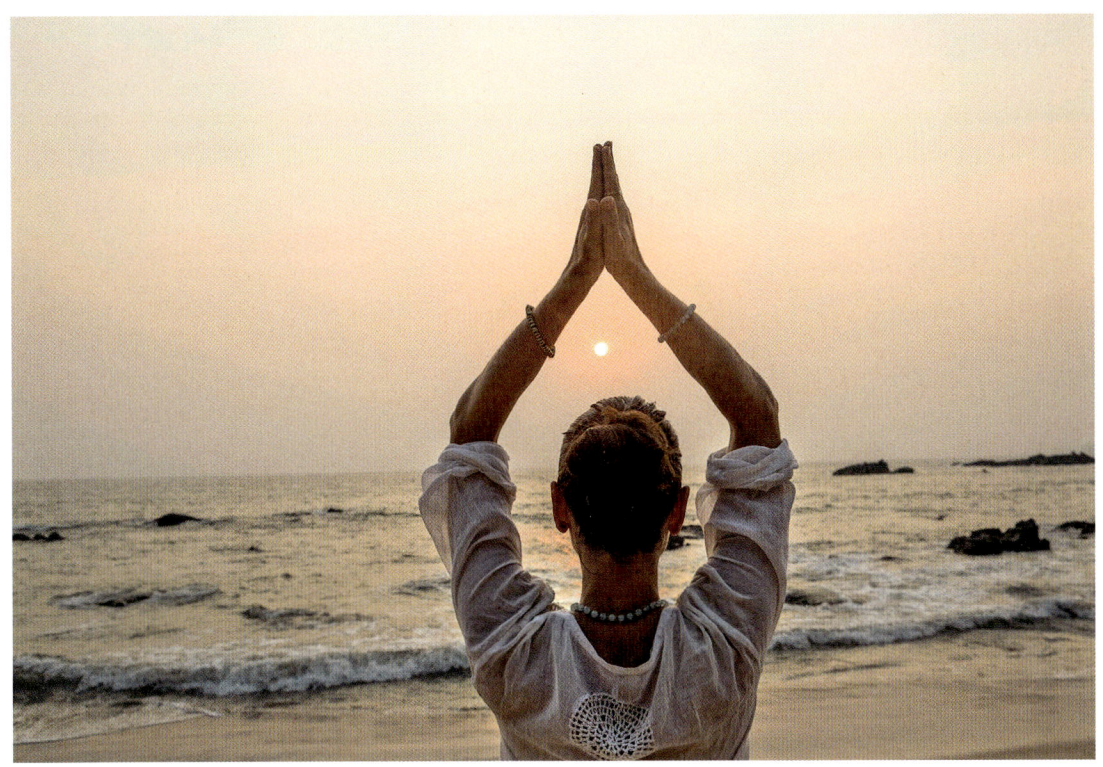

Schau mal, was dir leichter fällt: auf drei Etappen ein- oder auf drei Etappen auszuatmen. Es kann dir Aufschluss darüber geben, welche Tendenzen in deinem Leben ausgeprägter sind und wo du ggf. Ausgleich schaffen kannst. Verschließe ich mich vor dem Leben? Will ich es nicht in seiner vollen Prägnanz und Lebendigkeit reinlassen? Oder habe ich Angst vor dem Loslassen? Davor, zu wenig zu bekommen? Fürchte ich die Leere, die Stille, das Nichts? Ich glaube, wir alle haben verlernt, das Pulsieren des Lebens in seiner vollen Bedeutung anzunehmen, so wie es ist – ein Geben und Nehmen, Aufnehmen und Freilassen. Das Wechselspiel von Expansion und Kontraktion, von Fülle und Leere, und letztendlich von der Tatsache, dass wir nichts festhalten können, sondern uns schlichtweg dem Strom des Lebens überlassen dürfen. Der Atem zeigt uns dies so deutlich, welch wunderbarer »Guru«, immer da, ganz nah!

Mein Tipp: Schraube die Länge der unterbrochenen Atemzüge zurück, wenn du merkst, dass dein Körper heiß wird, du nach Atem ringst oder dich durch den Druck verspannst. Wechsle kurz in den Yogischen Atem und gib dich erneut ein paar Runden Anuloma Viloma hin. Du kannst nach jeder Atemwelle auch einen natürlichen Atemzug dazwischenpflanzen. So wird es wunderbar leicht und nährend.

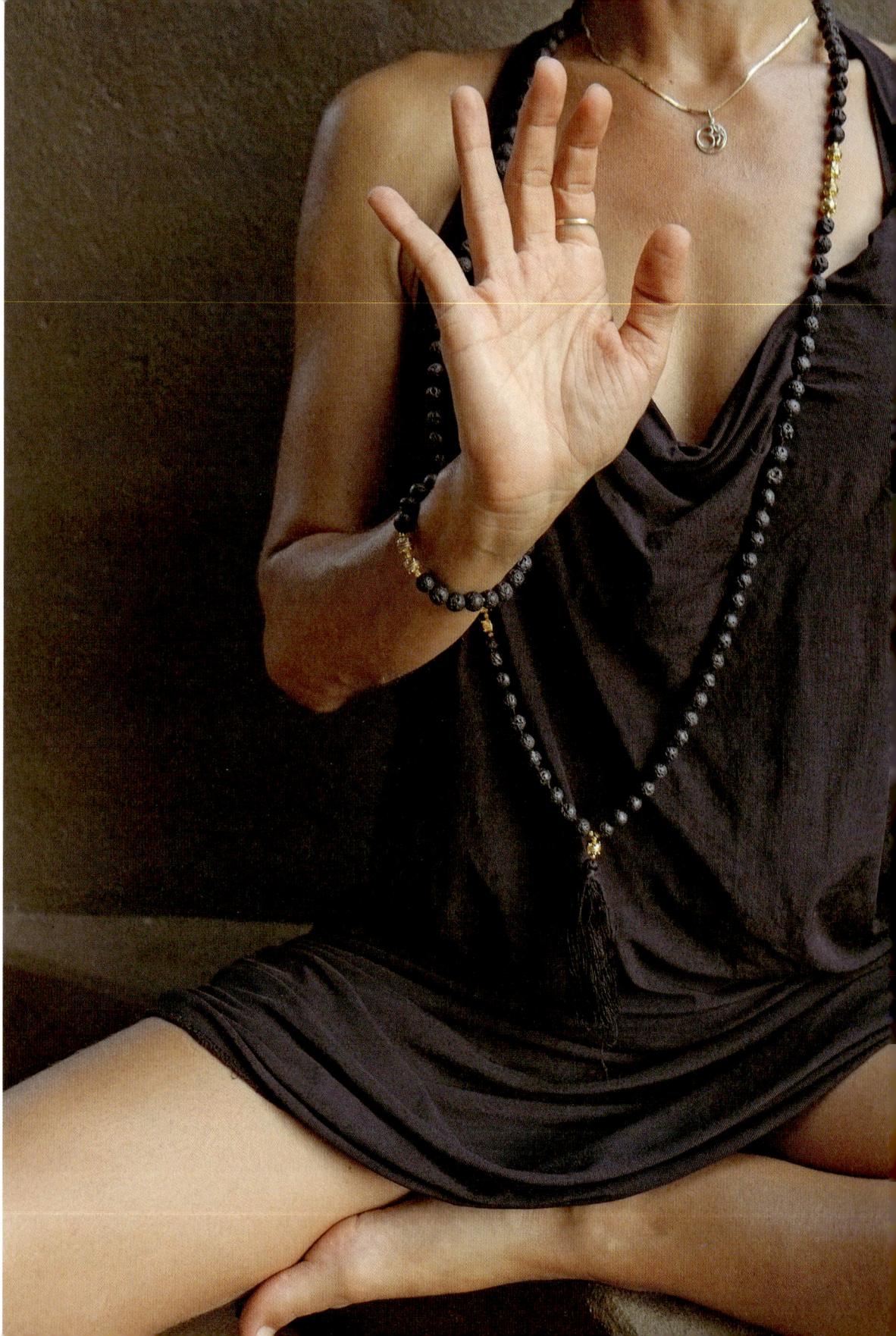

Verbinden – Mit Mudras Energieströme schließen

Wenn wir von Mudras sprechen, dann denken wir in erster Linie an die Handgesten im Yoga. Für uns Menschen scheint es etwas ganz Natürliches zu sein, mit den eigenen Fingern Energiekreisläufe zu schließen. Wenn wir uns konzentrieren wollen, legen wir intuitiv Daumen, Zeige- und Mittelfinger in der Denkerpose an Stirn und Schläfen. Hand-Mudras sind also auch in unseren Kulturkreisen bekannt und beliebt, zum Beispiel bei unserer früheren Bundeskanzlerin, die häufig in *Hakini-Mudra*, welches im deutschsprachigen Raum als Merkel-Raute bezeichnet wird, zu sehen war. Dieses spezifische Siegel fördert ein besseres Gedächtnis, Kreativität und Intuition. Als Yoga-Klassiker steht es für die Göttin Hakini, welche über das Ajna-Chakra, dem Dritten Auge und damit der Gottverwirklichung wacht. Das kann sicherlich nicht schaden, finde ich. Es gibt aber noch weitere, weniger bekannte Formen von Mudras, die mit der Zunge, den Augen oder dem ganzen Körper ausgeführt werden. In diesem Abschnitt widmen wir uns einigen ausgewählten Handgesten, die in erster Linie unsere innere Herzenskraft fördern und uns für den Fluss des Lebens öffnen. Betrachte Mudras als Achtsamkeits-Rituale, die du jederzeit einbauen kannst. Die Verbindung der Finger und Hände verankern dich flink im Hier und Jetzt. Lass die Mudra-Magie mit ihrer jeweiligen Symbolladung gerne in deinem Alltag wie in deiner Asana-Praxis auf dich wirken, zum Beispiel in Standstellungen wie dem Berg und den Kriegern oder im Fersensitz.

Abhaya-Mudra – »Alles ist gut«-Ritual

Abhaya bedeutet »furchtlos« und ist eine äußerst beliebte heilige Handgeste hinduistischer und buddhistischer Gottheiten. Es symbolisiert Schutz und Sicherheit und schenkt dir ein Gefühl von Frieden und Rückversicherung, insbesondere in herausfordernden Zeiten. Aber es vermittelt auch anderen Menschen in deiner Nähe, dass alles okay ist, dass sie keine Angst haben brauchen, dass du sie wahrnimmst und nach ihnen schaust.

Mein langjähriger Mentor Emahó betont immer wieder, dass unsere Hände unser Herz repräsentieren und mehr über uns aussagen als unsere Mimik. Mit dieser Mudra lässt du andere Lebewesen ganz offen in dein Herz blicken. Du hast alle Waffen niedergelegt und offenbarst dich in deiner Verletzlichkeit und wohlwollenden Absicht. Es ist ein ganz natürlicher Reflex, so wie beim lapidaren Gruß »Hey, hallo«, und gerade aufgrund dieser Universalität sehr machtvoll.

Heb die rechte Hand körpernah etwa auf Schulterhöhe und dreh die Handfläche nach vorne. Lege die linke Hand in den Schoß mit der Handfläche nach oben, wie es bei vielen Buddha-Statuen zu sehen ist. Schließ deine Augen und erwache langsam in deiner rechten Handinnenfläche. Spürst du dort ein sanftes Pulsieren? Das ist dein Hand-Chakra, ein großes Energiezentrum, welches zu vibrieren beginnt. Fantastisch, oder?

Wenn du einen Schritt weiter gehen möchtest, visualisiere aus dem Herzen deiner Hand einen Lichtstrahl. Diesen kannst du jemandem in deiner Nähe senden, Kindern oder jemandem, der Angst empfindet und etwas Beruhigung und Zuversicht gebrauchen kann.

Es ist ein heiliger Akt des Segnens, und alles, was du dafür benötigst, ist deine Aufrichtigkeit und echte Güte. Sei aber auch großzügig mit dir und segne dich regelmäßig selbst mit Abhaya-Mudra. Für den maximalen Effekt bis zu 30 Minuten täglich, aber bereits ein paar Minuten schenken dir Kraft und Zuversicht. Du kannst es mit einem Sankalpa, einer Affirmation oder einem Mantra anreichern.

Sehr nährend und fruchtbar ist es mit den Metta-Meditationsformeln der liebenden Güte:

Chin-Mudra – »Ich bin ganz OM«-Ritual

Die bekannte *Chin-Mudra* eignet sich für die Meditation ganz besonders gut.

UND SO GEHT'S:

Der Nagel des Zeigefingers, der für das individuelle Bewusstsein steht, wird demütig an die Kuppe des Daumens angelegt, der das kosmische Bewusstsein repräsentiert. Die drei ausgestreckten Finger symbolisieren das Zusammenspiel der *Gunas,* der Qualitäten der Natur: *Tamas* (Stagnation, Trägheit), *Rajas* (Dynamik, Bewegung) und *Sattva* (Harmonie, Reinheit). Ist das nicht fantastisch, wie hier die yogische Kosmologie und das Ziel des Yoga, die heilige »OMinöse« Vereinigung, in Miniaturform ganz praktikabel auf den Punkt gebracht sind? Lass diese Dimension mit jeder Chin-Mudra auf dich einwirken, in deine Zellen schmelzen und dich deiner göttlichen Natur näherbringen. So einfach wie genial! Und es gibt noch weitere wundersame Handrituale zum Verbinden, Zentrieren und Aufladen.

Formuliere gerne deine eigenen Affirmationen. Sie sollten stimmig für dich sein.

Möge ich mich beschützt und sicher fühlen.
Möge ich gesund und frei von Leiden sein.
Möge ich glücklich und im Frieden leben.
Möge ich mich lieben, so wie ich bin.
Möge sich mein Leben entfalten und erblühen.

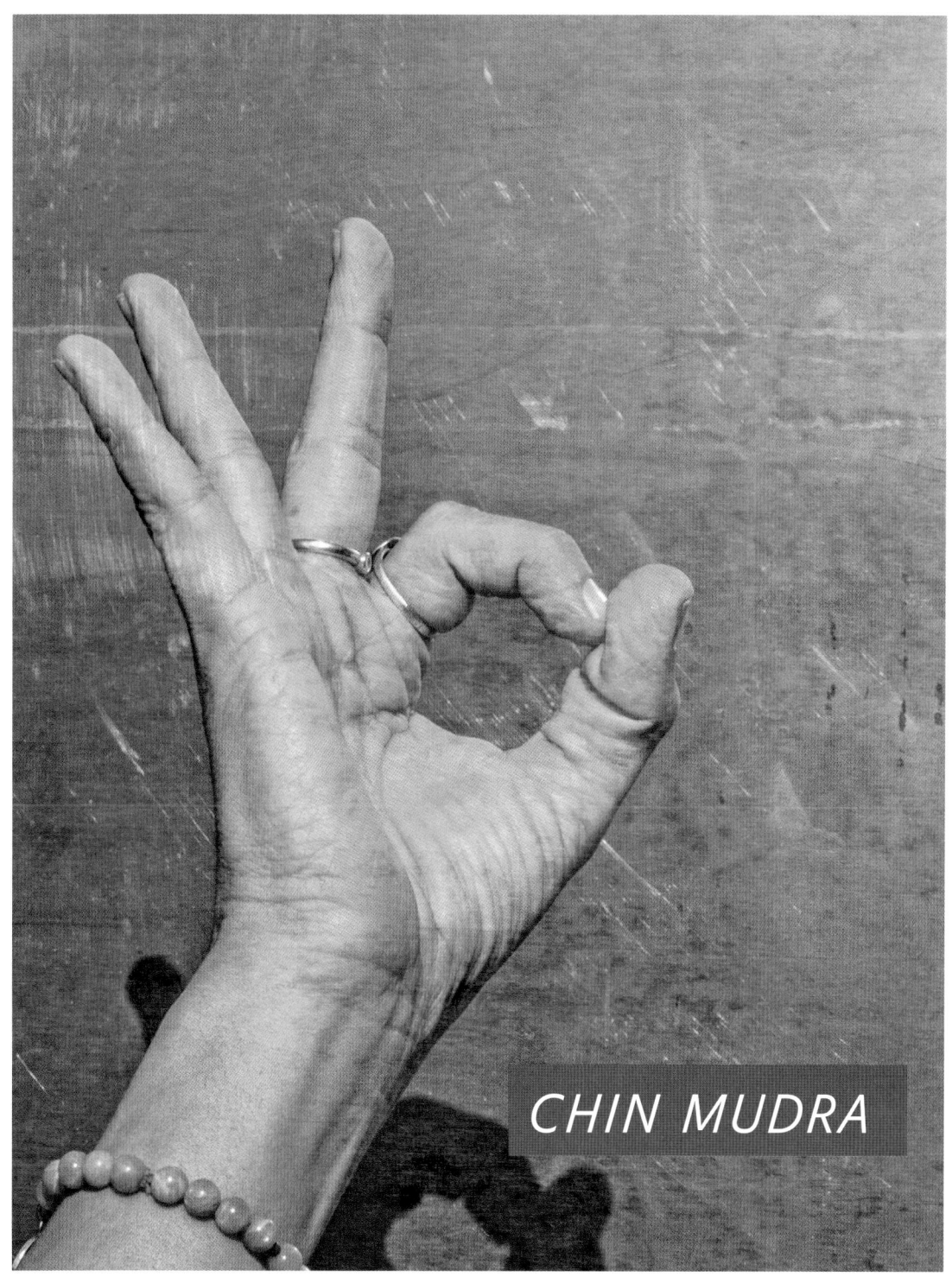

CHIN MUDRA

Anjali-Mudra-Rituale

»Ich grüße Gott«-Ritual

Anjali-Mudra oder auch *Namaskar-Mudra* ist die Yoga-Geste schlechthin. Außerhalb des Yoga-Universums treffen wir es im Alltagsgeschehen des gesamten asiatischen Raums an. Die indische Grußgeste wird dort bei jeder Begegnung mit einem anmutigen leichten Senken des Hauptes kombiniert. Mit dieser würdevollen Verneigung wird zum Ausdruck gebracht, dass wir das Gute im Herzen des Gegenübers sehen. Es symbolisiert die Ehrerbietung vor der intrinsischen göttlichen Natur eines jeden Menschen und Lebewesens und nicht vor dessen jeweiligen Form oder Persönlichkeit. Mit dieser Geste erkennen wir an, dass wir alle Ausdrucksformen des einen Göttlichen sind. So beginnen und beenden wir mit ihr unsere Yogapraxis, um uns zu erinnern, dass wir in unserem tiefsten Kern gut und vollkommen sind.

Im Westen kennt man Anjali-Mudra als christliche Gebetshaltung. Und es macht absolut Sinn, denn im Aneinanderlegen der beiden Handflächen bringen wir ganz automatisch unsere beiden Gehirnhälften und damit eine Vielzahl von Polaritäten zusammen. Wir verbinden unsere verschiedenen Strömungen, auseinanderdriftenden Anteile und inneren Abspaltungen und schließen förmlich Frieden mit unseren eigenen Gegensätzen und Paradoxien. Diese Mudra unterstützt also nicht nur symbolisch das Gebet von Hindus, Buddhisten und Christen, es vereint tatsächlich subtile Energieströme in unserem Körper, Geist- und Seelengebilde. Aber erfahre das doch besser am eigenen Leib, denn nur so kann es seine Wirkung entfalten.

UND SO GEHT'S:

Falte beide Handflächen vor deinem Herzraum. Die Handwurzeln, Außenkanten und Fingerkuppen berühren sich entspannt. In der Mitte bleibt etwas Raum, Raum für eine symbolische Flamme, die für deinen Herzensruf brennt. Atme und verbinde dich. Lenke die Aufmerksamkeit zu den Nasenlöchern und spüre dort den Luftstrom. Nach einer Weile wirst du feststellen, dass sich beide Nasenflügel synchronisieren und gleichmäßig viel Prana empfangen und sich in dir ein Gefühl von Einheit und Zufriedenheit manifestiert.

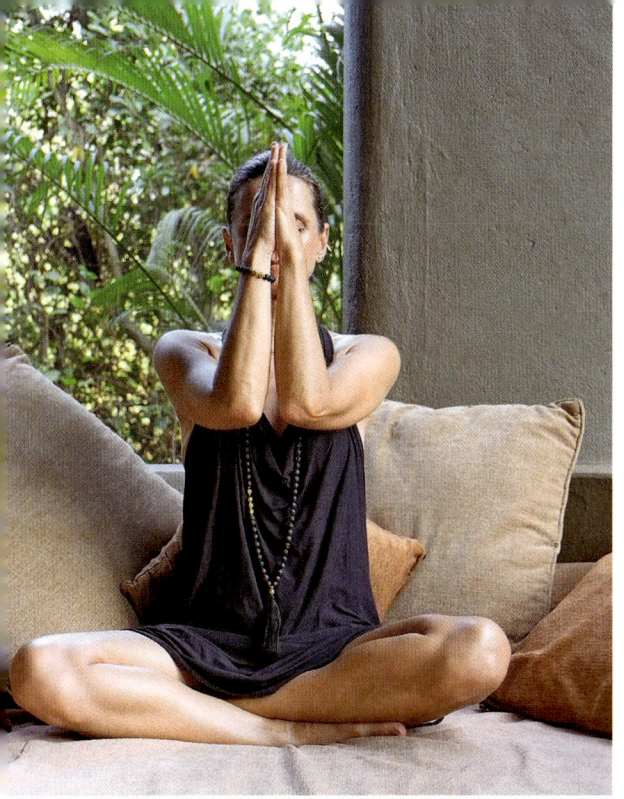
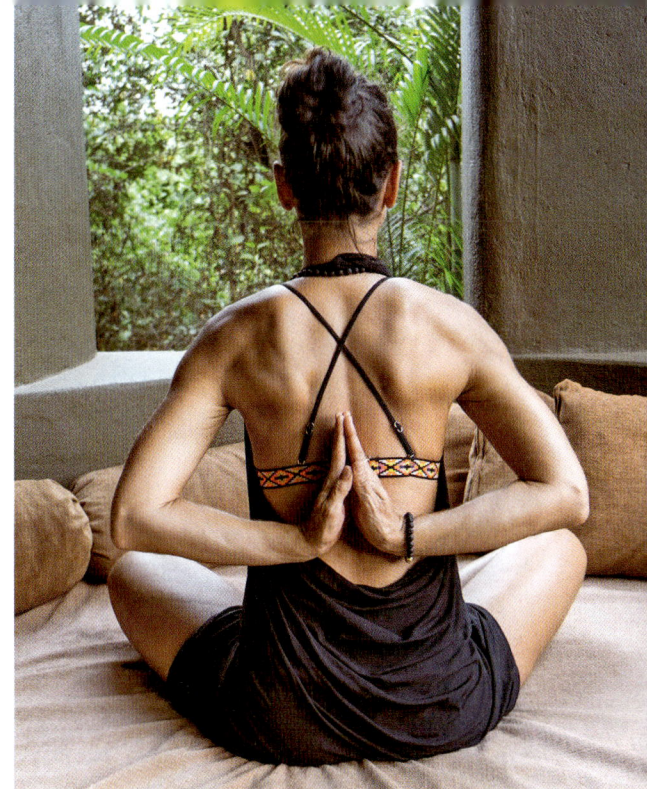

»ICH SEHE GOTT«-RITUAL

Hier dürfen Gegensätze zugunsten einer umfassenderen und weitreichenden Sichtweise verschmelzen.

Hierfür legst du die Daumenkanten in Anjali-Mudra in der Mitte der Stirn an. Dies stimuliert sanft dein Drittes Auge und damit eine größere Perspektive und Vision. Bitte um Eingebung im Feuer der göttlichen Transformation, indem du dich entspannst.

»ICH RUFE GOTT«-RITUAL

Es hat etwas zutiefst Beruhigendes, sich einer größeren Intelligenz anzuvertrauen. Sende mit dieser Geste dein Gebet ins Universum hinaus – im Sitzen, im Stehen oder als Teil eines Sonnengrußes.

Hebe die Arme über den Kopf (siehe Bild Seite 109). Damit demonstrierst du deine Bereitschaft, göttliche Führung zu empfangen.

»ICH VERTRAUE GOTT«-RITUAL

Falte deine Hände in Anjali-Mudra hinter dem Rücken. Die Fingerspitzen zeigen Richtung Schulterblätter. Dies öffnet deine Schultergelenke, die direkten Tore zu deinem Herzen. Atme dort hinein.

ANJALI-FLOW-RITUAL

Sitzend oder stehend: Atme mit Anjali-Mudra vor dem Herzen ein und aus. Lass mit deiner nächsten Einatmung die Arme als große Flügel deiner Herzensenergie über die Seite nach oben schwingen und die Handflächen über dem Kopf zueinanderfinden. Führe mit deiner Ausatmung die Hände entlang der Chakren-Linie über Stirn, Gesicht und Hals zurück zum Herzen und empfange dabei göttliche Inspiration.

Du kannst einen Moment am Dritten Auge und bei den Lippen innehalten, die Berührung spüren und für die angemessenen Schritte und Worte bitten. Für dieses Ritual braucht es noch nicht einmal ein dezidiertes Sankalpa, ein aufrichtiges Herz reicht.

ANJALI-SONNENGRUSS-RITUAL

Im Stehen: Beginne wie zuvor mit den Händen vor dem Herzen. Während du deine Hände von Anjali-Mudra oberhalb der Kopfkrone am Mittelkanal entlang absenkst, nimmst du den gesamten Oberkörper ausatmend in eine Vorbeuge. Lass die Kniekehlen weich und erlaube dem Herzraum, sich Richtung Erde auszuschütten. Pflanze mit deiner Einatmung die Füße kraftvoll in den Boden, um dich mit geradem Rücken aufzurichten. Deine Arme schwingen dabei über die Seiten dem Himmel entgegen. Schließe den Zyklus, indem die gefalteten Hände wieder zum Herzen zurücksinken. Wiederhole diesen Mini-Flow 3-mal, bei Belieben so oft du magst.

Aus dem Schlamm erwächst Schönheit, sie ist unsere wahre Natur.

PADMA-LOTOS-MUDRA

Ich entknospe meinen inneren Reichtum und meine innere Schönheit.

In schlammigen Gewässern geboren, vermag die Lotospflanze über die Oberfläche hinauszuwachsen und sich in ihrer beinahe unfassbaren Schönheit zu entfalten. Sie ist der lebende Beweis für Transformation und Erneuerung und erinnert uns an unser ureigenes Potenzial, aus dem matschigen Untergrund des Un- und Unterbewussten emporzusteigen und zu höchster Reinheit zu erblühen. Aus diesem Grund wird sie in Asien als Sinnbild für Erleuchtung und Wiedergeburt verehrt. Die indische Lotosblume steht auch für Fruchtbarkeit, Fülle, Reichtum, Wissen und Schönheit und ist *Lakshmi*, der Göttin des Wohlstands, zugeordnet. Padma-Mudra öffnet dich für die unerschöpfliche Quelle der universellen Liebe und göttlichen Kraft in dir.

UND SO GEHT'S:

Bringe Handwurzeln, Daumen und kleine Finger vor dem Herzzentrum zusammen und forme einen Kelch, in den sich Reinheit und Fülle deines Herzens ergießen.

LOTOS-MUDRA

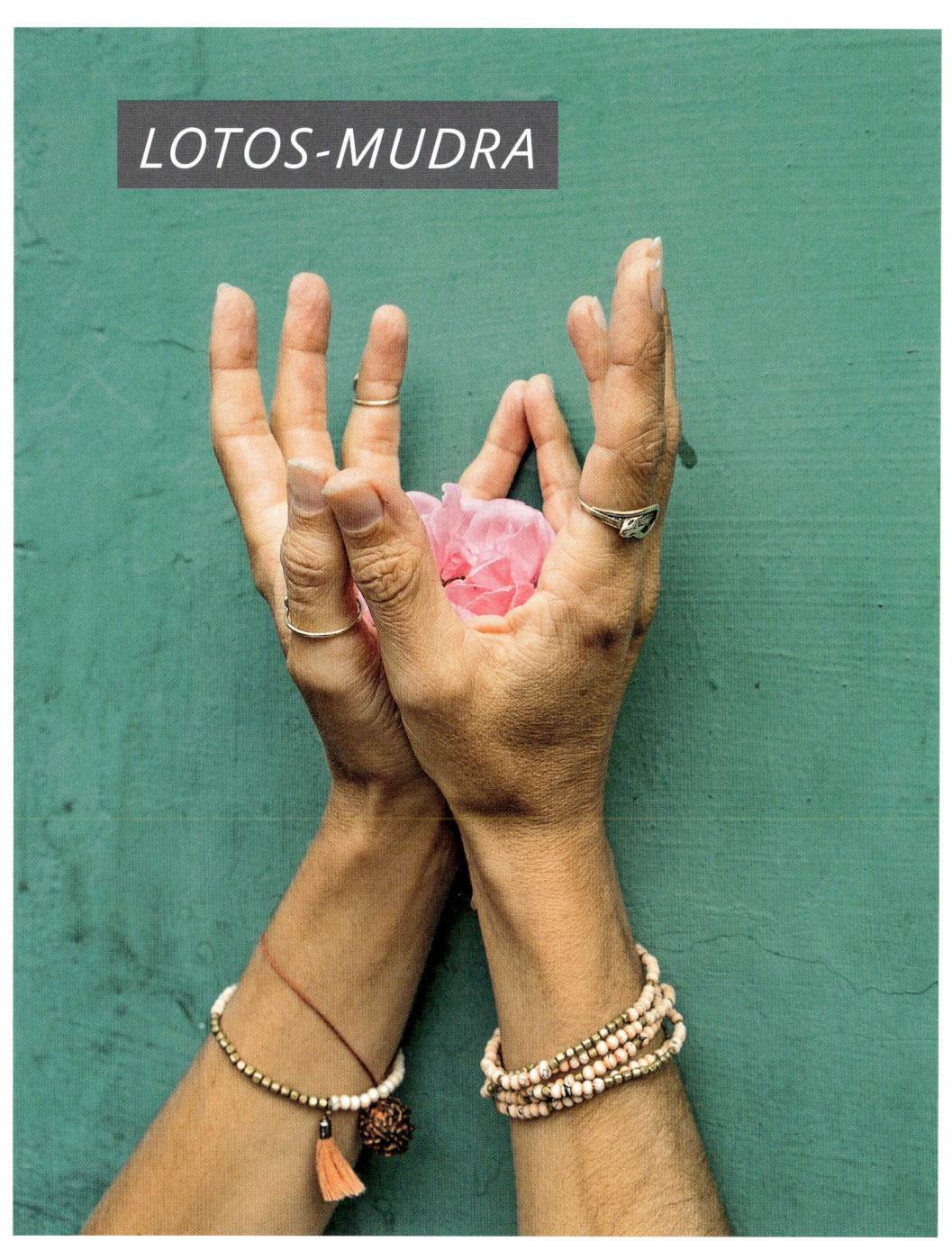

Der Lotos, ein Symbol der Reinheit wie der Fülle

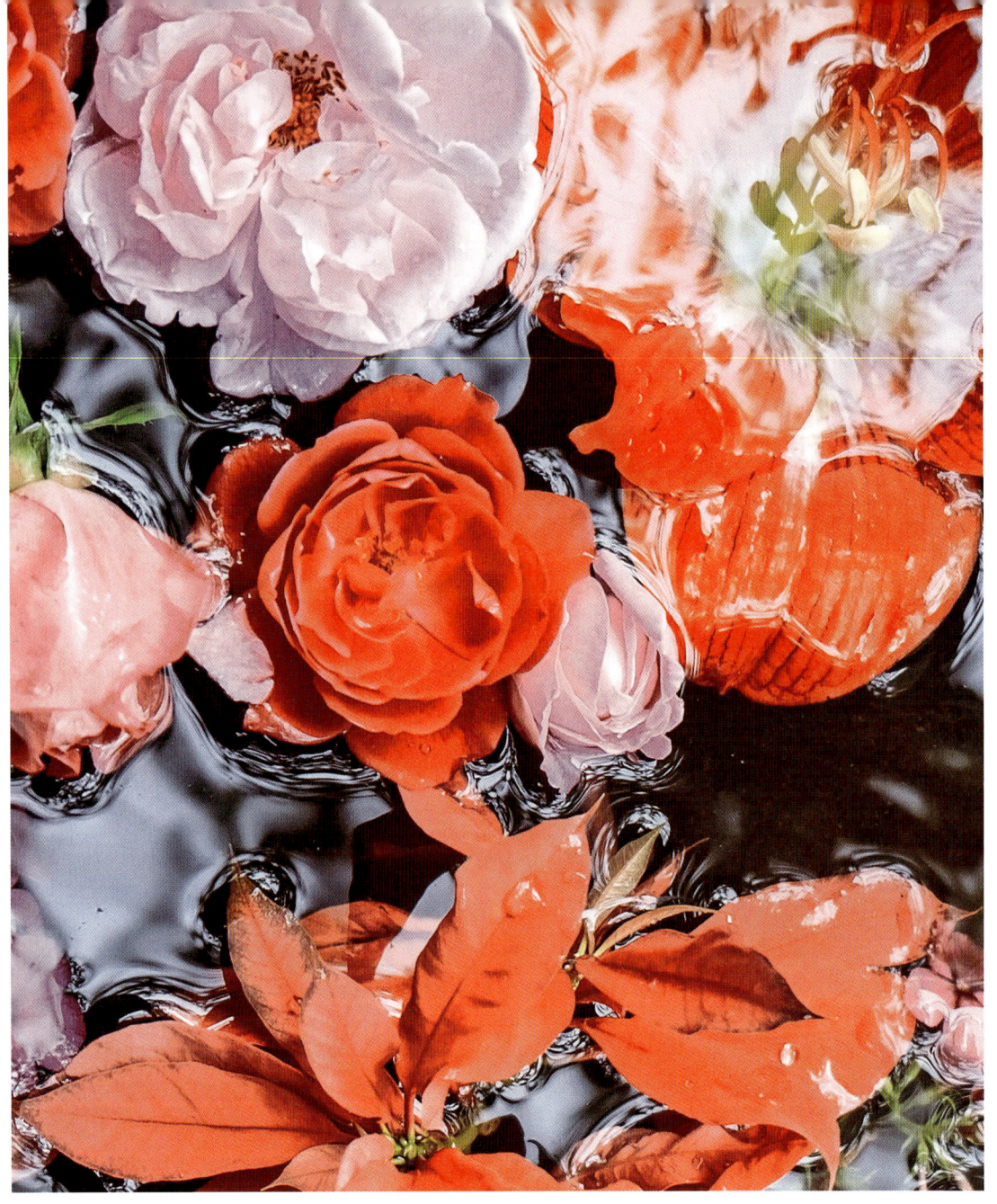

Pushpaputa-Mudra – Blumengabe

Begegne dir, anderen und den Gaben des Lebens mit Offenheit und Akzeptanz. Empfange Liebe und Freude und gib sie freizügig in die Welt. Das Leben ist Fülle, du bist Fülle.

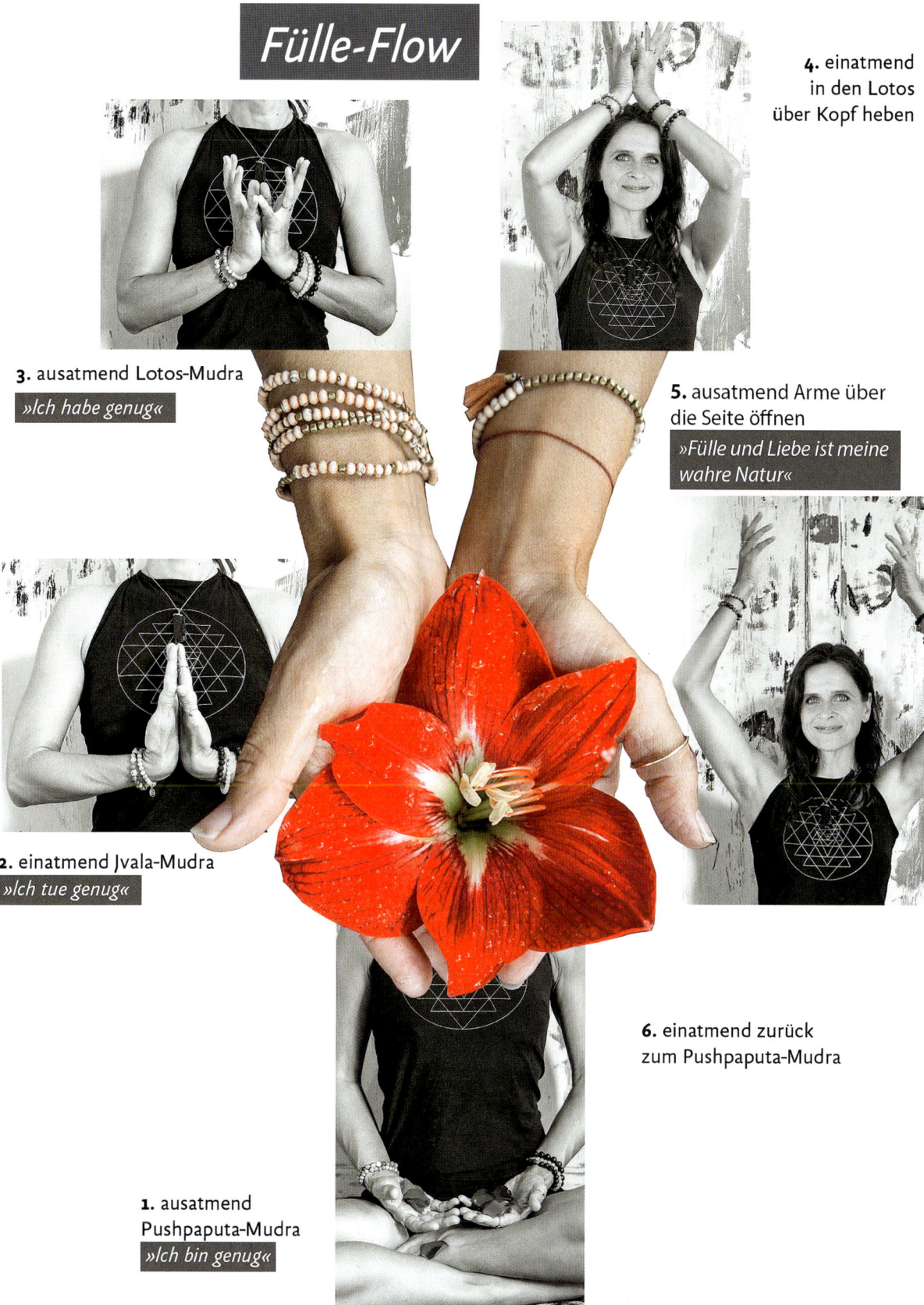

Fülle-Flow

4. einatmend
in den Lotos
über Kopf heben

3. ausatmend Lotos-Mudra
»Ich habe genug«

5. ausatmend Arme über
die Seite öffnen
*»Fülle und Liebe ist meine
wahre Natur«*

2. einatmend Jvala-Mudra
»Ich tue genug«

6. einatmend zurück
zum Pushpaputa-Mudra

1. ausatmend
Pushpaputa-Mudra
»Ich bin genug«

Neustarten –
Reset Yoga Nidra

Yoga Nidra, der yogische Schlaf, ist ein echter Jungbrunnen. Diese von Satyananda Saraswati entwickelte Methode grenzt schon fast an Magie, denn sie führt dich nicht nur schnell, sondern auch äußerst genussvoll in den Zustand von *Tandra,* einer Vorstufe von *Samadhi,* dem yogischen Super-Bewusstsein. In Tandra entspannt sich unsere Psyche derart, dass sie die Kontrollfunktion über Prana aufgibt und die vitale Energie die tieferen Gewebestrukturen unserer Organe zu fluten beginnt. Der subtile pranische Strom durch die Schichten lebenswichtiger Organe erlaubt wiederum unserem Körper, loszulassen und vollkommen zu entspannen. Es tritt ein bewusster Zustand von Ruhe ein, indem wir uns zu Hause und aufgehoben fühlen. Lieben wir nicht alle diesen wunderbar gelösten Zustand, den wir kurz vor dem Einschlafen empfinden?

Ebendieses wohlige und höchst potente Schwellen-Bewusstsein des Alpha-Zustands kultivieren wir im Yoga Nidra. Denn hier werden die Filterprogramme unseres Tagesbewusstseins, die uns daran hindern, unsere Intentionen über die oberflächliche mentale Ebene hinaus einsinken zu lassen, elegant überlistet. So können wir in dieser besonders tiefgründigen, auf tantrischen Schriften basierenden Meditation den Samen unseres Sankalpa direkt in das Unterbewusstsein einpflanzen. Das Schönste ist, dass diese nicht nur für den Geist, sondern auch für den Körper entspannend ist, denn sie wird

bequem im Liegen ausgeführt. Selbstverständlich geht es auch im aufrechten Sitz, aber hey, wer kann schon zu dieser Schlafmeditation Nein sagen?

Mein Tipp: Damit du dich ungestört auf diese heilige Zeit einlassen kannst, ziehe dich in einen separaten Raum zurück und stelle alle Benachrichtigungen und Klingeltöne deines Handys, Computers etc. ab. Am besten setzt du dir einen Timer mit einem angenehmen Klangschalen- oder Vogelgezwitscher-Ton, z. B. auf 22, 33 oder 44 Minuten. Du kannst aber auch gerne die *embrace-life*-Online-Kurs-Datei auf www.dianaschoepplein.com genießen.

UND SO GEHT'S:

Mach es dir gerne in *Shavasana,* der Totenstellung, gemütlich. Vielleicht möchtest du dir ein Bolster unter die Oberschenkel oder Kniekehlen legen, den Kopf auf ein Kissen oder eine Decke betten, die Augen mit einem Augenkissen, Schal oder Handtuch in ein beruhigendes Dunkel hüllen und dich zudecken. Du solltest es warm und komfortabel haben. Lass deine Handflächen nach oben zeigen und achte darauf, dass sich deine Fingerspitzen uneingeschränkt entfalten können.

Nimm den Raum wahr, in dem du dich befindest. Mach dir ein Bild von den Wänden, Fenstern, Möbeln, so detailliert wie möglich. Sieh jetzt deinen Körper, wie er in diesem Raum liegt. Wie liegst du da, was hast du an? Schließe nun die Augen und atme ein paarmal tief ein und mit einem leichten Seufzer aus. Mit jeder Ausatmung erlaubst du dir, mehr bei dir anzukommen und loszulassen. Löse Schicht für Schicht physische, mentale und emo-

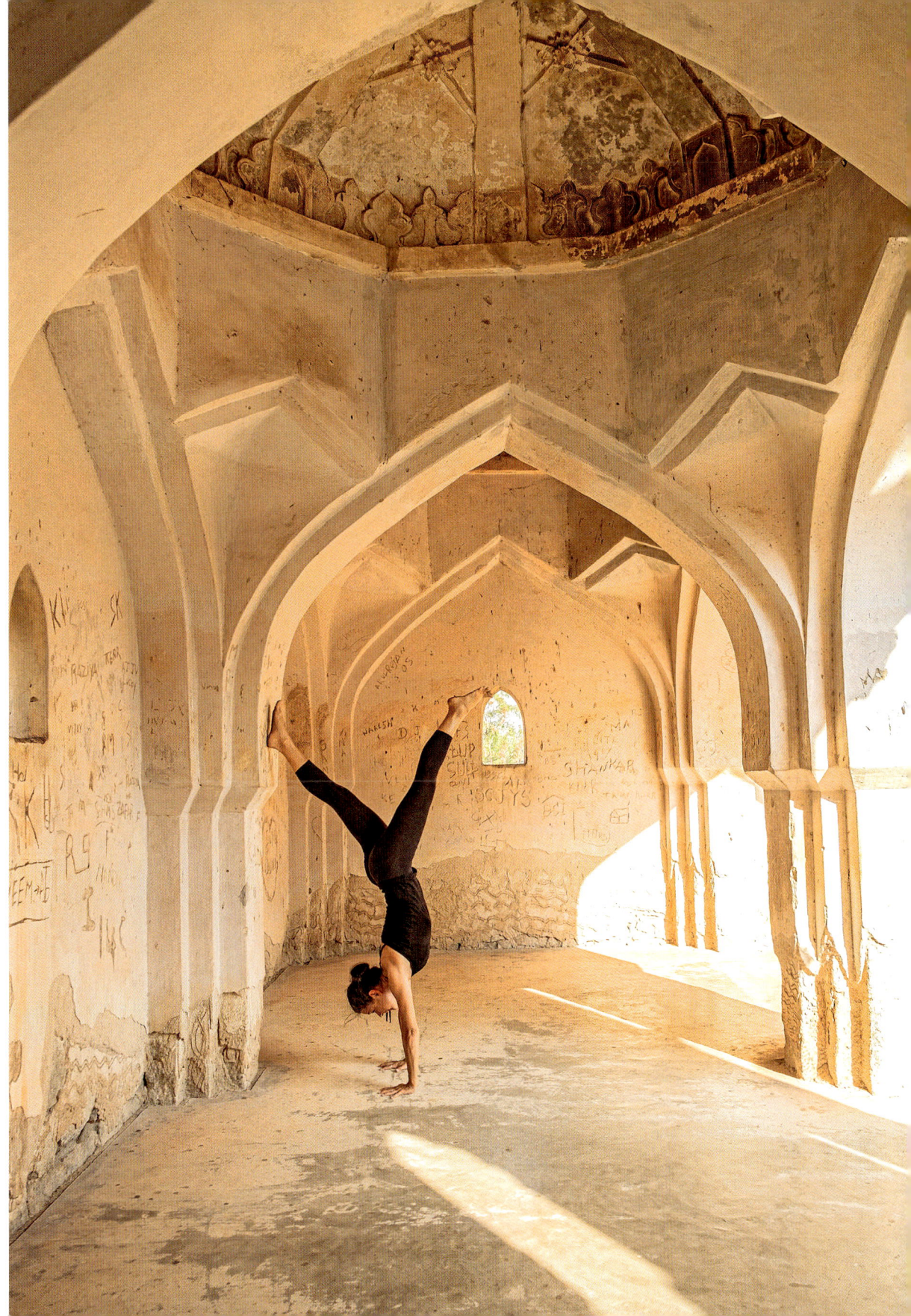

tionale Anspannung aus dem Kiefergelenk, der Zunge, den zahlreichen Muskeln um die Augen herum und hinter der Stirn. Lass deine Schultern in den Boden fließen und deinen Bauchnabel frei. Spüre, wie dein Körper mit jeder Einatmung Lebensenergie aufnimmt und mit jeder Ausatmung abgibt und Raum schafft. Etabliere einen vollständigen natürlichen Atem, bei dem sich deine Bauchdecke und dein Brustkorb rhythmisch heben und senken, mühelos und ohne Anspruch. Atme und lass immer tiefer los.

Nach ein paar Runden bewussten Atmens löst du dich vom Atem und überlässt diesen der Intelligenz deines Körpers. Sage dir innerlich »Jetzt beginnt Yoga Nidra«. Widme dich nun vollkommen deinem Sankalpa, deinem inneren Entschluss. Es ist ein Instrument, das von innen nach außen wirkt. Lass also dein Herz und weniger deinen Verstand sprechen. Falls sich dir bisher kein Herzensruf offenbart hat, dann wähle einen der folgenden aus und passe diesen ggf. für dich an.

Ich schöpfe meine KRAFT aus purer LIEBE.
Ich bin gesund, HEIL und vital.
ich bin im FRIEDEN mit mir und allem, was ist.
Ich liebe und SCHÄTZE mich so, wie ich bin.
Ich bin ein KANAL für göttliche Führung.
Ich VERTRAUE mir und dem Leben.

FÜLLE ist meine wahre NATUR.

Wiederhole deinen Vorsatz 3-mal so kurz und klar wie möglich. Die Worte sollten für dich stimmig sein.

Kreise anschließend mit deiner Aufmerksamkeit zügig durch den Körper, ohne ihn zu bewegen. Beginne am Herzzentrum (Mitte des Brustbeins) einen blau leuchtenden Stern zu visualisieren. Es geht nicht darum, ihn dort wirklich zu spüren, es reicht vollkommen, deine Aufmerksamkeit an dieser Stelle deines Körpers mit diesem inneren Bild für 1-2 Sekunden zu halten und zu den weiteren Körperstellen zu lenken. Lass den Stern jetzt am Halszentrum zwischen den Schlüsselbeinen erstrahlen, dann am Augenbrauen-Punkt und geh dann wieder zurück zu der Kuhle am Hals. Von hier aus zur rechten Schulter, zum Ellenbogen, Handgelenk, Daumen rechts, Zeigefinger, Mittelfinger, Ringfinger, kleinen Finger. Der blaue Stern leuchtet wieder am rechten Handgelenk, Ellenbogen, an der Schulter und schließlich am Halszentrum auf.

Geh von hier aus zur linken Schulter, zum Ellenbogen, Handgelenk, Daumen links, Zeigefinger, Mittelfinger, Ringfinger, kleinen Finger. Dann wandere mit dem blauen Stern wieder zum linken Handgelenk, Ellenbogen, zur Schulter und zurück zum Halszentrum. Lass den Stern am Herzzentrum aufblinken, an der rechten Brust, wieder am Herzzentrum, an der linken Brust und erneut am Herzzentrum.

Von hier aus geht's zum Nabelzentrum, dann zum Sakralbereich. Jetzt zur rechten Hüfte, zum Knie, Fußgelenk, zum rechten großen Zeh, zum zweiten, dritten, vierten und kleinen Zeh, zum rechten

Fußgelenk, Knie, zur Hüfte und zur Mitte der Sakralregion.

Der Stern wandert nun zur linken Hüfte, zum Knie, Fußgelenk, zum linken großen Zeh, zweiten, dritten, vierten und kleinen Zeh, zum linken Fußgelenk, Knie, zur Hüfte und schließlich wieder zum Sakralbereich.

Mit dem blauen Stern geht es jetzt noch einmal hoch zum Nabel und dann schließt du den Kreislauf dort, wo er begann, am Herzen. Nimm jetzt alle Lichtpunkte an deinem Körper wahr. Erlebe dich als ein glitzerndes Sternzeichen im Nachthimmel des kosmischen Bewusstseins. Dein Körper und dein Geist sind entspannt, du bist klares, unendliches Bewusstsein. Nimm die Unendlichkeit dieses Raums auf. Du kannst ihn hinter den geschlossenen Augen deutlich sehen. Erlaube den Grenzen deines Körpers, sich mehr und mehr aufzulösen. Kannst du das zulassen? Wenn ja, dann verschmilz mit diesem weiten, zeitlosen Raum, in dem alles möglich ist. Es gibt nichts zu denken, nichts zu tun, du kannst sein, vollkommen sein. Nimm die Stille wahr, tanke auf, denn du bist diese Stille.

»Stille ist Liebe, Aufmerksamkeit ist Liebe, du bist Liebe. Du bist Liebe!«
Diana Schöpplein

Verweile und genieße, so lange du möchtest. Erinnere dich dann wieder an dein Sankalpa. Wiederhole es 3-mal gedanklich in tiefem Vertrauen, in Ruhe und Klarheit. Lass es ziehen und sich tief in deinem Unterbewusstsein verankern, wo es sich in seiner ganzen Kraft entfalten kann.

Yoga Nidra kommt nun zum Ende. Werde dir deines Atems und deines Körpers bewusst. Erlaube dem Atem, präsenter zu werden, und spüre seine Bewegungen im Körper. Spüre deinen Körper von innen. Nimm den Boden und die Berührung der Kleidung wahr. Werde dir deiner Umgebung gewahr und nimm allmählich die Geräusche von außen auf. Beginne mit einem tieferen Atem und anhand kleiner organischer Bewegungen, deinen Körper aufzuwecken. Räkle und streck dich ganz genüsslich wieder zurück in deinen Tag. Du fühlst dich erfrischt.

Falls sich Müdigkeit in dir ausgebreitet hat oder du eingeschlafen bist, mach dir nichts draus. Vertraue darauf, dass alles seine Richtigkeit und Wirksamkeit hat und dein Körper sich geholt hat, was er brauchte, in diesem Fall offensichtlich mehr Ruhe. Yoga Nidra kann auch vor oder zum Einschlafen praktiziert werden. Nach meiner Erfahrung schenkt es dir rasante Erholung bei Ermüdungserscheinungen, insbesondere am Nachmittag. Man sagt, dass ein 30-minütiges Yoga Nidra zwei Stunden Schlaf ersetzt. Meines Erachtens ist die innere Arbeit mit dem Nicht- und Unterbewussten, die hier so mühelos wie tiefgreifend wirksam ist, aber noch viel wichtiger.

Yoga Nidra hat sich wahrlich einen festen Platz in deinen täglichen Ritualen verdient. Wenn es dir mit deinem Herzensvorsatz wirklich wichtig ist, dann bleib an diesem Ritual über einen Zeitraum von vierzig Tagen dran.

Sei offen für Wunder!

5

RITUALE AM ABEND

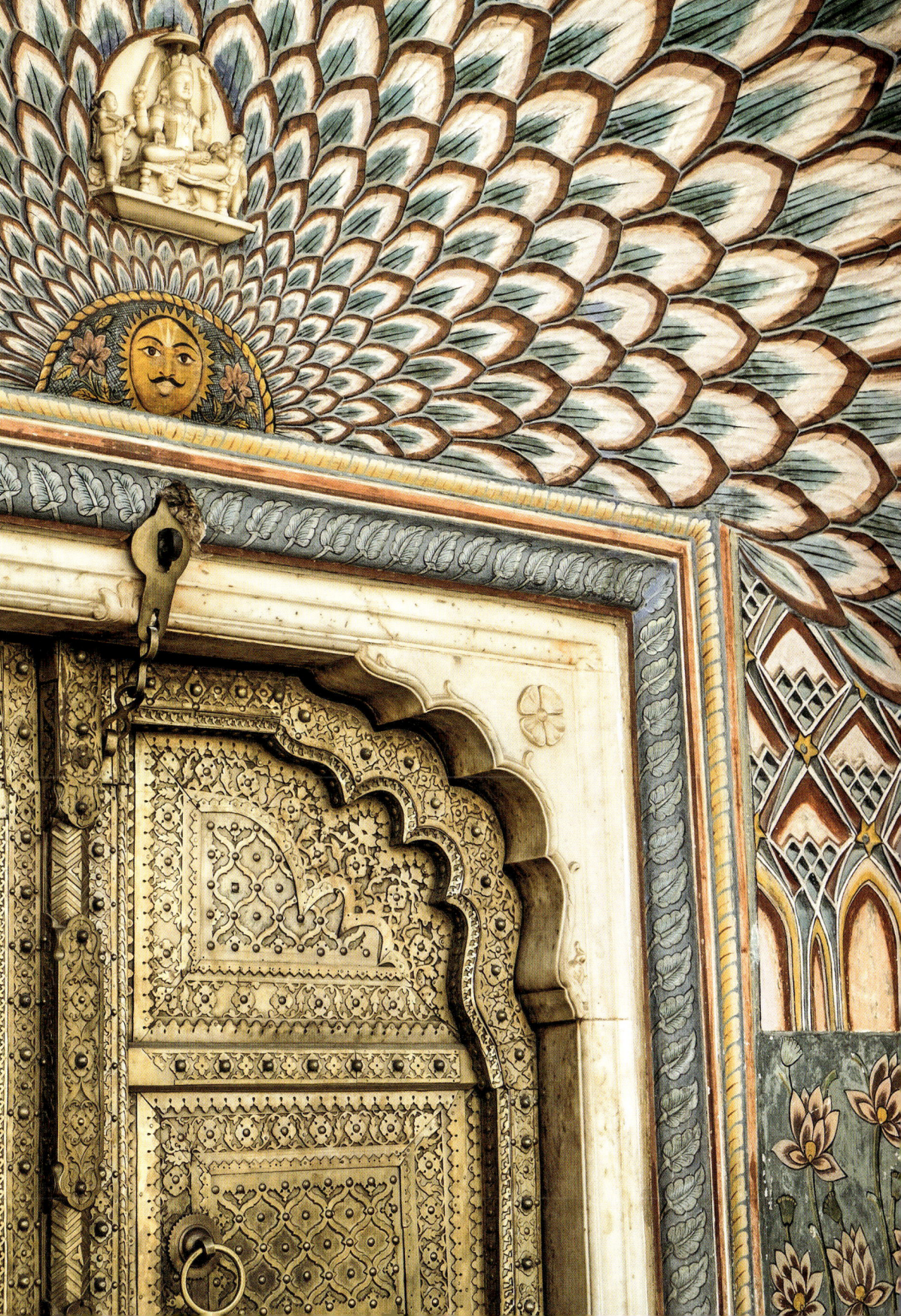

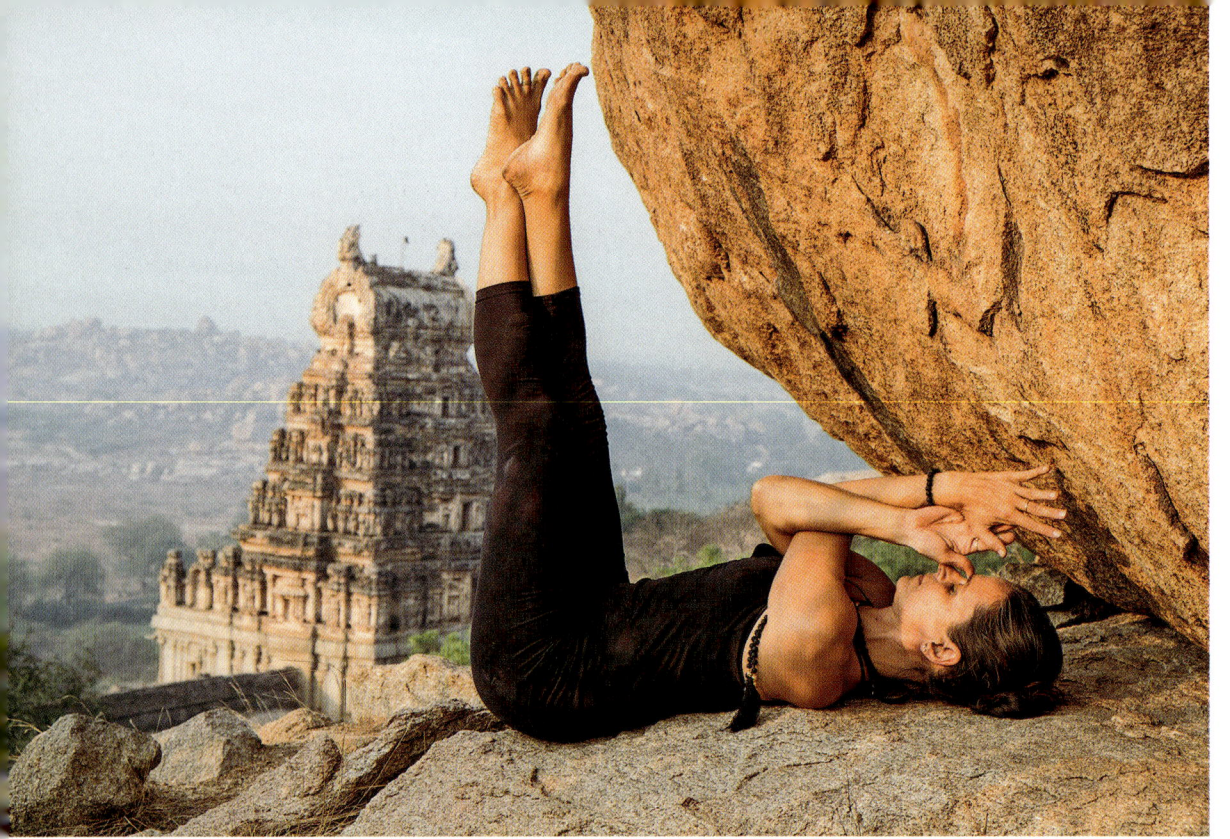

Erden – Zentrieren – Balancieren

Nach einem geschäftigen Tag sehnen wir uns danach, wieder bei uns anzukommen. Raus aus dem Kopf und rein in den Körper ist hierfür die Devise. Mit den folgenden Ritualen lässt du genüsslich deine täglichen Aufgaben und Programme hinter dir und kommst rasch in deine Mitte und Erdung.

Mein Tipp: Indem du die Oberschenkel ausatmend aneinanderpresst, aktivierst du zugleich die Kraft im Beckenboden.
So bist du tief von der Basis gestützt.

»In die Mitte kommen«-Ritual

1. Leg dich auf den Rücken und entspanne dich in die Erde. Werde mit jedem Ausatemzug im Gesicht und in der Haut weicher. Hebe dann die Beine über die Hüften und kreuze den rechten über den linken Knöchel. Wickle den linken Ellbogen über den rechten in die Garuda-Arme, die Daumen berühren das Dritte Auge (alternativ Anjali-Mudra). Mach dich bereit, mit der Ausatmung dein Becken und deine Schultern vom Boden in kleinen Crunches zu heben und einatmend zu senken. Hier geht es an die tiefe Bauch- und Beckenmuskulatur, dein Nacken darf eine Pause machen. Wechsle die Beine und Arme für weitere fünf Crunches. *Es wird heiß, gut so!*

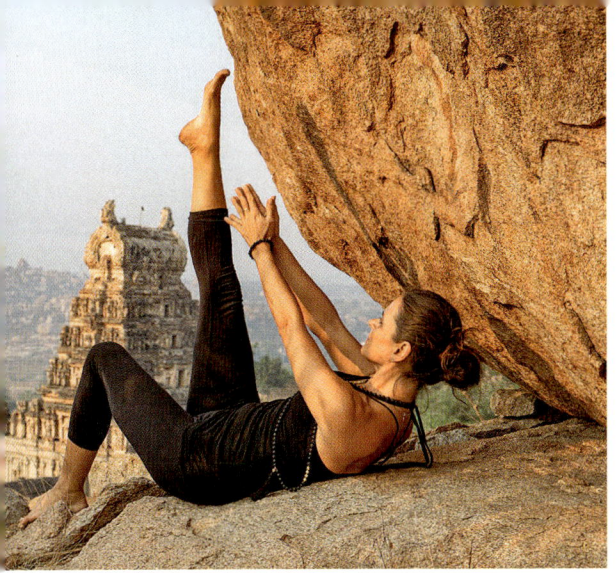

2. Stell die Füße auf und atme tief in den Bauchraum hinein. Bring die Hände in Anjali-Mudra an die Stirn. Strecke dein rechtes Bein ca. 5 cm über dem Boden schwebend aus. Hebe es mit der Ausatmung über deine Hüfte, während du gleichzeitig den Oberkörper zu einem Klappmesser anhebst. Die Arme ziehen dich nach oben. Leg den Rücken einatmend wieder ab und führe dein rechtes Bein gestreckt zurück, ohne die Ferse abzulegen. Zieh dich nach 5–8 Runden ein letztes Mal hoch und bleibe hier für ein paar Atemzüge. Die Finger dürfen sich dezent am Oberschenkel festhalten. Entspanne die Schultern, lass den Unterbauch eingesaugt und schicke den Einatem in die seitlichen Rippen. Dann leg dich kurz ab und wiederhole die Klappmesser mit dem linken Bein.
Jetzt bist du in deiner Mitte angekommen.

3. Schwing dich jetzt nach oben und balanciere auf deinem Wurzel-Chakra in *Navasana*, dem Boot. Du kannst dich dafür an den Kniekehlen festhalten. Sauge den Bauch unterhalb des Nabels kraftvoll nach innen, als ob du einen engen Reißverschluss zumachst. Richte deine Wirbelsäule auf und hebe dein Herz durch den Kontakt der Daumenwurzel in Anjali-Mudra. Die Schlüsselbeine fächern sich zur Seite auf.
Atme mehr Weite ins Herz und setze ein Lächeln auf. Es hilft!

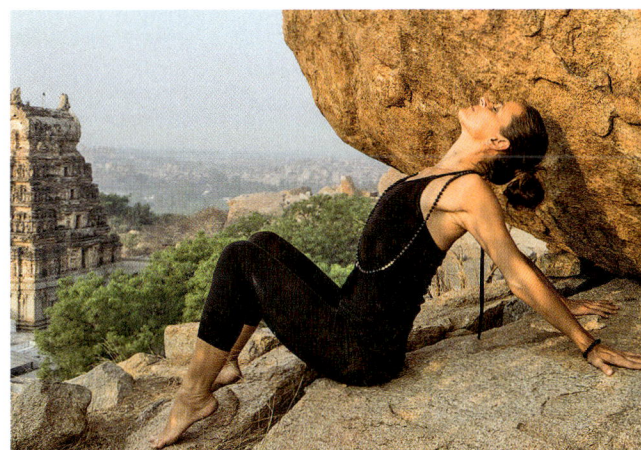

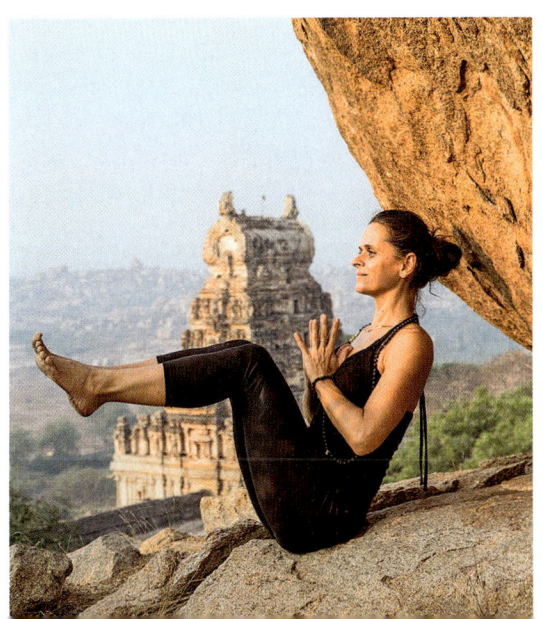

4. Lass die Fußzehen zum Boden kommen und erde die Hände hinter dir. Rolle die Schulterblätter zueinander, damit sie deinen Herzraum nach oben heben können. Dehne zum Ausgleich deine Vorderseite.

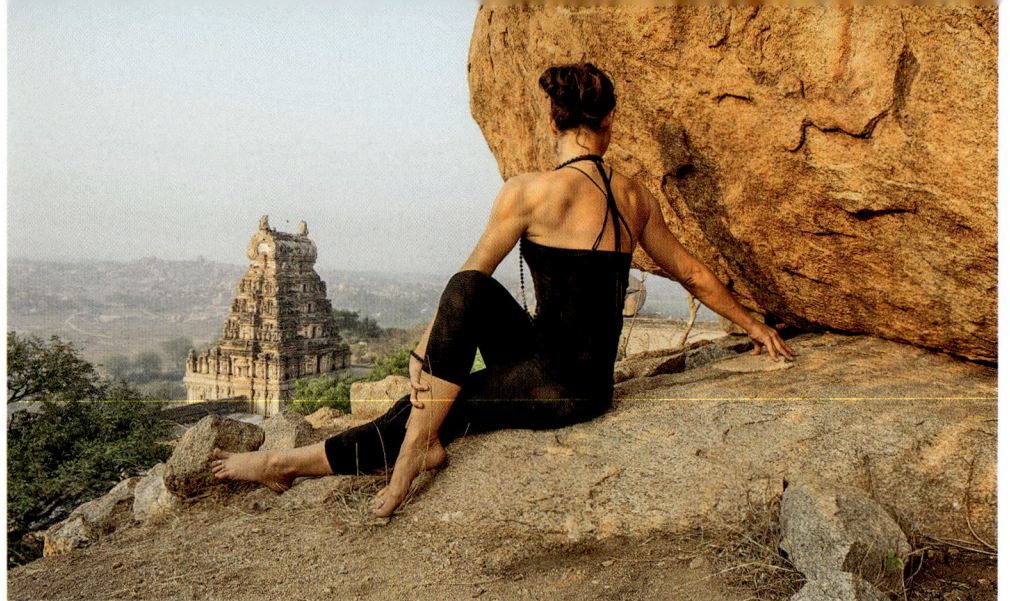

5. Setze das Becken ab und strecke beide Beine nach vorne aus. Richte deine Wirbelsäule von unten auf und stell deinen rechten Fuß außen am linken Knie ab. Atme ein, hebe deinen linken Arm und drehe den Oberkörper zu deinem Oberschenkel nach rechts. Der linke Arm darf das rechte Knie umarmen oder sich entlang des Unterschenkels ausstrecken, sofern dein Rücken lang bleiben kann. Die rechten Fingerspitzen wandern nach hinten. Erde diese sowie beide Sitzhöcker, das lange Bein und den aufgestellten Fuß. Das schenkt dir Aufrichtung und du kannst dich in die Spiralbewegung deiner Wirbelsäule hineinatmen, anstatt dich mit Kraft zu hebeln. Werde einatmend länger, sauge ausatmend den Unterbauch zurück, um den Twist zu vertiefen. Genieße diese Solarplexus-Massage, so lange du möchtest, und wechsle dann die Seiten.

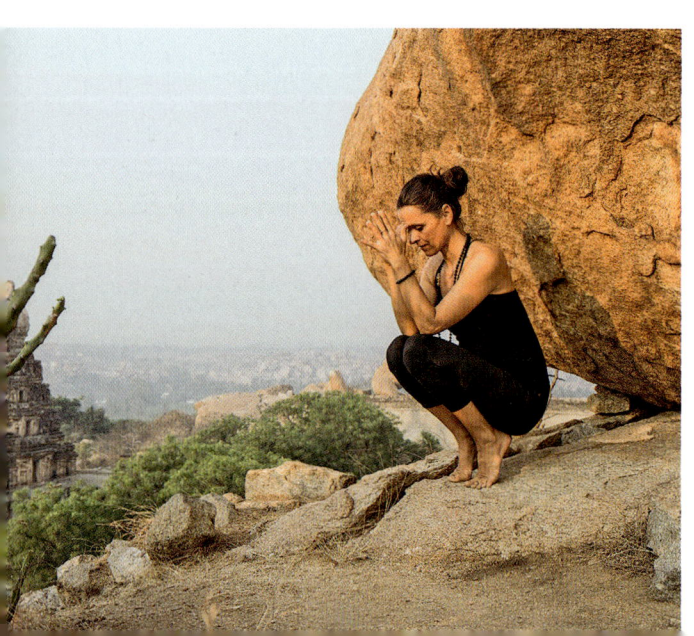

»In die Balance kommen«- Ritual

1. Zentriere dich in der tiefen Hocke auf Zehenspitzen. Die Anjali-Mudra an der Stirn beruhigt deinen Geist und schenkt dir Fokus auf das Wesentliche. Verbinde die Fußgelenke zur Mittellinie, so wird die Balance leicht.

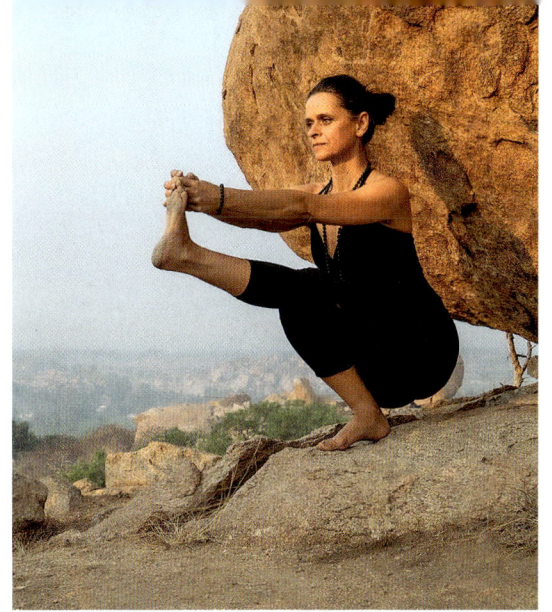

2. Setze die Fersen ab und strecke ein Bein in der Luft nach vorne aus. Greif mit beiden Händen den Fuß. Richte dich auf, indem du die Ferse von dir wegschiebst.

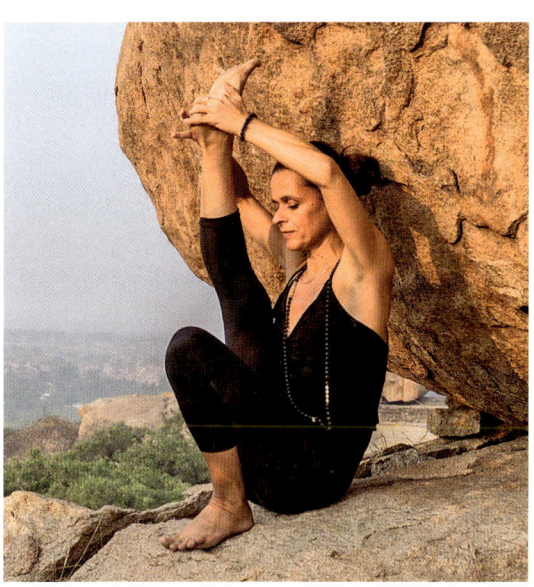

3. Selbstverständlich kannst du auch das Becken absetzen. Dann lässt es sich leichter balancieren. Zieh hier dein gehobenes Bein näher zu dir sowie deinen unteren Rücken möglichst in die Länge. Atme in die Öffnung deiner Oberschenkelrückseite hinein.

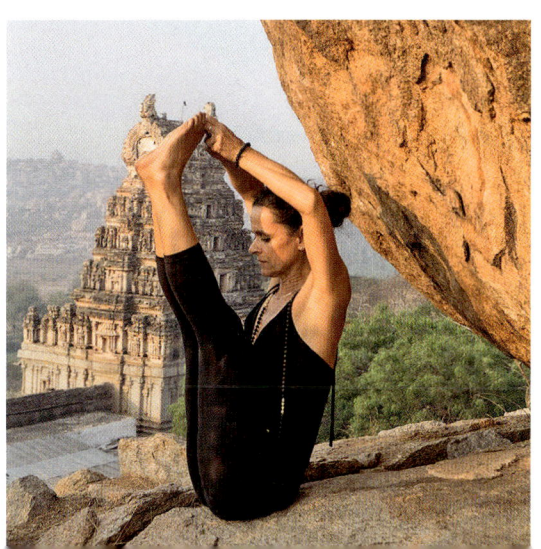

4. Nachdem du die Seiten gewechselt hast, nimm beide Beine wie ein Klappmesser nach oben. Umgreife mit Daumen und Zeigefinger die großen Zehen oder halte dich mit den Händen an den Waden fest. Die Ellbogen gebeugt, der Rücken so aufrecht wie möglich. Öffne optional beide Beine nach außen in eine Grätsche.
Du bist im Gleichgewicht.

5. Oder erde dich in der klassischen Vorbeuge. Erlaube den Knien, sich zu beugen, um Länge vom unteren Rücken zu schaffen. Es ist nicht wichtig, deinen Kopf am Knie abzulegen, sondern dein Herz weit nach vorne streben zu lassen. Atme in deine Rückseite hinein und gib dich der Erde mit jeder Ausatmung mehr hin.

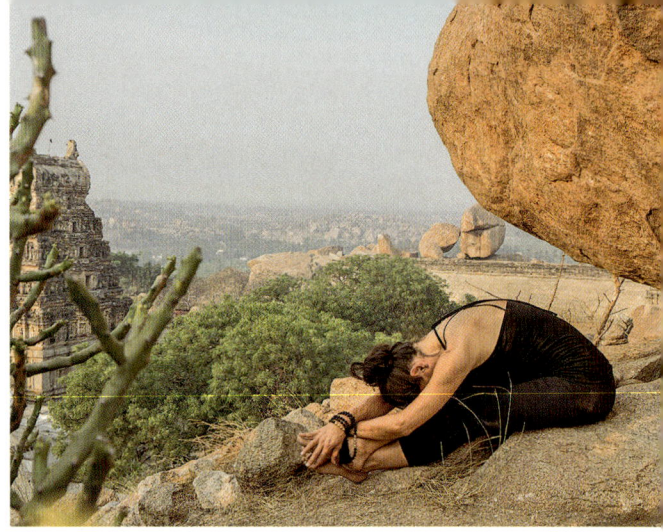

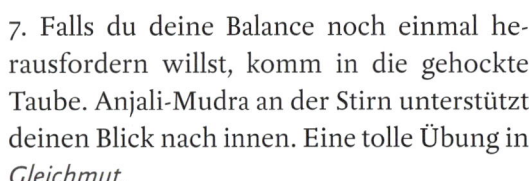

6. Für diese erdende Hüftöffnung in der sitzenden Taube legst du den Knöchel deines Fußes über das Knie des anderen Beins. Flexe den Fuß, um dein Fußgelenk zu stabilisieren. Je näher du mit dem Gesäß zum aufgestellten Fuß heranrutschst, desto intensiver wird der Stretch außen im Po.
Atme in diese Tiefe hinein. Lass dein Herz weit machen.

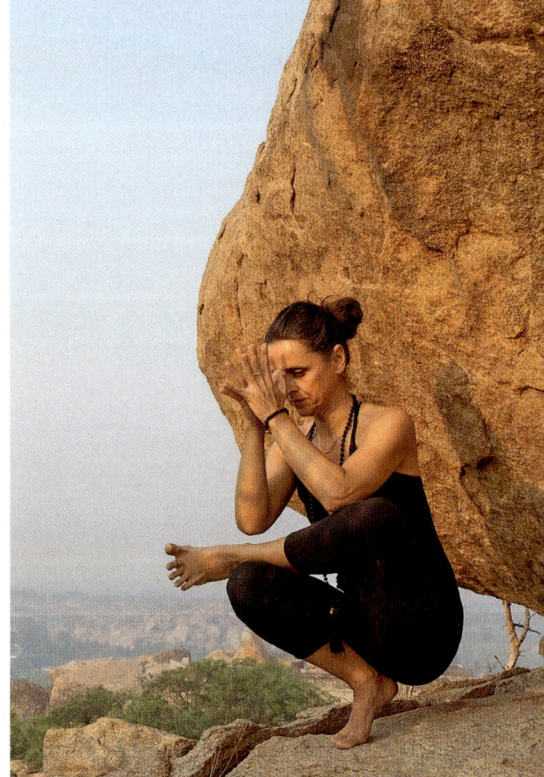

7. Falls du deine Balance noch einmal herausfordern willst, komm in die gehockte Taube. Anjali-Mudra an der Stirn unterstützt deinen Blick nach innen. Eine tolle Übung in *Gleichmut.*

»In die Erdung kommen«-Ritual

Dieses Ritual kannst du ohne Yogamatte jederzeit in deinen Alltag einbauen. Nutze einfach Fenstersimse, Stühle, Tische, Sofalehnen, Badewannenränder etc. – du wirst staunen, wo überall du deine Yoga-Rituale einfließen lassen kannst.

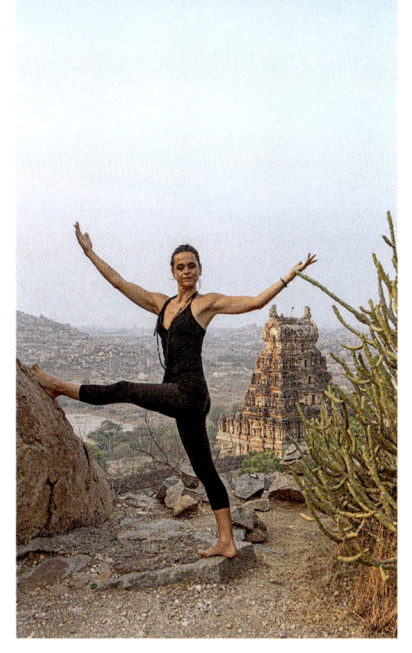

1. Leg einen Fuß auf dem Bürotisch oder Fensterbrett ab. Das Knie und der Fuß deines Standbeins zeigen nach vorne. Hebe beide Arme nach oben und dreh dich Richtung Luft-Bein, welches du aktiv in die Hüftschale ziehst. Du kannst die rechten Finger außen am Oberschenkel ablegen, um den Twist zu unterstützen.

2. Wechsle dein Standbein und hebe das Bein im stehenden Spagat nach hinten oben. Dafür kannst du dich mit den Händen leicht gegen die Unterlage stemmen und Weite im Herzraum etablieren.

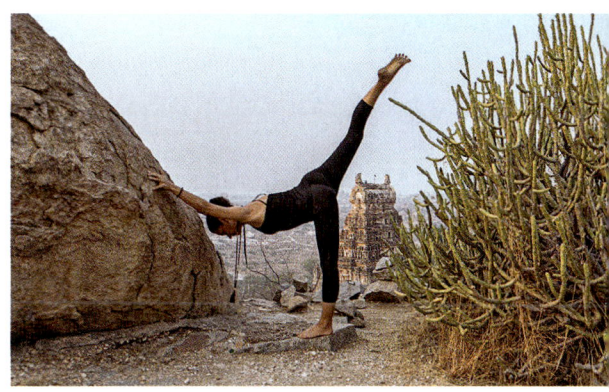

3. Variation: Krieger 3 mit nur einem Arm gestützt. Die Hüfte bleibt hier geschlossen und der Herzraum hebt sich in eine kleine Heuschrecke. Deine starke Mitte hält dich in dieser kraftvollen Kriegerhaltung.
Bleibe sanft im Atem.

Wechsle die Seiten und wiederhole den stehenden Twist und den Spagat/oder Krieger 3.

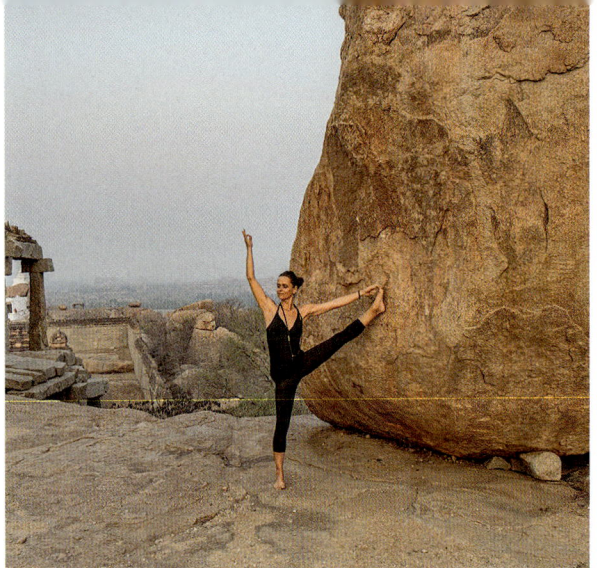
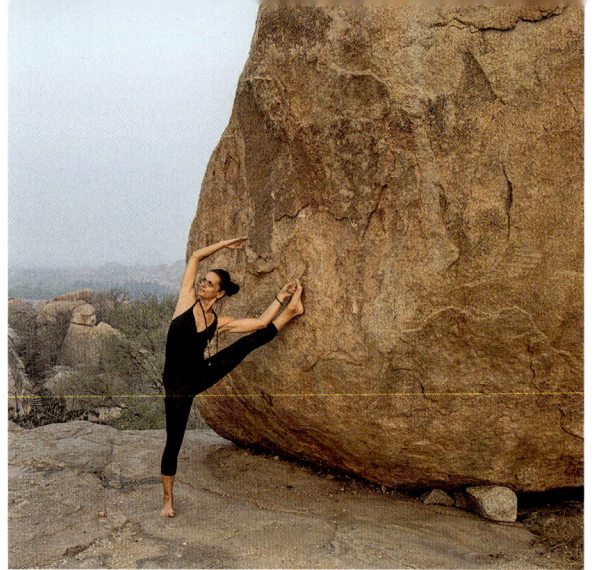

4. Öffne nun deine inneren Oberschenkelmuskeln und Flanken. Dafür legst du die Ferse des Luft-Fußes seitlich ab. Achte auf die Ausrichtung deines Knies im Standbein nach vorne. Hebe die Arme hoch, stütze den Arm am Luft-Bein ab und lehne dich seitlich darüber. Ja, es darf ziehen. Atme weiter.

5. Intensiviere diese Erfahrung, indem du den ganzen Fuß auf der Unterlage abstellst und das Knie um 90 Grad beugst. Der Unterarm kann auf dem Oberschenkel oder innen am Unterschenkel anliegen. Rolle die obere Schulter über die untere und streck dich aus dem Becken heraus. Nutze die Hebelwirkung, indem du die Außenkante des hinteren Fußes in den Boden drückst. Erde, um zu wachsen. Wiederhole alles auf der anderen Seite und dann nimm das wunderbar geerdete Gefühl wahr, wenn du beide Seiten abgeschlossen hast und wieder in Tadasana zurückkommst.

Du bist in deinem Körper angekommen.

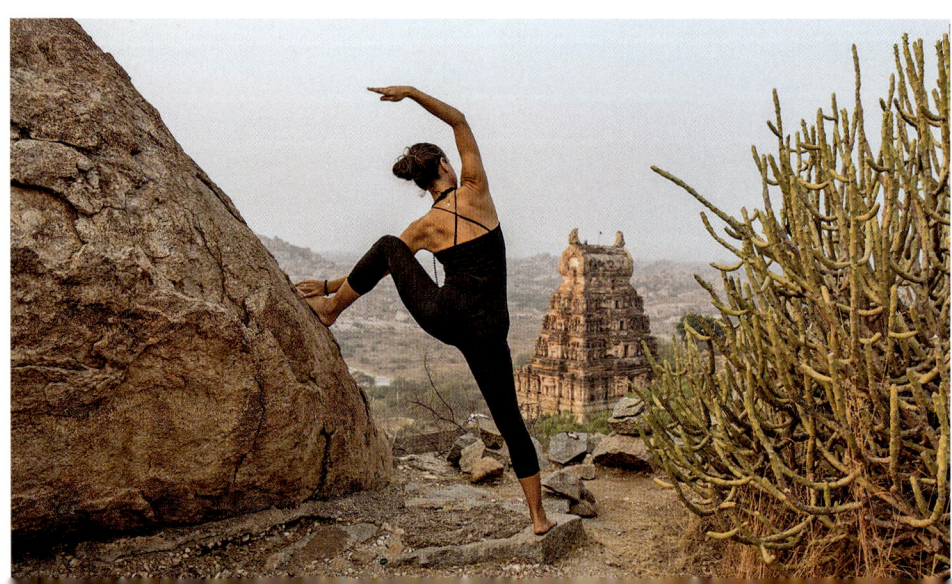

SUNSET-
SALUTATION-
RITUAL

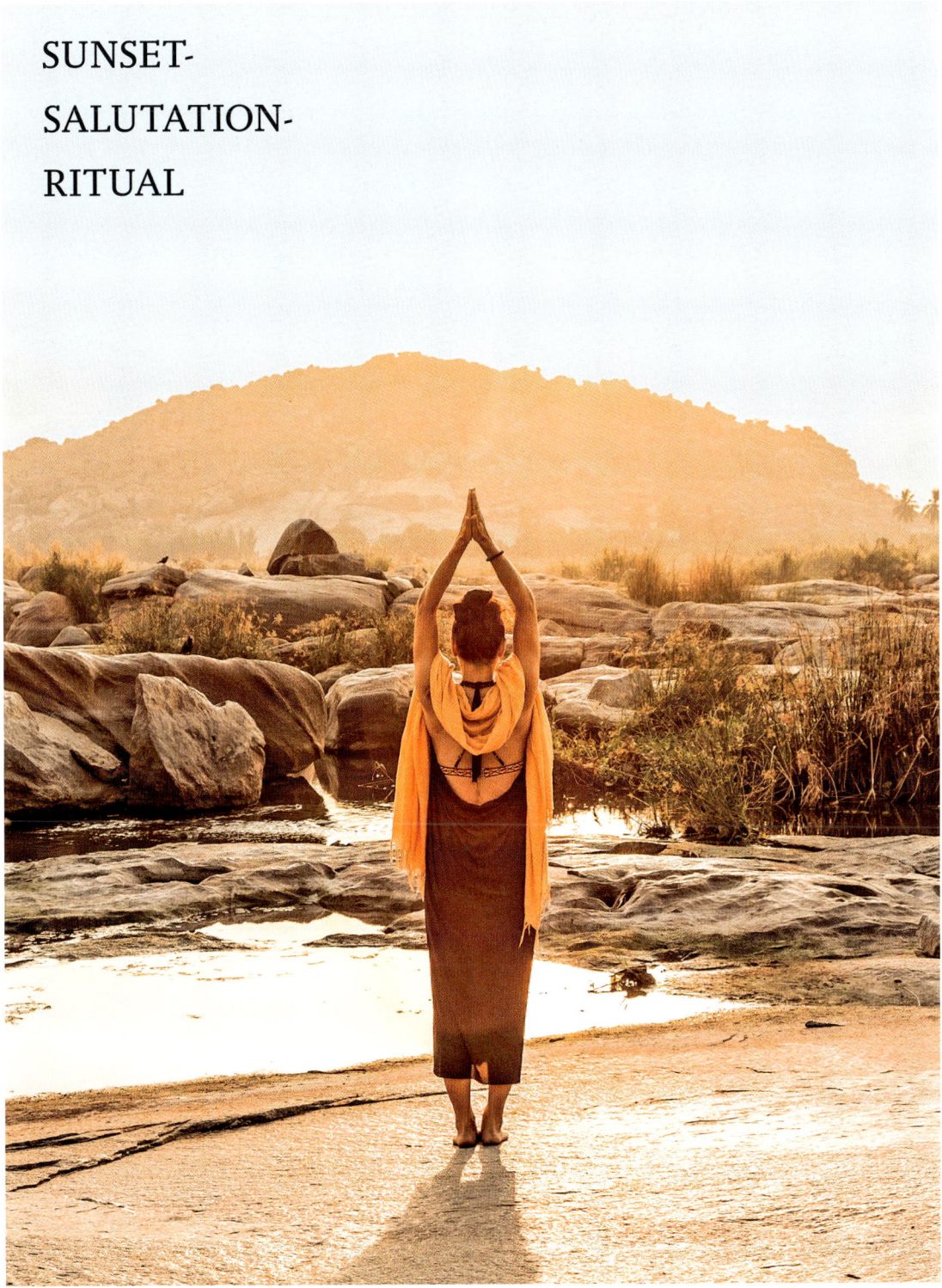

Weiten – Sunset-Salutation-Ritual

Wie in den meisten alten Kulturen wird das Leben im Hinduismus und im Yoga nach den Zyklen der Natur ausgerichtet. Die Sonne als Lebensspenderin ist dabei von besonderer Bedeutung. In Indien wird sie als Symbol des allumfassenden göttlichen Bewusstseins verehrt. Mit ihrem Aufgang erwacht die Welt zum Leben und damit zur Aktivität, ihr Abtauchen läutet die Zeit zum Genießen ein, zum Sein. Den Übergängen, den Dämmerungen, wird eine besonders verheißungsvolle spirituelle Dimension nachgesagt. Dementsprechend werden diese am Morgen und am Abend mit Ritualen und Gebeten zelebriert.

Surya Namaskar, der Sonnengruß, ist ein zentraler Ausdruck der tiefen Verwurzelung des Menschen mit seiner Natur. Das Leuchten der Sonne steht für das Leuchten des universellen Bewusstseins, welches immer strahlt und immer währt. Surya Namaskar ist ein verkörpertes Gebet, ein Ritual, welches unser gesamtes Wesen, jede Faser, jede Zelle erfasst und als lebendigen Ausdruck des Lebens ehrt.

Es ist mehr als nur eine Asana-Abfolge. Das Sonnengebet ist Meditation in Bewegung – der Tanz von *Shiva*, dem reinen Bewusst-sein, und *Shakti*, der dynamischen Kraft des Universums. Wenn wir uns vom Atem von einer Position in die nächste führen lassen, so ahmen wir diesen kosmischen Tanz von Energie und Sein nach. Das fließende Auf- und Abwellen der Wirbelsäule dieses bewegten Gebetes regt dabei die *Kundalini*-Kraft an, unser im Wurzel-Chakra schlummerndes Bewusstseinspotenzial.

Darum geht es in der Vision des Hatha-Yoga – die Kundalini Shakti, die »Schlangenkraft«, zu erwecken und für den Prozess des Erweiterns und Erwachens zu nutzen. Lernen wir im Yoga, diese Kraft allmählich aufsteigen zu lassen, spüren wir, dass wir mehr sind als unsere begrenzte Persönlichkeit. Als Ritual regelmäßig zelebriert vermag der Sonnengruß, unsere körperlichen, energetischen, emotionalen wie mentalen Blockaden zu lösen und unsere Energiekanäle zu öffnen. Bewusst erlebt erinnert uns Surya Namaskar unmittelbar daran, dass der Funke des Göttlichen Lichts auch in uns immerwährend strahlt.

Intuitiv wissen wir dies bereits. Warum sonst lieben wir Sonnenuntergänge? Knüpfe mit diesem Sonnenuntergangs-Ritual an die Weisheit und Kraft uralter Traditionen an.

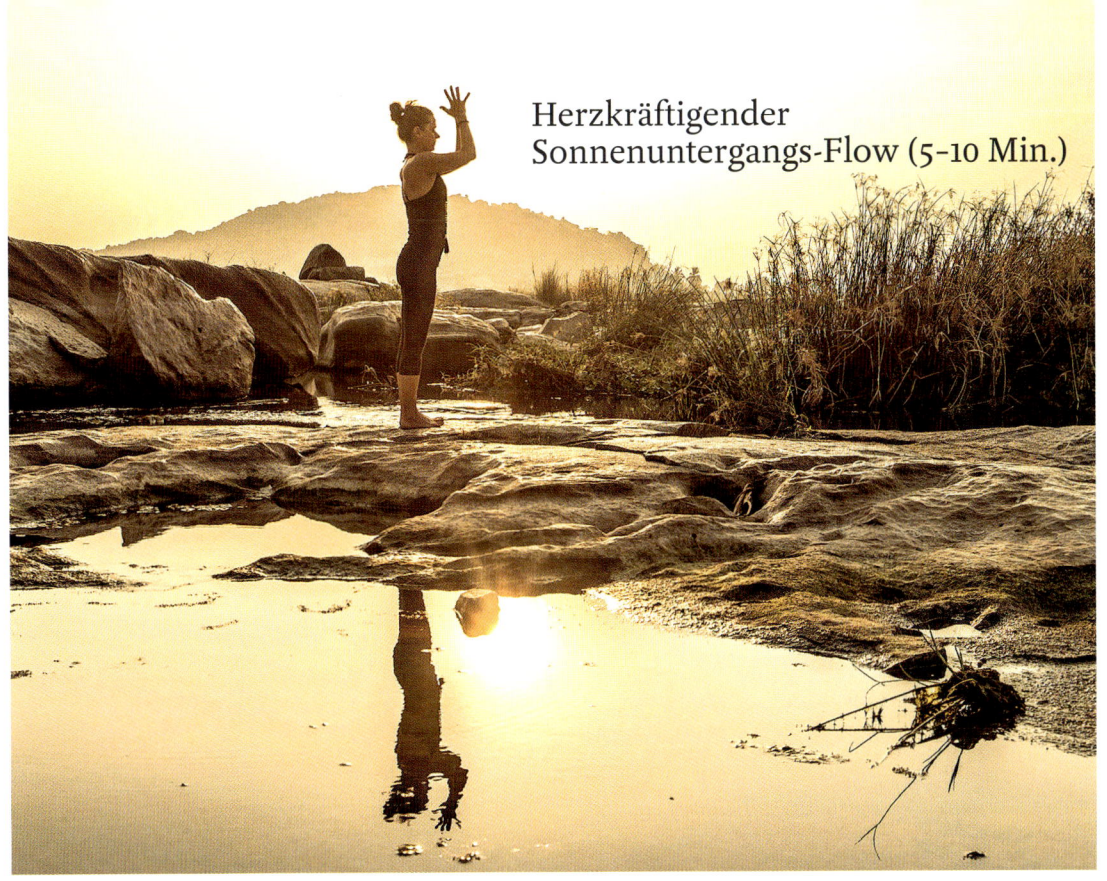

Herzkräftigender Sonnenuntergangs-Flow (5–10 Min.)

1. Samasthiti und Urdhva Hastasana – Gebetshaltung und Gestreckte Berghaltung

Zentriere dich im Herzen, indem du deine Hände in Anjali-Mudra, der Gebetshaltung, faltest. Die Füße sind hüftknochenweit platziert und dein Gewicht ist gleichmäßig zwischen den vier Punkten der Füße verteilt. Lass die Erdenergie durch die Fußsohlen in die Beine aufsteigen, indem du deine Muskeln aktiv an die Knochen schmiegst und die Oberschenkelmuskulatur zur Hüfte nach oben saugst. Die Leisten sind weich. Hebe vom Schambein aus den Nabel und das Herzzentrum an. Lass die Schulterblätter sanft auf dem Rücken nach unten fließen und verlängere die Kopfkrone durch den oberen Gaumen himmelwärts. Lass langsam dein Alltagsbewusstsein hinter dir, indem du ein paarmal durch die Nase ein- und über den offenen Mund ausatmest.

Lausche nun mit tiefem Respekt für dich, deinen Körper und dein Leben in dich hinein und spüre, was ist. Wie fühlst du dich? Möchtest du mit der »Sunset Salutation« etwas hinter dir lassen? Oder möchtest du sie einem persönlichen Wunsch oder einer dir wichtigen Person widmen?

Verankere deine Intention, dein Sankalpa, im Herzen und weite dich zwischen Erde und Himmel aus. Atme tief in Ujjayi ein und lass deine Arme wie Flügel nach oben schwingen.

Dein Atem trägt dich – alles wird lebendig, alles wird leicht.

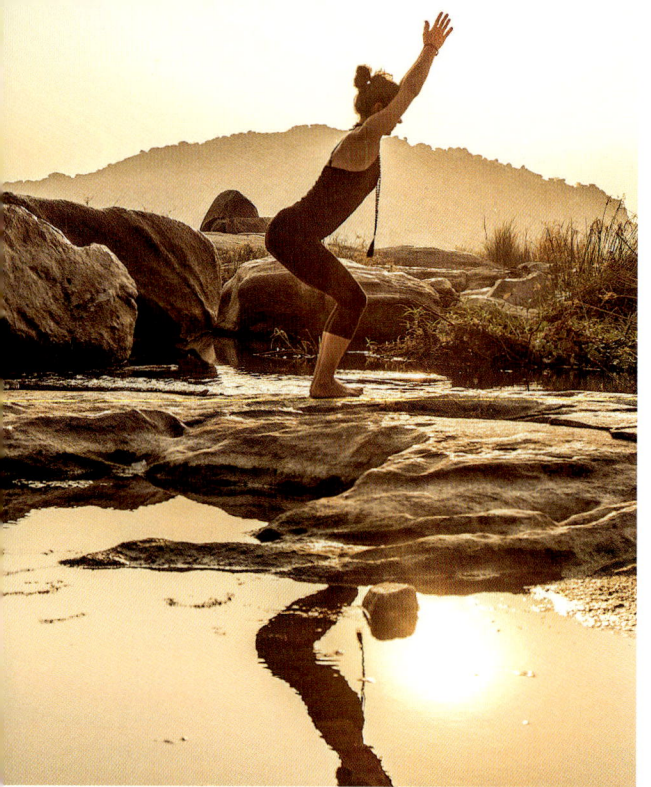

2. Utkatasana - Stuhl

Setz dich ausatmend in den Stuhl. Spüre die Kraft deiner Beine, während du die Fersen und Knie auseinanderdrückst. Dies erlaubt dir, dich tiefer zu setzen, und fordert dich auf, deiner Stärke mehr Vertrauen zu schenken. Utkatasana heißt übersetzt die machtvolle Stellung. Wir sind machtvoll, wenn wir uns erden und uns gleichzeitig als Kanal begreifen. Lass deinen Oberkörper als eine stabile Energiespirale aus dem Becken nach oben wachsen. Schultern entspannt, Schlüsselbeine weit, Gesichtszüge weich. Du verbindest dich mit dem Abendhimmel, während du deinen Ausatem vom Nabelzentrum durch die Kopfkrone nach oben schickst.
Atme anschließend das Sonnenlicht über die Kopfkrone zum Nabelzentrum ein.

3. Phalakasana - Brett und Chaturanga

Atme aus, lass den Oberkörper zum Boden fließen und stell Hände und Füße in Brettstellung ab. Die Arme sind schulterbreit und deine Schultergelenke über deinen Handgelenken platziert. Grabe deine Fingerspitzen, Finger- und Handballen wie Krähenkrallen in den Boden, um deine Handgelenke zu stabilisieren. Sauge die Unterschenkel zur Mittellinie hin und verbinde die beiden Hüftpunkte und den Venushügel wie durch einen engen Reißverschluss.
Atme nun alle Kraft von den aktiven Armen und Beinen in Richtung Becken ein. Aktiviere dein Unterbauch-Bandha und deinen Wurzelverschluss, während du dich vom Steißbein zu den Fersen und vom Schambein durch die Kopfkrone ausdehnst. Sortiere Kreuzbein, Schultergürtel und Hinterkopf auf einer Linie, um deinen Energiefluss optimal auszurichten. Sinke mit Leichtigkeit durch das Chaturanga oder schlängle dich bewusst über die Knie-Brust-Kinn-Stellung in die Erde.
Spürst du dein inneres Feuer?

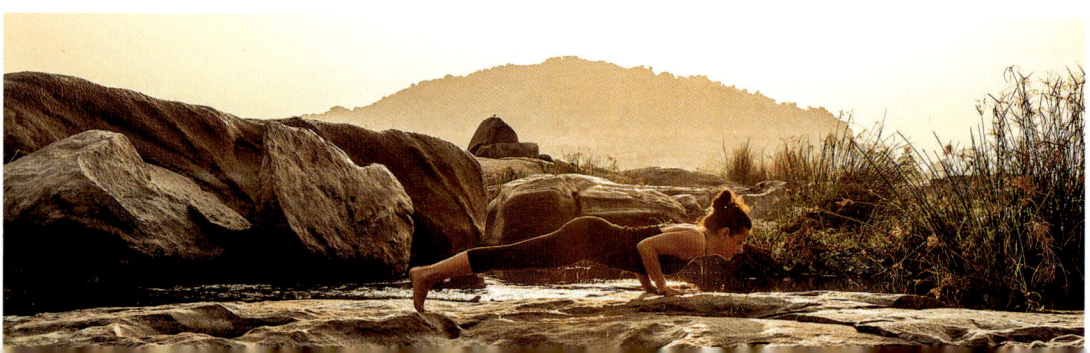

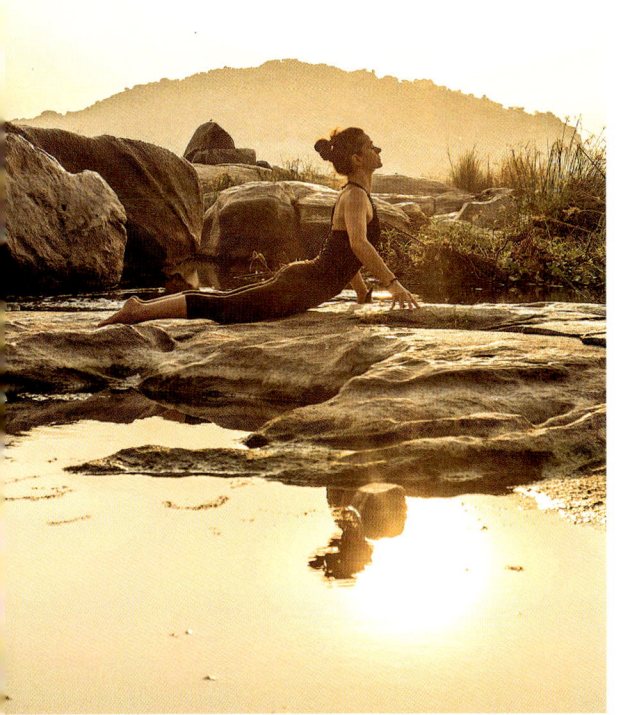

4. Bhujangasana – Kobra

Sobald deine Einatmung einströmt, richtest du dich vom oberen Gaumen aus langsam in die Kobra auf. Du kannst mit bodennahen Baby-Kobras starten, um deine Rückenmuskulatur aufzuwecken. Mit jeder Runde darf deine Schlange höher wachsen. Lass deine Ellbogen für mehr Weite im Herzraum gebeugt und zieh deine Hände isometrisch nach hinten und auseinander. Gleichzeitig verlängerst du dein Steißbein durch die aktiven Beine und Füße Richtung Fersen. Dein Nacken bleibt lang und greift für einen freien Atemweg die Kurve deiner Brustwirbelsäule auf.

Öffnung geschieht durchs Herz.

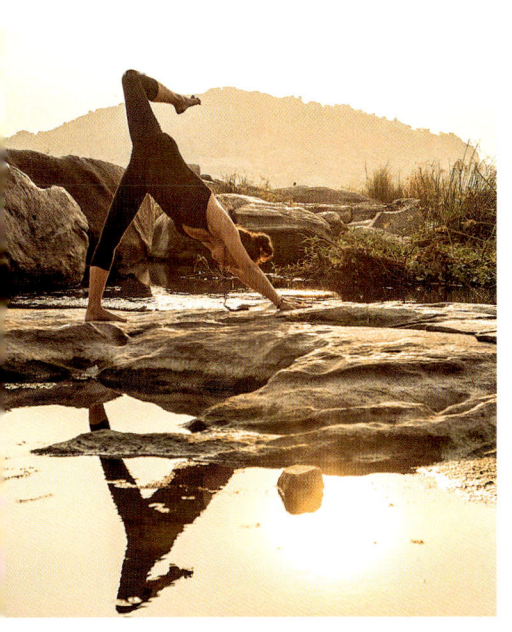

5. Adho Mukha Svanasana und Eka Pada Adho Mukha Svanasana – Herabschauender Hund und Hundespagat

Strecke dein Becken ausatmend nach hinten oben in den Herabschauenden Hund. Beuge die Knie an und schaffe Länge durch beide Körperseiten sowie durch deinen Mittelkanal entlang der Wirbelsäule, um deinem Atem, aber auch der Kundalini-Energie freie Bahn zu gewähren. Nach einem in der Regel eher unbewegten Alltag ist der Energiefluss im Bereich der Hüften oftmals unterbrochen. Löse Stagnation, indem du dein rechtes Bein hebst, den Unterschenkel anwinkelst und mit dem Knie große Kreise in die Luft malst. Erkunde den Bewegungsspielraum, koste aus.

Lass nun die rechte Hüfte über die linke nach oben in den Hundespagat fließen. Das Knie zum Himmel, die Zehen gespreizt. Verlagere dein Gewicht von den Fingerspitzen in dein Standbein.

Atme, spüre. AAAHHH, wie wunderbar.

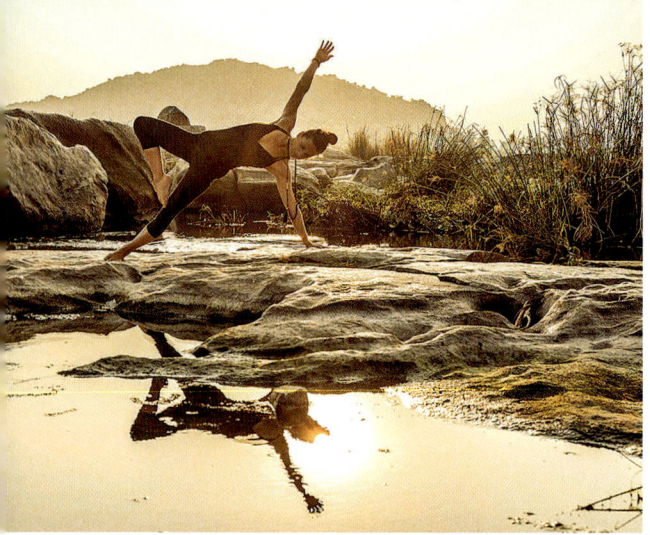
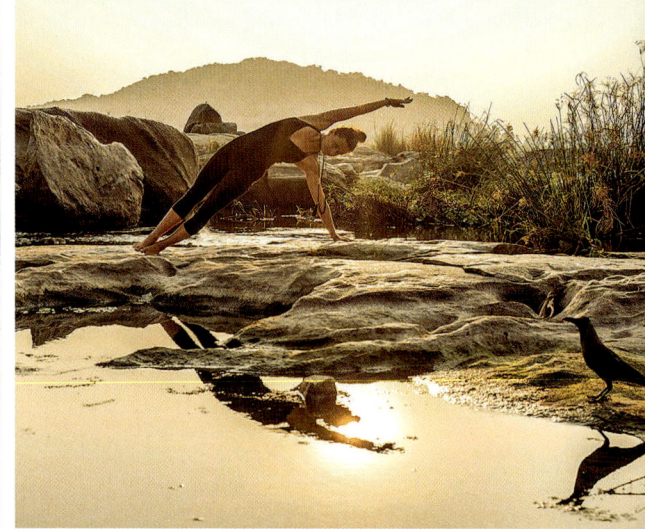

6. Vasisthasana – Seitstütz

Setze nun deine linke Hand ein paar Zentimeter weiter nach vorn und kippe auf die Außenkante deines linken Fußes, während du deinen rechten Arm nach oben streckst. Der Fuß deines Hundespagat-Beins kann ein paar Momente auf dem Standbein abgestellt werden. Fühl dich frei, damit zu spielen. Lege für den Übergang ins Brett dein Spielbein auf dein Standbein. Presse hierbei die Fußkanten aufeinander und leite die Kraft aus den Beinen zum Becken hoch, um dieses leichter anzuheben. Dein freier Arm kann nach der Sonne greifen und sich anschließend über dein Ohr nach vorne ziehen. Atme in die Dehnung deiner Flanke ein, um die Öffnung des Gallenmeridians zu unterstützen und Bitteres zu lösen. Deine Standhand drückt sich aktiv in die Erde.

Du kannst der Kraft deines Herzens vertrauen.

Herzöffner schenken Energie und Lebensfreude. Sie machen schön, großzügig und sind anziehend wie die Sonne selbst.

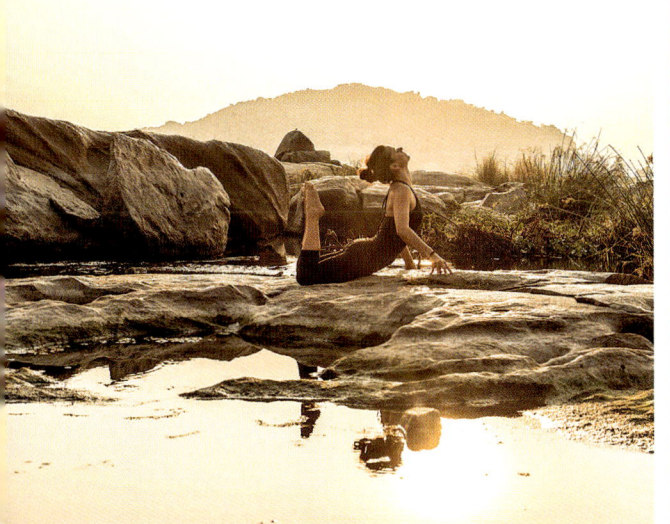
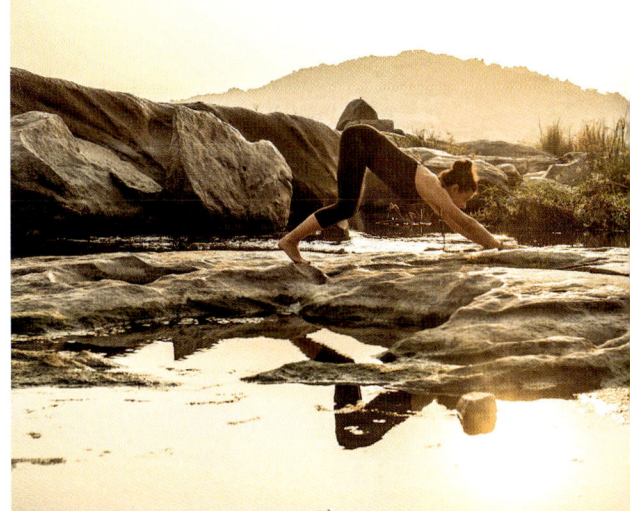

7. Bhujangasana – Spider-Kobra

Dreh dich aus der Armbalance um dein Nabelzentrum ins Brett zurück und fließe ausatmend mit Leichtigkeit zum Boden. Probiere die Variante der Spider-Kobra aus, wenn du ein paar Atemzüge länger verweilen möchtest. Hierfür platzierst du deine Fingerspitzen wie zwei Zelte außen an den Mattenrand, beugst die Ellbogen und ziehst diese Richtung Taille. Deine Schlüsselbeine sind so wunderbar weit und du kannst deinen Herzraum mit Lebensenergie füllen. Falls du noch etwas länger wach bleiben möchtest, kontrahiere deine Beinrückseiten, beug die Knie und zieh die Fersen Richtung Po, während das Herz in einem Bogen zum Himmel strahlt.

Gleite bewusst zurück in den Herabschauenden Hund. Nimm dir einen Moment Zeit, bevor du zur zweiten Seite übergehst.

Fühl dich frei zu spielen, zu variieren – es ist dein Sonnengebet.

Mobilisiere dann die Hüfte mit dem linken Bein und wiederhole die Schritte 5 bis 7.

8. Herabschauender-Hund-Rock-'n'-Roll

Schiebe dein Becken weit nach oben, komm auf die Fußzehen und roll dich mit gerundetem oberen Rücken wie eine Welle Richtung Brett, um dein Becken anschließend über die gebeugten Knie geschmeidig wieder nach hinten oben fließen zu lassen. Das massiert deinen wertvollen Rücken sowie deinen energetischen Mittelkanal. Beug deine Knie nach ein paar Wellen tiefer, um am Ende deiner Ausatmung einen Sprung nach vorne zu wagen.

Richte den Blick dahin, wo du hinmöchtest.

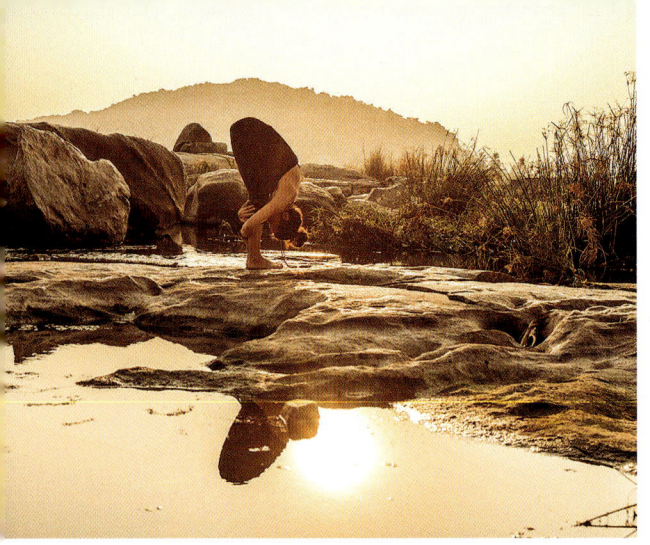

9. Uttanasana – Vorbeuge

Lass deinen Herzraum über die kraftvollen Oberschenkel erdwärts fließen. Erlaube Weichheit in den Kniekehlen, um dich aus dem Becken heraus vor der Großzügigkeit der Sonne zu verbeugen. Entspanne den Nacken, den Kiefer und hinter den Augen. In der bewussten Atempause nach deiner Ausatmung zieht sich der Bauch durch das Vakuum ganz von alleine leicht nach innen.

Ein kostbarer Moment der Ruhe und Einkehr.

10. Bhujangasana – Stehende Kobra und Zentrierung mit Anjali-Mudra

Wachse einatmend aus dieser Tiefe wieder nach oben, indem du deine Füße fest in den Boden erdest, die Knie beugst und dich so mit geradem Rücken schwungvoll aufrichtest. Atme aus, fächere deine Arme zur Seite auf und dreh mit weiten Schlüsselbeinen die Ellbogen nach vorne. Sende aus der Weite deines Herzens einen Energiestrahl von Freude und Dankbarkeit der Sonne entgegen.

Sammle einatmend die Hände wieder in Anjali-Mudra vor dem Herzen, um deine Gebetsrunde energetisch zu schließen und die »Sunset Salutation« nach Belieben zu wiederholen.

Die Arme sind die Flügel deines Herzens. Breite sie aus, um voll in deinem eigenen Licht zu erstrahlen.

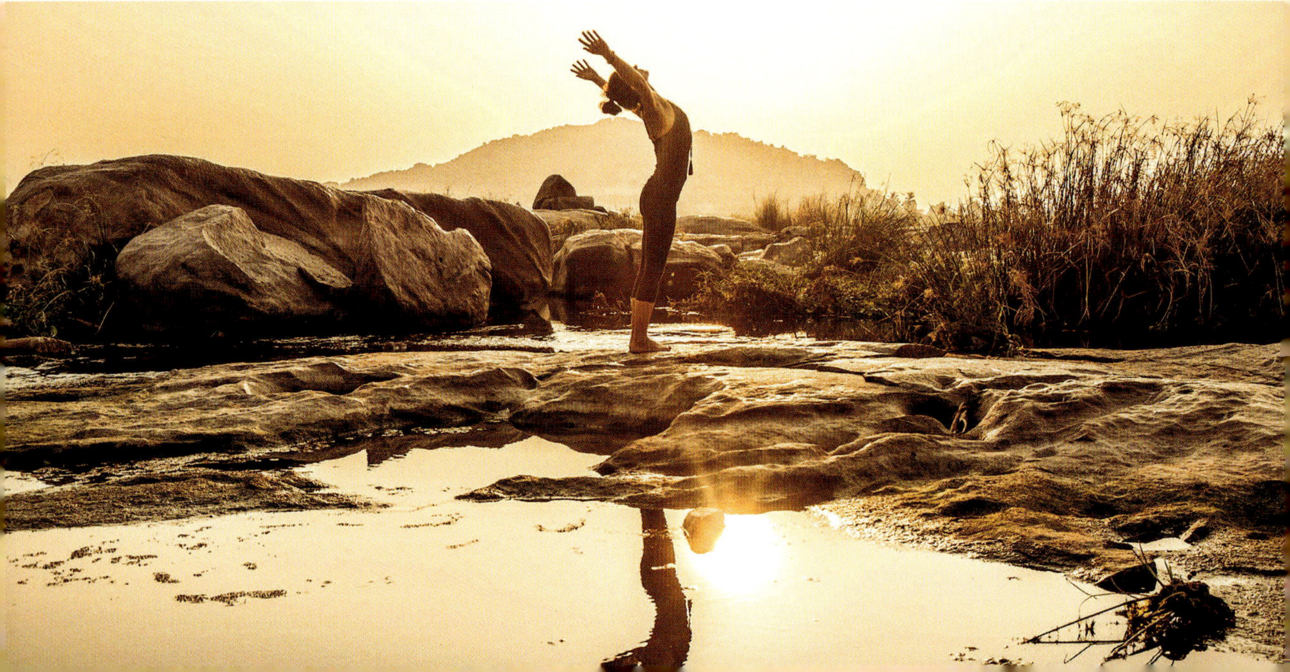

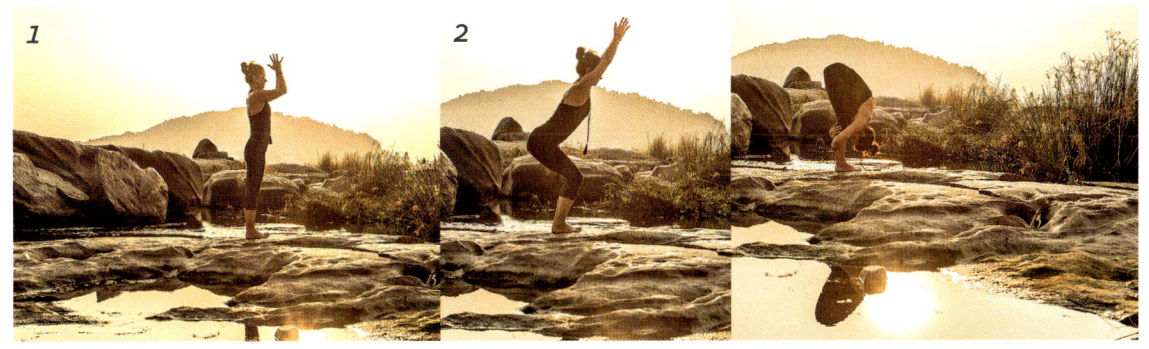

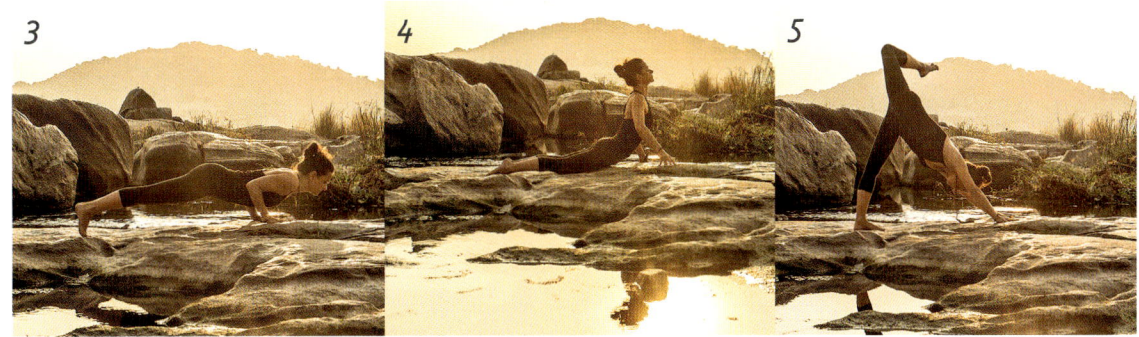

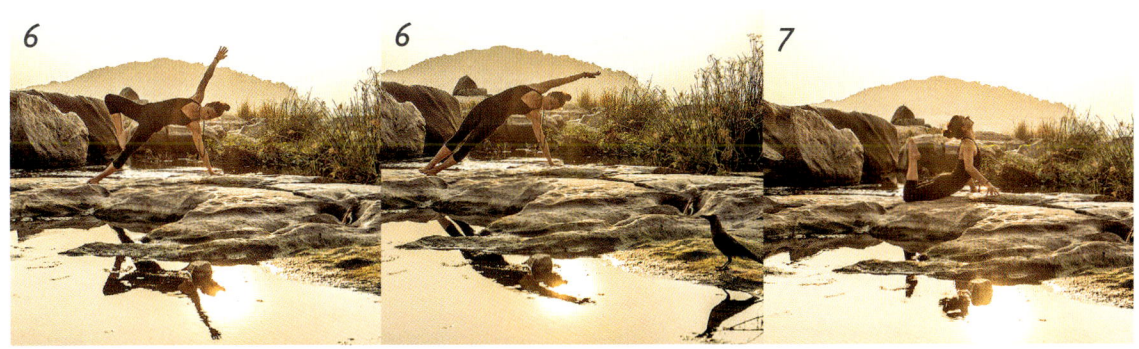

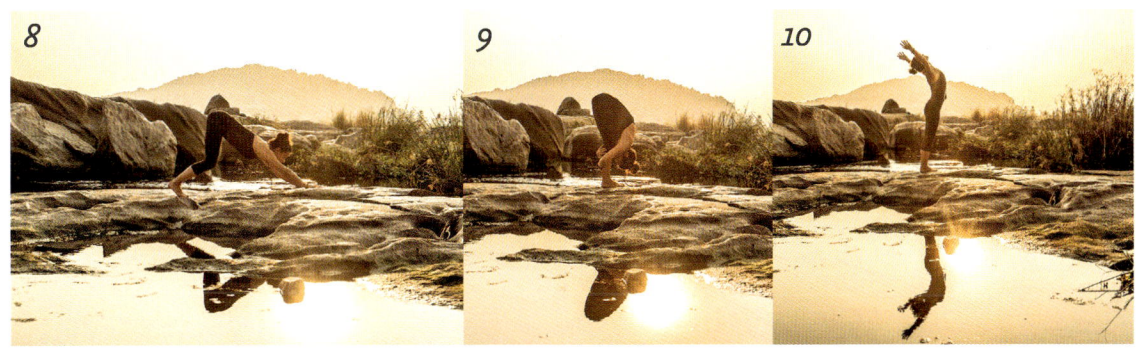

Abtauchen - *Bhramari, das Summ-Ritual**

Dich in den Abend hineinzusummen ist die wohl rascheste Methode, um die Gedankenflut des Tages zu besänftigen, den nötigen Raum und Abstand zu gewinnen und kinderleicht in einen meditativen Zustand zu schlüpfen. Die Yogis in den Höhen des Himalaya waren wirklich schlau, wussten sie doch, dass dieses Summen unseren Vagusnerv stimuliert. Dieser Nerv ist eine wahre Entdeckung, wenn es darum geht, Ressourcen gegen Stress aufzubauen und resilienter zu werden. Aus dem Hirn entstammend verläuft er entlang der Luftröhre in den Brustkorb und erstreckt sich von dort über den gesamten Bauchraum. Als längster Hirnnerv unseres Parasympathikus ist er wesentlich an der Funktion und Regulation fast all unserer inneren Organen beteiligt. Ob seiner bedeutenden Rolle wird er von der heutigen Wissenschaft nicht nur als der Ruhenerv, sondern sogar als der Selbstheilungsnerv gefeiert.

Mit *Bhramari* - dem sogenannten Bienensummen, benannt nach einer indischen Bienenart - haben wir neben dem AUM-Chanten einen dementsprechend direkten Weg über die Stimmvibration entlang des Halses, unser Nervensystem zu beruhigen, die Aufmerksamkeit nach innen zu lenken und dabei die Ohren für *Nada*, unseren inneren Klang, zu öffnen. Tauche gleich für ein paar Runden in deine eigene Klangwelt und Ruheoase von köstlicher Leere und Weite ein. Schneller geht's wirklich nicht.

UND SO SUMMST DU DICH EIN:

Finde einen aufrechten Sitz und entspanne deine Schulter-, Nacken- und Kieferpartie. Bewege und rotiere dafür behutsam deinen Kopf, während du sanft über deinen Nacken streichst und ein paarmal über den geöffneten Mund ausatmest. Schließe dann die Lippen und erzeuge ausatmend den MMMMMM-Klang, während du mit den Daumen sanft die Ohrknorpel zwischen Wange und Ohrmuschel drückst. Du kannst den Druck dort immer wieder lösen oder für die gesamte Länge deines Ausatems halten.

Falls du deinen Fokus noch mehr nach innen legen und Patanjalis *Pratyahara* erfahren möchtest, dann leg deine Finger in der sogenannten *Shanmukhi*-Mudra folgendermaßen ab: Die Daumen liegen sanft auf den Ohrknorpeln, die Zeigefinger an den Augenbrauen, während die Mittelfinger die geschlossenen Augen bedecken, die Ringfinger seitlich an den Nasenlöchern und die kleinen Finger außen an den Mundwinkeln platziert sind. So schließt du die Sinnestore im Gesicht: den Hör- sowie den Sehsinn. Damit du gut atmen kannst, liegen die anderen Finger für den Geruchssinn an der Nase und für den Geschmackssinn an den Lippen rein symbolisch an.

Lausche mit dem Summ-Ritual und all deiner Konzentration *(Dharana)* deinem inneren Klang ca. 5-mal. Du wirst sehen, wie geschwind dein Geist zur Ruhe kommt und du dich in *Dhyana*, dem Zustand der Versenkung, befindest.

---

* dieses Ritual nicht im öffentlichen Verkehr oder bei der Arbeit praktizieren!

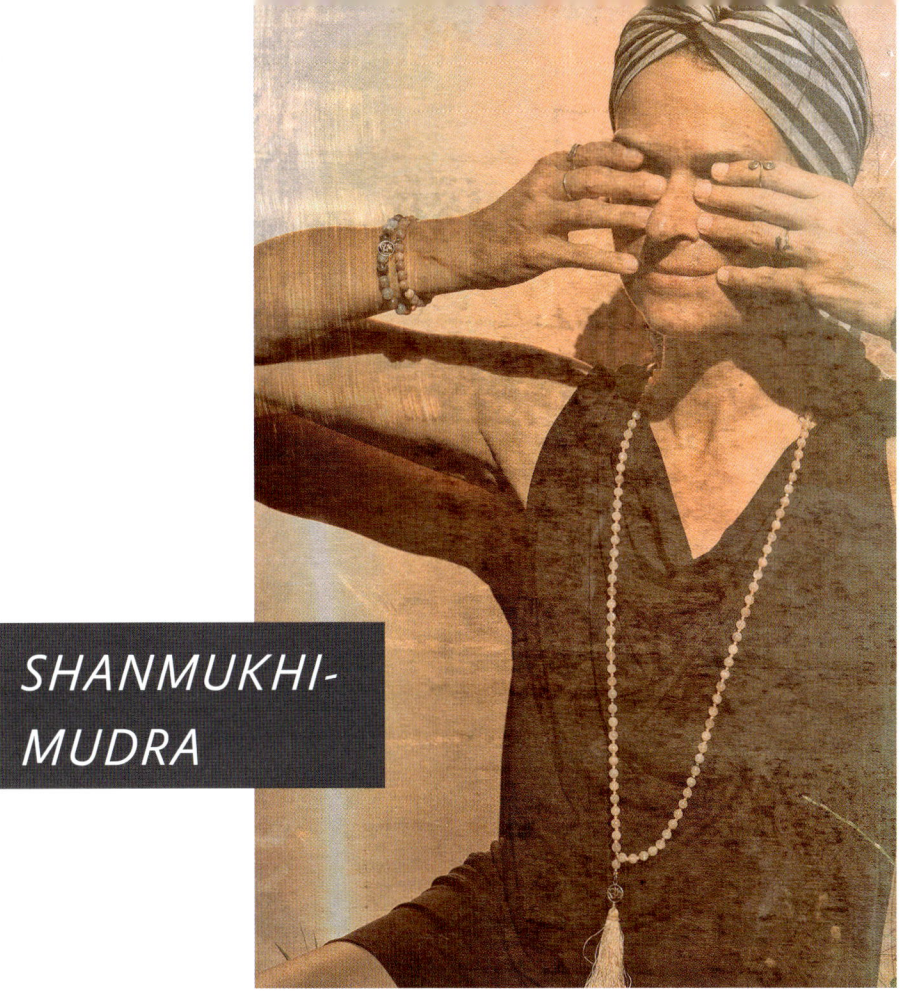

SHANMUKHI-MUDRA

Bhramari wirkt wie eine innere Klangschalen-Behandlung und kann dich nicht nur von mentalem, sondern auch von emotionalem Ballast befreien, Konzentrationsstörungen, leichte Kopfschmerzen bis hin zu Migränesymptome lindern und helfen, den Blutdruck zu senken. Im Gegensatz zu den meisten Atemritualen wirkt es eher kühlend und damit besonders effektiv auf den Vagusnerv und ist eine blitzschnelle Superwaffe gegen Stress und depressive Verstimmungen.

Spürst du, wie lebendig dein durchgepusteter Kopf von innen vibriert und es dort weit und hell geworden ist? Verweile in deiner »heiligen Zone«, deinem inneren Tempel, und genieße diese heilsame Meditation, so lange du möchtest.

Mein Tipp: Du kannst dich auch im Liegen in die Meditation oder direkt in den Schlaf summen.

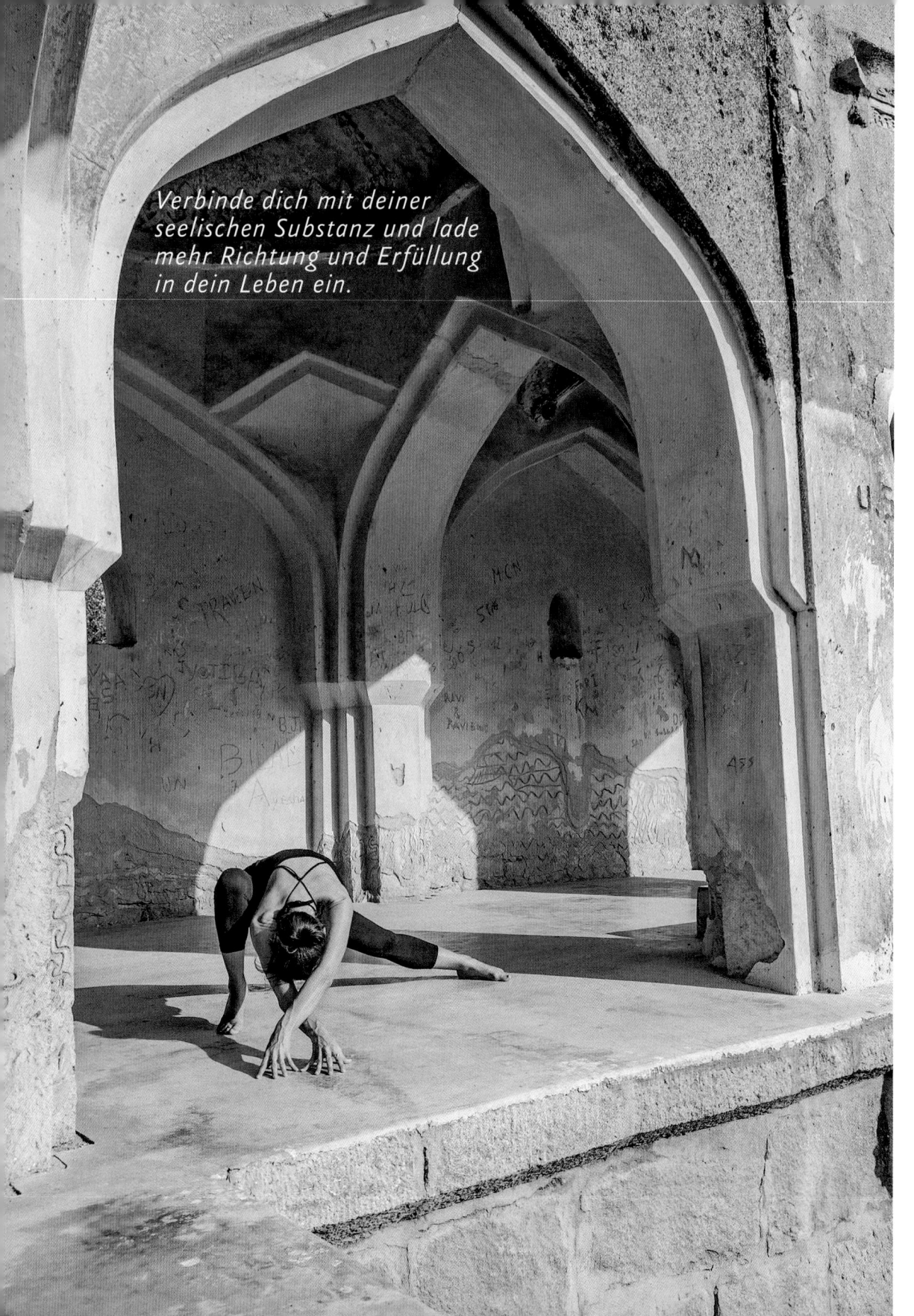

Verbinde dich mit deiner seelischen Substanz und lade mehr Richtung und Erfüllung in dein Leben ein.

Abschließen – Tagesrückblick und Vorschau

Achtsamkeit ist die Basis für ein zufriedenes Leben.

Wenn ich dich frage, wie oft es dir in deinem Alltag gelingt, mit allen Sinnen für den Moment wach zu sein, was wäre deine Antwort? Bist du total »zen« und schreitest mehr oder weniger tiefenentspannt mit einem angedeuteten Buddha-Lächeln durchs Leben? Erfreust du dich deiner Arbeit und all den Anforderungen des Informationszeitalters mit ungeteilter Aufmerksamkeit und absoluter Gelassenheit? Empfindest du tiefe Befriedigung und Muße, bei dem, was du tust und erlebst?

In unserem modernen westlichen Leben scheinen Zeit und Entschleunigung mehr oder weniger Luxus geworden zu sein. Wie oft hetzen wir durch den Tag, springen von einer Aufgabe zur anderen und verlieren dabei den echten Kontakt mit uns, unseren Mitmenschen und der Umwelt. Die Tage, Wochen, Monate, ja Jahre ziehen dahin, und wir sind erstaunt, wie schnell das alles ging. Oft erkennen wir nur im Rückblick, was genau in uns und in unserem Leben los war, welche Schritte und Erfahrungen wir gemacht und welche Projekte wir gestemmt haben und mit wie vielen interessanten, herausfordernden, freudvollen und bezaubernden Momenten und Begegnungen wir beschenkt wurden.

»Yoga ist eine wunderbare Achtsamkeits-Praxis auf der Matte, aber insbesondere auch eine Meditation über das Leben, denn Yoga bedeutet, sich bewusst im Wahrnehmen und Anerkennen der eigenen Realität zu üben.«

Diana Schöpplein

Und da unser Leben so facettenreich und dicht gestrickt ist und wir uns in Routinen gefangen und nicht selten von Arbeit überladen in einem beachtlichen Tempo beinahe blind durch den Tag manövrieren, lohnt es sich, spätestens zum Tagesende eine bewusste Pause einzulegen, innezuhalten, tief durchzuatmen. Anzukommen im Moment mit dem, was ist. Genau das ist Achtsamkeit. Aber nicht nur im Moment, sondern auch in der achtsamen Rückschau liegt eine große Kraft, bedingt sie doch vornehmlich unsere Fähigkeit zur Vorschau. Hiermit meine ich nicht deine To-do-Listen, sondern das bewusste Abschließen deines Tages, um gesammelt und geklärt in deine Nacht zu gehen und so deinem neuen Tag bereits am Vorabend eine besondere Qualität und Fokus geben zu können. Diesmal bedienen wir uns der Macht der Worte und der Bewegung in Form von Schreiben.

Revue-Schreibritual

Hier lässt du, wie der Name bereits sagt, deinen Tag noch einmal Revue passieren. Hierbei geht es nicht um ein chronologisches Festhalten deiner Erlebnisse, sondern darum, dir deines Handelns und Fühlens und etwaiger Zusammenhänge bewusst zu werden. Indem du deine Gefühls- und Gedankenwelt ungefiltert zu Papier bringst, kannst du dich mit ihr auseinandersetzen, den nötigen Abstand gewinnen und dich bewusst vom Erlebten verabschieden. Beim Akt des Schreibens rückt nämlich der Verstand in den Hintergrund und das Unterbewusstsein kommt zu Wort.

Du wirst sehen, durch das regelmäßige Führen eines gezielten Tagebuchs (Journaling) wird dein mentales wie emotionales Erleben mehr Klarheit und Weite erfahren. Du wirst mehr und mehr spüren, was dir am Ende des Tages wichtig ist und was du dir wirklich wünschst. Und dafür musst du weder einen Roman füllen noch stundenlang kunstvolle Sätze formulieren. Im Gegenteil, dieses Ritual nimmt nur wenige Minuten in Anspruch und kann dich wirkungsvoll unterstützen, dein Leben zu reflektieren und zum Positiven zu wandeln.

UND SO GEHT'S:

Besorge dir also ein schönes Tagebuch, nimm dir 7-12 Minuten Zeit und frage dich:

1. Was war heute so los? Was hat mich bewegt? Wie habe ich mich gefühlt?

2. Was möchte ich klären, hinter mir lassen, abschließen?

3. Was ist mein Wunsch? Was ist mein Ziel? Wie möchte ich mich fühlen?

Denk nicht zu viel darüber nach, sondern schreib drauflos. Lass dich von den Fragen inspirieren und deine Hand flink mit dem Stift übers Papier gleiten.

Halte dich nicht mit korrekter Semantik, Rechtschreibung oder Grammatik auf. Darum geht es hier nicht, sondern darum, deinem Unterbewussten Raum zu geben, ohne Zensur.

Bleib offen und neugierig. Es darf tief oder scheinbar banal sein. Lass dich führen, denn es war dein Tag, wie du ihn erlebt hast, und es ist dein Innerstes, was sich dir offenbaren möchte. So lernst du dich und deine Emotionen mit allen Facetten kennen und verstehen. Du erkennst, was für dich wahr ist und was du willst, und entwickelst Mitgefühl nicht nur für andere, sondern schlussendlich für dich selbst. Das ist wahre Intimität.

Mit diesem Schreibritual nutzt du insbesondere den *Manomaya Kosha*, deine mentale Körperhülle, die Informationen aufnimmt und kategorisiert. Indem du deine Gedanken und Impulse zu Papier bringst, kann sich all das entwirren, was in deinem Kopf herumschwirrt. Das schafft Überblick und Struktur. Mit deinem *Buddhi* (Intellekt), der Instanz in dir, die zu analysieren und zu unterscheiden vermag, kristallisiert sich heraus, was dir wirklich wichtig ist und wo du hinwillst. Du erkennst vermeintliche Fehler und anerkennst Erfolge. Du kommst allmählich zur nötigen Einsicht und Klarheit, um selbstbewusst Entscheidungen zu fällen, die dich deinem Ziel näher bringen.

Jetzt ist dein *Vijnanamaya Kosha*, deine Weisheits-Körperhülle, aktiviert. Indem du dich mit deinen Emotionen, Handlungen und Wünschen wahr- und annimmst, kannst du all-abendlich abschließen und so den Boden für den Morgen bereiten.

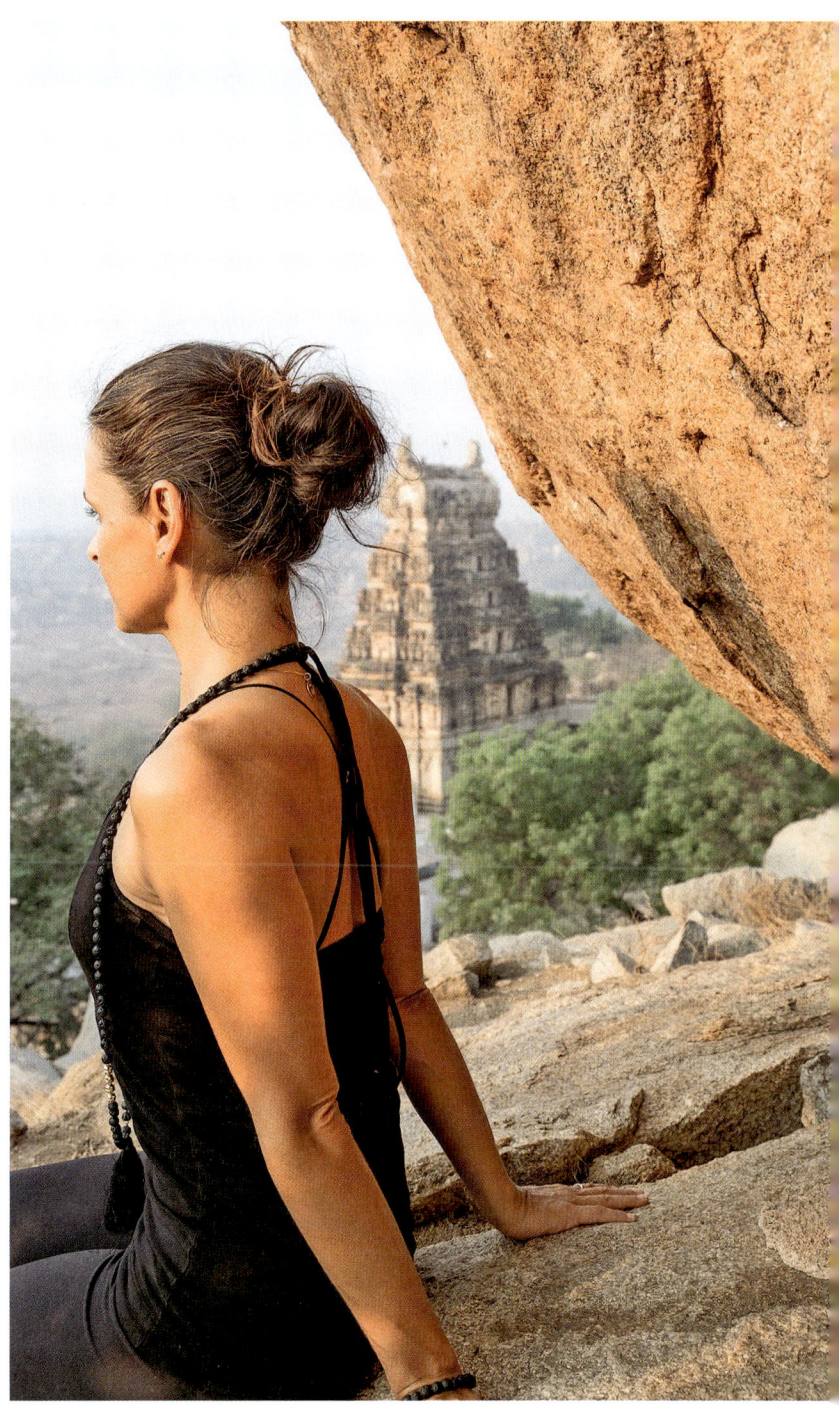

6

GUTE-NACHT-RITUALE

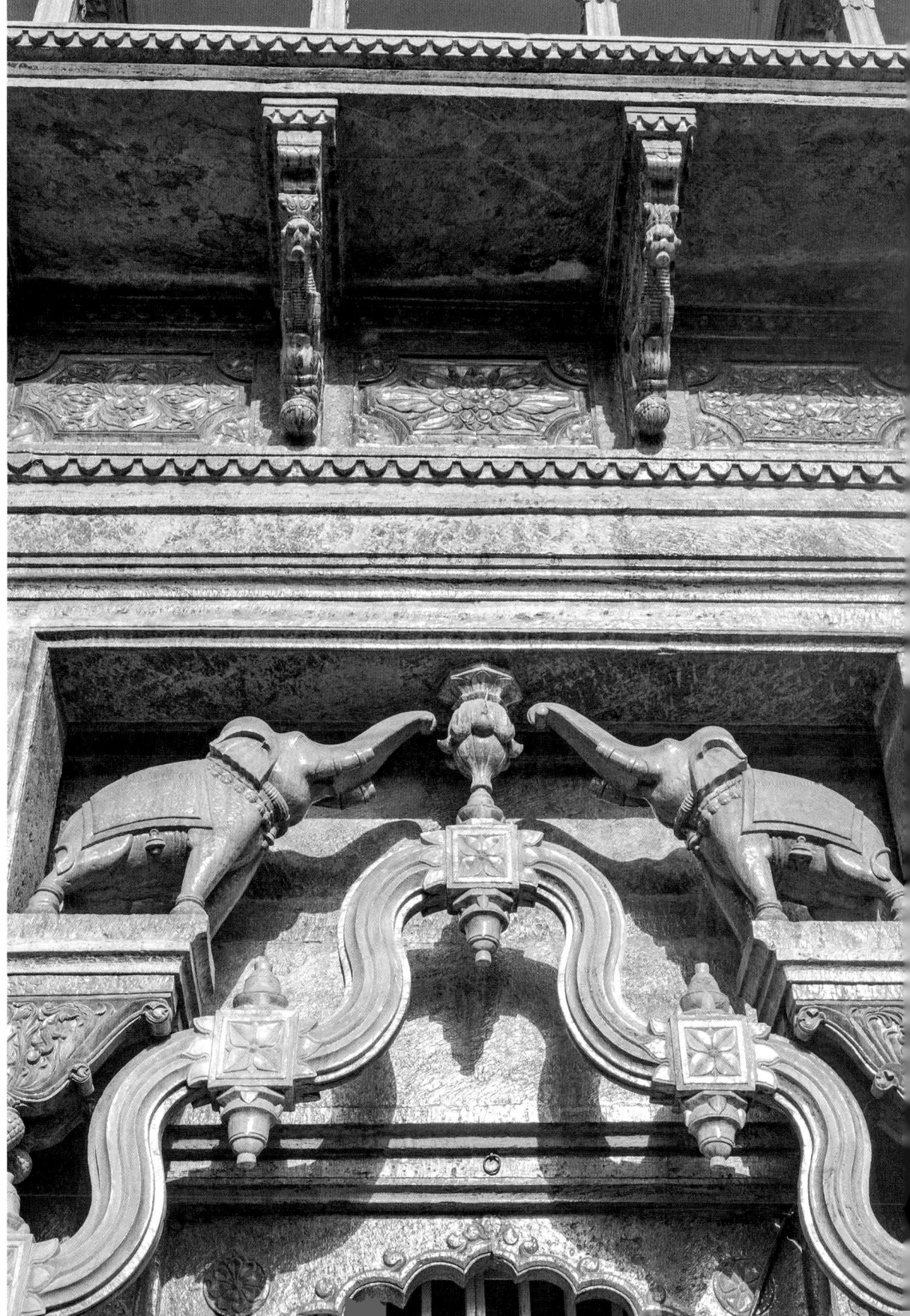

Ausatmen – Pranayama- und Mantra-Rituale für einen tiefen Schlaf

Schlafen wie ein Baby, wär das nicht ein Traum? Leider stehen Schlafstörungen und die daraus resultierenden Symptome mittlerweile weit oben in der Rangliste der Zivilisationskrankheiten. Es ist bekannt, dass unruhiger sowie nicht ausreichender Schlaf die Funktion des Vagusnervs und damit die Regulation eines Großteils unserer inneren Organe erheblich kompromittiert. Ist dieser lebensnotwendige Ruhenerv dauerhaft überstrapaziert, befindet sich unser Organismus im Stress. Und Stress wiederum kann Ursache für ernstzunehmende bis schwerwiegende Krankheitsbilder sein.

Wir alle kennen diesen nagenden, unbefriedigenden Gemütszustand, wenn wir uns nächtens von einer auf die andere Seite wälzen, ohne ein Auge zuzutun. Und gewiss auch den von Müdigkeit und Gereiztheit geprägten Tag danach. Bedauerlicherweise scheint chronischer Schlafmangel mittlerweile für eine Mehrzahl von uns zur Normalität geworden zu sein. Wenn unser Körper und Geist nicht zur Ruhe kommen und wir uns hormonell mehr oder weniger perma-

Für ein erfülltes wie erfüllendes Leben docken wir am besten nicht nur an unsere persönlichen Ressourcen, sondern direkt an der universellen Quelle an.

nent im Sympathikus, unserem Kampf-und-Flucht-Modus befinden, wie sollen wir da auch nur annähernd unser Potenzial ausschöpfen können? Und schätzen wir nicht diese zutiefst genährte und zentrierte Verfassung nach einer erholsamen Nachtruhe? Wenn wir uns im Saft fühlen, lässt sich der Tag umso vieles achtsamer, kreativer und freudvoller gestalten.

Die unmittelbare Wirkung unserer Atmung auf unser Nervensystem ist erwiesen (siehe dazu auch Kapitel 2). Mit ihr können wir unser gesamtes Körper-Geist-Seele-Gebilde harmonisieren. Brauchen wir mehr Energie/Aktivität oder mehr Ruhe/Gelassenheit? Ich finde es genial, wie uns die Pranayama-Praxis das passende Ritual bietet, je nachdem, was es auszugleichen gilt.

Nadi Shodana Pranayama

Ein wahrer Alleskönner von höchst subtiler wie spiritueller Kraft ist die sogenannte Wechselatmung. *Nadi Shodana* könnte wörtlich als »Kanalreinigungs-Atem« übersetzt werden. Sein ursprünglicher Sanskritname weist auf den inneren Reinigungsprozess der Energiekanäle *(Nadis)* hin, insbesondere auf das Durchstoßen feinstofflicher Blockaden, die das Aufsteigen der *Kundalini* im *Sushumna Nadi*, dem zentralen Mittelkanal, verhindern. Diese feine klassische *Kriya* arbeitet mit den Energieflüssen des rechten und linken Naseneingangs, mit dem *Pingala,* dem Sonnen-, und mit *Ida*, dem Mondkanal, und damit mit den großen Gegensätzen von Tag - sprich Aktivität, Dynamik, männliche Yang-Energie - und Nacht, also Ruhe, Stille und weiblicher Yin-Energie.

Auf dem yogischen Weg zu Balance, *Sattva*, und zu *Moksha*, radikaler Freiheit, müssen diese Polaritäten ausgeglichen und schlussendlich transzendiert werden. Dann erst ist das größtmögliche, allumfassende Einheitsbewusstsein *Samadhi* und *Sat-Chit-Ananda*, der Seins-Zustand von himmlischer Glückseligkeit, möglich. Als verkörperte Geist-Seele auf einem Planeten spielt sich unsere Erfahrung vornehmlich im Spannungsfeld der Gegensätze ab: Tag - Nacht, oben - unten, innen - außen, links - rechts. Wir erleben Trennung jeden Tag, jede Stunde, jede Sekunde. Die Yogis und ayurvedischen Heilwissenden haben beobachtet, dass in der Regel eines unserer beiden Nasenlöcher aktiver ist als das andere und dass diese Aktivität im Laufe des Tages natürlicherweise wechselt. Und zwar im 90-Minuten-Takt.

So weit, so gut. Du magst das jetzt interessant finden und dich gleichzeitig fragen, was denn daran bitte schön so bedeutsam sein soll. Nun ja, die Yoga-Wissenschaft geht davon aus, dass der Prana-Strom, der durch Pingala Nadi, also dem rechten Naseneingang, empfangen wird, die linke Gehirnhälfte aktiviert und dass vice versa Ida Nadi die rechte Hemisphäre aktiviert. Der Kreuzungspunkt der beiden Prana-Ströme bildet unser Ajna-Chakra, das Dritte-Augen-Zentrum, welches sozusagen mit jedem nasalen Atemzug sanft massiert wird. Fließt also mehr Prana durch den rechten Sonnenka-

nal, tritt das linksseitige Gehirn mit seinem analytischen Denkprozess und Zahlen- und Sprachverständnis in den Vordergrund. Ist der linke Mondkanal offener, sind wir empfänglicher für ein holistisches, intuitives Erfassen von Bildern, Musik und Raum. Die beiden Hirnareale werden durch eine mächtige Balkenstruktur, das *Corpus Callosum*, miteinander verbunden. Mit Nadi Shodana können wir die Plastizität, den Austausch dieser zerebralen Fakultäten, fördern, indem wir den Atem im Wechsel durch das linke und rechte Nasenloch führen. Das schafft Ausgleich und uns stehen mehr Ressourcen zur Verfügung.

Nadi Shodana ist eine zentrale Praxis zum Hinführen auf *Pratyahara* und vermag dich rasch in einen meditativen Zustand und in das Gefühl von Ganzheit zu versetzen.

vishnu-
mudra

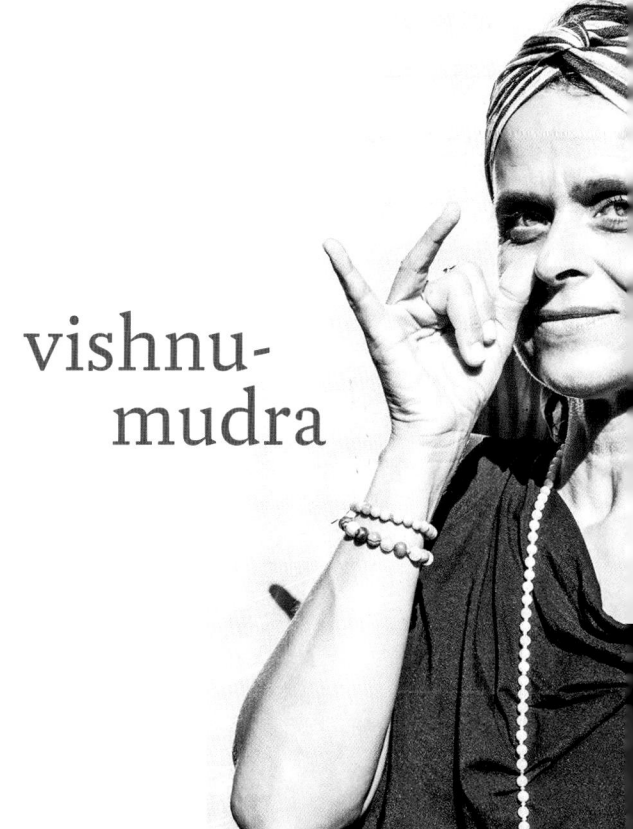

UND SO GEHT'S:

Nimm einen für Hüfte, Bauch und Schultern entspannten aufrechten Sitz ein. Lass zunächst den Atem organisch fließen und sei wachsam für die feinen Unterschiede in den Nasengängen. Überprüfe mit deinem Zeigefinger ca. 1 cm unterhalb der Nase, in welchem Kanal ein stärkerer Luftstrom spürbar ist. Falls du den Effekt während und nach dem Ritual nicht intuitiv wahrnehmen solltest, dann kannst du gerne am Ende noch einmal den Fingertest machen.

Forme nun mit der rechten Hand *Vishnu-Mudra*, indem du den Zeige- und Mittelfinger am Daumenballen ablegst. So lässt sich mit dem Daumen der rechte Nasenflügel durch sanften Druck schließen, mit dem Ringfinger der linke.

Atme noch mal ein und aus. Verschließe nun den rechten Nasenflügel und atme über den linken Nasenkanal ein. Jetzt verschließt du den linken Nasenflügel und öffnest den rechten, um über rechts auszuatmen. Atme dann über rechts ein und verschließe rechts, öffne links und atme über links aus. Das ist eine volle Runde Wechselatmung. Beginne wieder im sanften Ujjayi-Atem über links einzuatmen und wiederhole den Vorgang für 6–12 Runden.

Oft wird Nadi Shodana mit dem Zählen der Ein- und Ausatmung empfohlen. Das erhöht deine Konzentration und gibt dir Aufschluss über deine Entwicklung, kann dich aber auch leichter in eine Art Mechanik verfallen lassen. Wechsle hier also ruhig ab: mal intuitiv gefühlt, mal gezählt.

Gestalte zu Beginn ein Gleichmaß, das sogenannte Sama Vritti, d. h., Ein- und Ausatmung sollten gleich lang sein: zum Beispiel auf vier Sekunden ein- und auf vier Sekunden ausatmen. Nimm die Minipause beim Wechsel wahr und achte darauf, dass du entspannst und heilsame Gedanken in Form einer Affirmation oder eines Mantras hast. Wenn du schon Übung hast und dir dieses Ritual leichtfällt, kannst du mit der Verlängerung der Atemzüge spielen und deine Ausatmung allmählich auf die doppelte Länge der Einatmung ausdehnen. Auch die Pause dazwischen darf prominenter werden. Etabliere dabei das Mula Bandha, den Wurzelverschluss am Ende der Ausatmung, halte es für die Einatmung und in der kurzen Kumbhaka-Pause und löse es wieder, sobald du ausatmest. Für die klassische Wechselatmung übt man schließlich, das Kumbhaka für die Länge der Einatmung zu halten und die Länge der Atemzüge sowie die der Runden zu steigern.

Wie du siehst, gibt es hier ganz schön was zu tun. Lass dich bitte nicht von all den technischen Anweisungen beirren und vermeide unangemessenen Ehrgeiz. Yogische Kriyas sind sehr kraftvoll, auch wenn sie recht unspektakulär erscheinen mögen: ein wenig einatmen, etwas Pause, ein wenig ausatmen, mehr nicht. Erinnere dich, wir lenken Prana, Lebensenergie. Was bitte schön könnte potenter sein? In den alten Schriften wird Pranayama als so mächtig und gefährlich wie ein Tiger beschrieben. Aus diesem Grund wurde es ausschließlich im Individualunterricht von Meister zu Schüler weitergegeben und dem jeweiligen Stadium des Aspiranten angepasst.

Die Weisen von damals versuchten nichts Geringeres, als *Kundalini Shakti* zu erwecken, um Nirvana zu erlangen und unsterblich zu werden, zumindest aber ihr Leben zu verlängern. Abgeschieden in den schneebe-

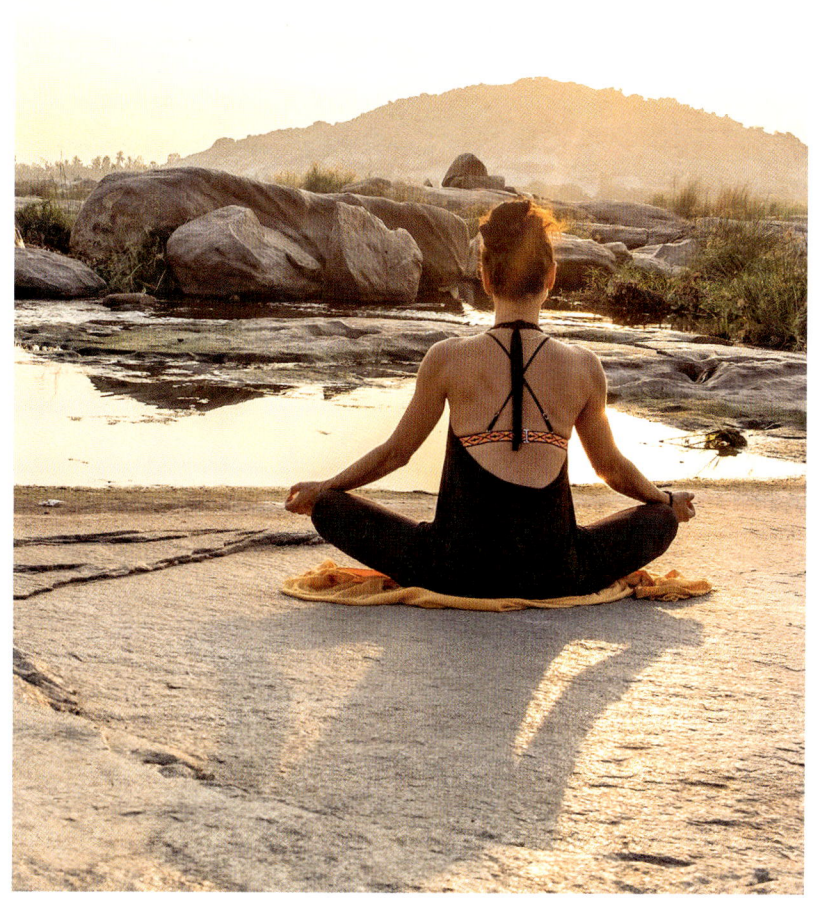

deckten Höhen des Himalaya praktizierten sie dementsprechend radikal und exzessiv, schon allein, um bei Eiseskälte bzw. glühender Hitze Einfluss auf ihre Körpertemperatur und ihren Herzschlag etc. nehmen zu können. Auch heute noch üben sich indische Yogis und tibetische Mönche in dieser Form der Körperbeherrschung und inneren Gelassenheit, wenn sie nackt im Schnee meditierend ihre Atemzüge verlängern. In diesem Kontext ist mitunter vom Anhalten des Atems bis zu mehreren Minuten, wenn nicht gar Stunden die Rede. Immer wieder haben indische Gurus und Yogis ihre besonders hochentwickelten Fähigkeiten der Atem- und Körperregulation in wissenschaftlichen Experimenten untersuchen lassen, um das menschliche Potenzial der modernen Forschung und damit der Allgemeinheit zugänglich zu machen.

Aber hier geht es nicht um Rekorde oder Unsterblichkeit, sondern um ein gesundes und erfülltes Leben. Sollte dir also dieses Pranayama schwerfallen und dein Körper Hitze oder Spannung produzieren, dann verkürze die Länge der Atemzüge. Bleib geschmeidig, leg eine Pause ein oder geh zum Meeresrauschen-Atem über. Mit Pranayama willst du auf keinen Fall Stresssymptome erzeugen, sondern im Gegenteil das Parasympathische Nervensystem ansprechen.

Mein absoluter Favorit für eine wertvolle Nachtruhe und mehr Seelenheil ist, den Atem mit einem Mantra oder einer Affirmation zu führen.

> *Ich bin sicher, ich bin ruhig, alles ist gut.*
> *Ich bin Liebe und ich werde geliebt.*
> *Ich bin in meinem Herzen zu Hause, mein Zuhause ist mein Herz.*
> *Ich bin ein Kind des Himmels, ich bin Leben, ich BIN.*
> *Ich bade in Liebe, in Fülle, in Unendlichkeit.*

Wie wäre es, wenn du dir selbst eine Atem-Affirmation in deiner Muttersprache »komponierst«? Besonders kraftvoll ist, jeden Atemzug einem vedischen Mantra zu widmen.

»So Ham«-Atemritual

Ein wunderbarer Einstieg ist das *So Ham*-Mantra. Es ist das natürliche Mantra unseres Atems. »So« bedeutet »Das«, repräsentativ für das absolute Bewusstsein, und Ham bedeutet »Ich bin«, zusammen also »Ich bin Das« oder »Ich bin das unsterbliche Selbst«.

UND SO GEHT'S:

Chante beim Einatmen innerlich »So«, nimm in der Atempause bewusst die Stille wahr und lass mit dem Ausatmen »Ham« erklingen.

Wenn du dem Atem lauschst, kannst du »*So*« und »*Ham*« beim Ein- und Ausatmen erkennen.

Dieses Mantra kannst du selbstverständlich auch für eine schlichte Atembewusstseinsmeditation anwenden. Wie immer ist deine innere Haltung und der Grad deiner Aufmerksamkeit ausschlaggebend.

»Ich bin ganz«-Ritual

Lass dich vor dem Schlafengehen an deine eigene Ganzheit im Mysterium der Unendlichkeit erinnern. Das für mich tiefgründigste Mantra der *Upanishaden* ist ein wahrer Schatz, welches dir Zugang zum Geheimnis des Lebens gewähren kann. Es besagt, dass wir als Teil der kosmischen Vollkommenheit ebenso vollkommen sind, dass Vollkommenheit Vollkommenheit hervorbringt und bedingt und nichts Vollkommenheit mindern kann, denn Vollkommenheit bleibt immer vollkommen (Vollkommen steht synonym für das Ewige, Absolute).

> *Om purnam ada purnam idam purnat purnam udacyate*
>
> *Purnasya purnam adaya purnam evavasisyate*

Klassisch übersetzt: »Jenes ist Fülle, dieses ist Fülle, aus der Fülle kommt Fülle hervor. Nimmt man von der Fülle die Fülle, bleibt die Fülle übrig.«

Frei übersetzt: »Dort ist Ganzheit, ich bin Ganzheit. Aus der Ganzheit wird Ganzheit manifestiert. Trennt man Ganzheit von der Ganzheit, verbleibt die Ganzheit.«

UND SO GEHT'S:

Einatmen: OM purnam ada purnam idam

Anhalten: purnat purnam udacyate

Ausatmen: Purnasya purnam adaya purnam evavasisyate

Finde deinen Flow. Am besten übst du das Mantra separat, bevor du es mit der Wechselatmung verknüpfst. Eine Audiodatei für das Mantra findest du unter www.dianaschoepplein.com

Mein Tipp: Mach es dir in deinem Bett bequem und gleite mit Nadi Shodana sanft in den Schlaf. Du brauchst keine Mudra dafür. Konzentriere dich einfach auf das jeweilige Nasenloch und führe den Atem mental: links ein, Pause, rechts aus, Pause, rechts ein, Pause, links aus, Pause. Beginne und ende stets mit der linken Seite, deinem Mondkanal.

»Ich bin Shiva«-Ritual

Chidaananda Rupah Shivoham Shivoham

chid = Bewusstsein, Wissen
ananda = Glückseligkeit
rupah = Natur
shivoham = ich bin Shiva, reines Bewusstsein

»Bewusstsein und Glückseligkeit sind meine Natur, ich bin Shiva, ich bin das Absolute« oder »Meine Essenz ist glückseliges Bewusstsein, ich bin Shiva, ich bin das unmanifestierte Ewige«.

Ich bin ganz,
ich bin unendlich.

UND SO GEHT'S:

Atme im Nadi Shodona mit einem stillen »Chidaananda Rupah« ein, halte mit »Shivoham Shivoham« inne und atme mit »Chidaananda Rupah Shivoham Shivoham« aus, um dich mit glückseligem Bewusstsein aufzutanken.

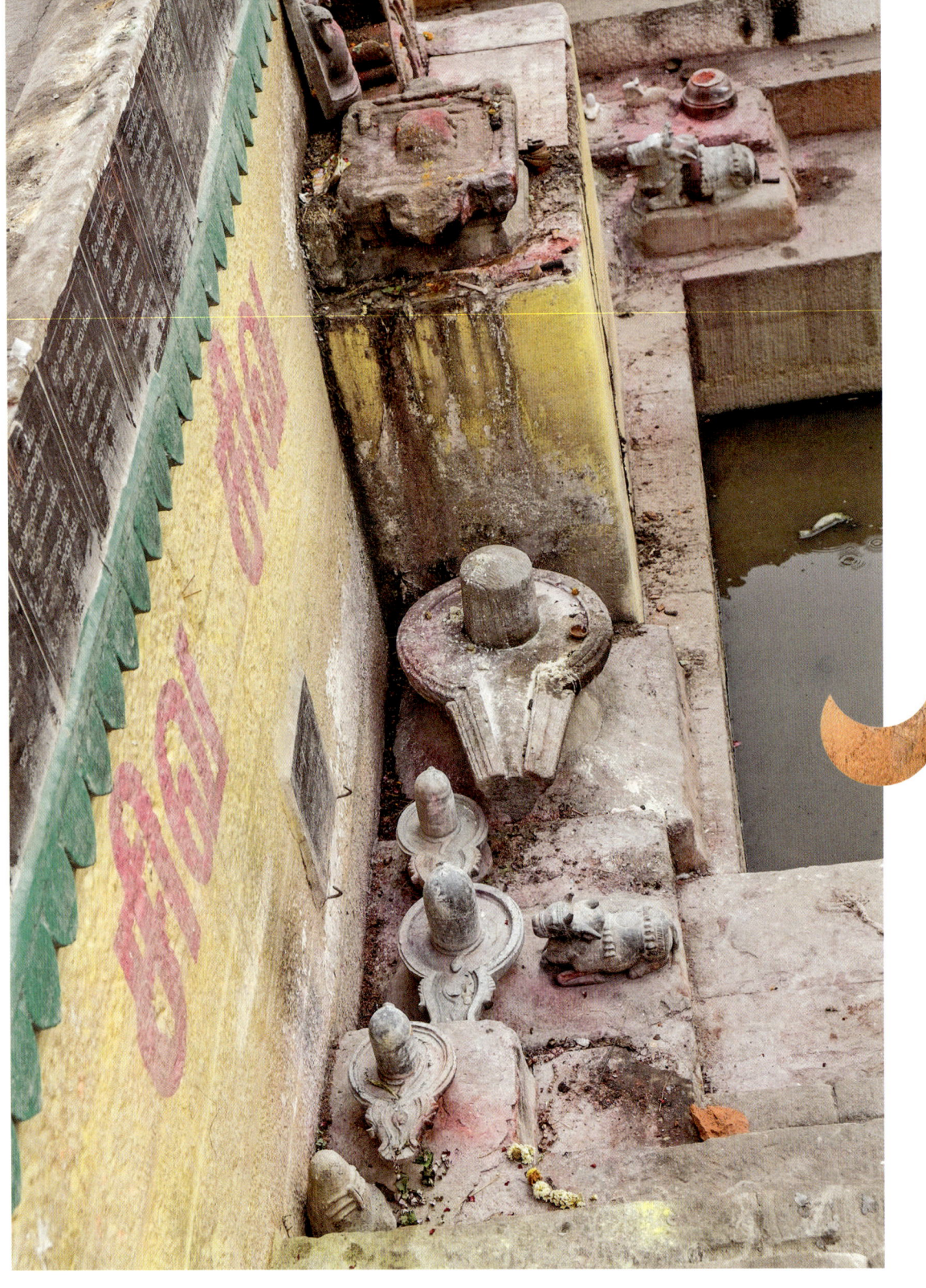

Chandra Bhedana –
Mond-Atem-Ritual

*Ein tiefer Schlaf
ist ein gesunder Schlaf.*

Mit diesem Ritual hast du eine Geheimwaffe gegen Einschlafstörungen. Du kannst es im Sitzen oder direkt im Bett liegend anwenden. Es ist so simpel wie effektiv.

UND SO GEHT'S:

Atme einfach über *Ida Nadi*, deinen linken Nasenkanal, ein und über den rechten aus. Hier wird nicht gewechselt, sondern durchgängig links ein- und rechts ausgeatmet.

Verschließe das jeweilige Nasenloch entweder mit dem Daumen und Ringfinger in *Vishnu-Mudra* oder stell dir lediglich vor, wie der Atem links ein- und rechts ausströmt.

Unterstütze, indem du dir als Affirmation innerlich vorsprichst: »Ich bin - ruhig und vollkommen entspannt« oder »Ich bin - angenehm müde« oder auch »Ich kann - vertrauen und loslassen«. Solltest du visuell veranlagt sein, dann stell dir ein tiefblaues oder violettes Licht vor, welches durch den Nasenflügel ein- und ausfließt. Meist dauert es dann nicht mehr lange, bis du wie ein Baby einschläfst und in die Traumwelt hinüberwanderst.

CHANDRA: Mond

Danken und Stillwerden – Nächtliche Meditations- rituale

Dankbarkeit macht zufrieden, großzügig und großherzig.

Dankbarkeit ist ein Schlüssel zu Santosha, Zufriedenheit, und Zufriedenheit ist die Basis für ein erfülltes Leben. Solange wir mit uns und den Umständen in unserem Leben *un-zu-frieden*, also nicht im Frieden sind, wird sich dauerhaftes Glück, geschweige denn der Zustand von *Sat Chit Ananada*, von reiner Glückseligkeit, kaum einstellen können.

Unzufriedenheit ist eine Volkskrankheit. In den meisten westlichen Industrienationen mangelt es uns an nichts: Wir leben weder im Kriegszustand noch in Hungersnot. Wir haben in der Regel ein Dach über dem Kopf, Heizung, Strom und fließendes Wasser, Zugang zu Bildung, Gesundheitsversorgung, Transportmitteln und allerlei Unterhaltungsangebote. Die Läden sind voll mit Kleidung, Möbeln, Gerätschaften und elektronischen Helfern jeglicher Art. Durch WLAN und unsere hübschen Smartphones sind wir mit der gesamten Welt verbunden und genießen Freiheiten wie nie zuvor. Wir könnten uns im ekstatischen Freudentaumel befinden. Aber nein, es wird gejammert und geklagt. Wir fühlen uns leer und oftmals einsam. Depressionen und Angstzustände nehmen drastisch zu.

Die Gründe hierfür mögen vielschichtig und differenziert zu betrachten sein, worüber ein anderes Buch geschrieben werden könnte. Auch möchte ich nichts herunterspielen, denn Leid hat viele Gesichter und wir Menschen haben offensichtlich viel tiefgreifendere Bedürfnisse. Aber sicherlich wenig dienlich ist, sich über die Umstände zu beschweren. Denn damit *be-schwerst* du dein Gemüt im wahrsten Sinne des Wortes. Das beste Gegenmittel ist, sich in Dankbarkeit zu üben. Hier geht es ganz praktisch darum, den Fokus umzulenken von dem, was uns stört, belästigt und auf die Nerven geht, zu dem, was schön, interessant, wertvoll oder liebenswürdig ist. Wir trainieren quasi unseren Geist auf Zufriedenheit und Freude, indem wir uns vor Augen führen, welche Geschenke das Leben tagtäglich für uns bereithält, die großen wie die kleinen. Denn nicht nur der Teufel steckt im Detail, sondern auch der Segen.

Unseren Segen täglich zu zählen und zu würdigen ist der Nährboden für inneren Frieden, Fülle und Freude.

Dankbarkeitstagebuch-Ritual

Wofür bist du heute dankbar? Blicke zurück in deinen Tag, finde bis zu fünf Dinge, die ein Gefühl der Dankbarkeit in dir hervorrufen, und notiere sie in deinem Tagebuch. Durch die Bewegung deiner Hand bekommen diese mehr Prägnanz, als wenn du sie dir rein mental vor Augen führst. Es geht nicht nur um ganz besondere Ereignisse, wie beispielsweise die entspannende Massage, die Geburt eines gesunden Babys oder den erfolgreichen Abschluss eines Projektes, sondern auch um Kleinigkeiten wie den wohligen Duft deines Morgenkaffees, deines Gesichtsöls oder deiner Hauskatze. Erinnere dich daran, wie du dich gefühlt hast. So darfst du dieses Gefühl noch einmal genießen und eignest dir über die Zeit eine Datenbank von schönen Gefühlen an.

UND HIER EIN PAAR SCHREIBTIPPS:

Sei so spezifisch wie möglich: Anstatt im Allgemeinen für eine Freundin oder Arbeitskollegin dankbar zu sein, erinnere dich genau daran, was dich besonders berührt hat; zum Beispiel die warme Begrüßung oder die WhatsApp-Nachricht, die dich ermutigt und aufgebaut hat.

Schärfe deinen Blick für die Details: Was genau sind die Qualitäten, die du an der anderen Person oder an der Situation schätzt.

Fokussiere dich mehr auf Menschen und zwischenmenschliche Begegnungen statt auf materielle Dinge. Wenn dir das schwerfällt, stell dir dein Leben ohne diese Personen, Gegenstände oder Annehmlichkeiten vor. Das heißt, anstatt all das tolle Zeug »nur« aufzulisten, ziehe es einfach mal ab. Wie fühlt sich dein Leben ohne es an?

Trainiere, bewusst das Gute in scheinbar negativen Erlebnisses zu erkennen, z. B. die verpasste Zugverbindung, die dich evtl. vor einer schlimmeren Situation bewahrt haben könnte oder dich mit einer netten Begegnung beschenkte.

Sei wachsam für die zarten Momente wie die freudigen Überraschungen.

Sieh alles als ein Geschenk und nimm nichts und niemanden in deinem Leben für selbstverständlich. Nicht deine Liebsten und schon gar nicht dein Glück. Sieh auch dich als Geschenk!

Mit dem regelmäßigen Journaling wird dein Dankbarkeitskonto schnell wachsen und gedeihen. Über einen längeren Zeitraum scheint die Übung in Dankbarkeit die neuronale Sensitivität im präfrontalen Kortex - einer Gehirnregion, die für Lernen und Entscheidungen zuständig ist - zu erhöhen. Das lässt vermuten, dass wir dadurch befähigter sind, mehr Dankbarkeit auszudrücken. Wir werden großzügiger.

Dankbarkeit bringt
Dankbarkeit hervor.

Tempel-Dankbarkeitsmeditation

Mit diesem Meditationsritual möchte ich dich einladen, auch dir selbst Dankbarkeit zu schenken. Sie fördert dein Mitgefühl für dich selbst und damit deine Selbst-Liebe.

UND SO GEHT'S:

Du kannst sitzen oder liegen. Mach es dir bequem und nimm deinen Atem wahr. Werde dir deines Körpers bewusst. Welch einzigartiges, hochintelligentes Kunstwerk. Perfekt konzipiert und abgestimmt; in seiner Komplexität, Vielschichtigkeit und seinem Zusammenspiel nicht zu übertreffen. Dein Körper, dein Tempel. Spüre ihn, lebendig, pulsierend.

Spüre, wie der Atem den Bauch- und Brustraum bewegt, wie sich das Zwerchfell hebt und senkt, die Lunge expandiert und kontrahiert. Sie versorgt dich mit Sauerstoff, deinem Lebenselixier. Danke, liebe Lunge.

Horche auf deinen Herzschlag, tatam, tatam, tatam. Spürst du das Pochen? Tatam, tatam, tatam. Dein Herz, wie es expandiert und kontrahiert, wie es pumpt und dich mit Blut, dem Lebenssaft, versorgt? 24 Stunden, 7 Tage die Woche, tatam, tatam, tatam. Mein Herz, ich danke dir, was wäre ich ohne dich?

Betrachte deine Hände, milde. Sie sind Ausdruck deines Herzens. Mit ihnen berührst du, mit ihnen agierst du, mit ihnen kreierst du. Mit ihnen kochst du, schreibst du, streichelst du. Sie helfen dir, so vieles zu tun. Küsse sie, ganz zärtlich. Danke, liebe Hände, ich liebe euch. Leg sie auf den Bauch und spüre in deine Bauchorgane hinein.

Verbinde dich mit deinem Magen, der deine Nahrung aufspaltet und zersetzt. Danke, lieber Magen, wie gut, dass es dich gibt.

Geh über ein inneres Bild mit deiner Leber in Kontakt, ein phänomenales Hochleistungsorgan. Neben unzähligen Funktionen zersetzt sie nicht nur Giftstoffe, sondern verteilt *Chi*, Lebensenergie, und gilt als Sitz der Seele. Wie genial. Danke, liebe Leber, danke, du bist meine Heldin.

Wandere zu deinen Nieren, dem Speicher deiner Lebenssubstanz. Auch sie entgiften und leisten unglaublich viel für dich. In ihnen sitzt laut Traditioneller Chinesischer Medizin deine persönliche Lebenskraft. Deshalb wird sie als Wurzel des Lebens verehrt. Liebe Nieren, danke, danke, ich liebe euch alle beide.

Geh zu deiner Blase, ein sehr sensibles Organ, welches dir Auskunft über deine Emotionen geben kann. Liebe Blase, ich danke dir.

Nimm Kontakt mit deinem Verdauungstrakt auf. Hier sitzt das »Darm-Hirn« und laut Ayurveda ist es unser zentrales Organ für Gesundheit und Wohlbefinden. Verdauung gut, alles gut. Danke, lieber Darm, für deinen lebenswichtigen Charme.

Würdige deine Geschlechtsorgane, der Raum für Schöpfung, Lust, Ekstase. Danke, Vagina, danke, Penis, für all die Freude.

Danke deinen Beinen, dass sie dich durchs Leben laufen lassen.

Danke deinen Füßen, die dich jeden Tag tragen. Liebe Füße, tausend Dank, wo wäre ich nur ohne euch?

Danke deinen Hüften für den Schwung.

Danke deinem Rücken, der dich stützt.

Danke deinen Schultern, die Tore zu deinem Herzen. Danke, danke, danke.

Danke deinem Nacken dafür, dass er deinen Kopf trägt.

Danke, Kiefer, danke, Zunge, für all das leckere Schmecken.

Danke, Lippen, für all die zarten Küsse.

Danke, Ohren. Ohne euch wäre meine Welt ohne Klang, Musik, Vogelgezwitscher und Gelächter.

Danke, Augen, für all die Farben und das Licht, das ich durch euch erblicken darf.

Danke, Gehirn, dass du für so wichtige Schaltstellen sorgst und mir das Denken ermöglichst.

Danke, mein Geist, ohne dich könnte ich mich in dieser Welt weniger gut zurechtfinden.

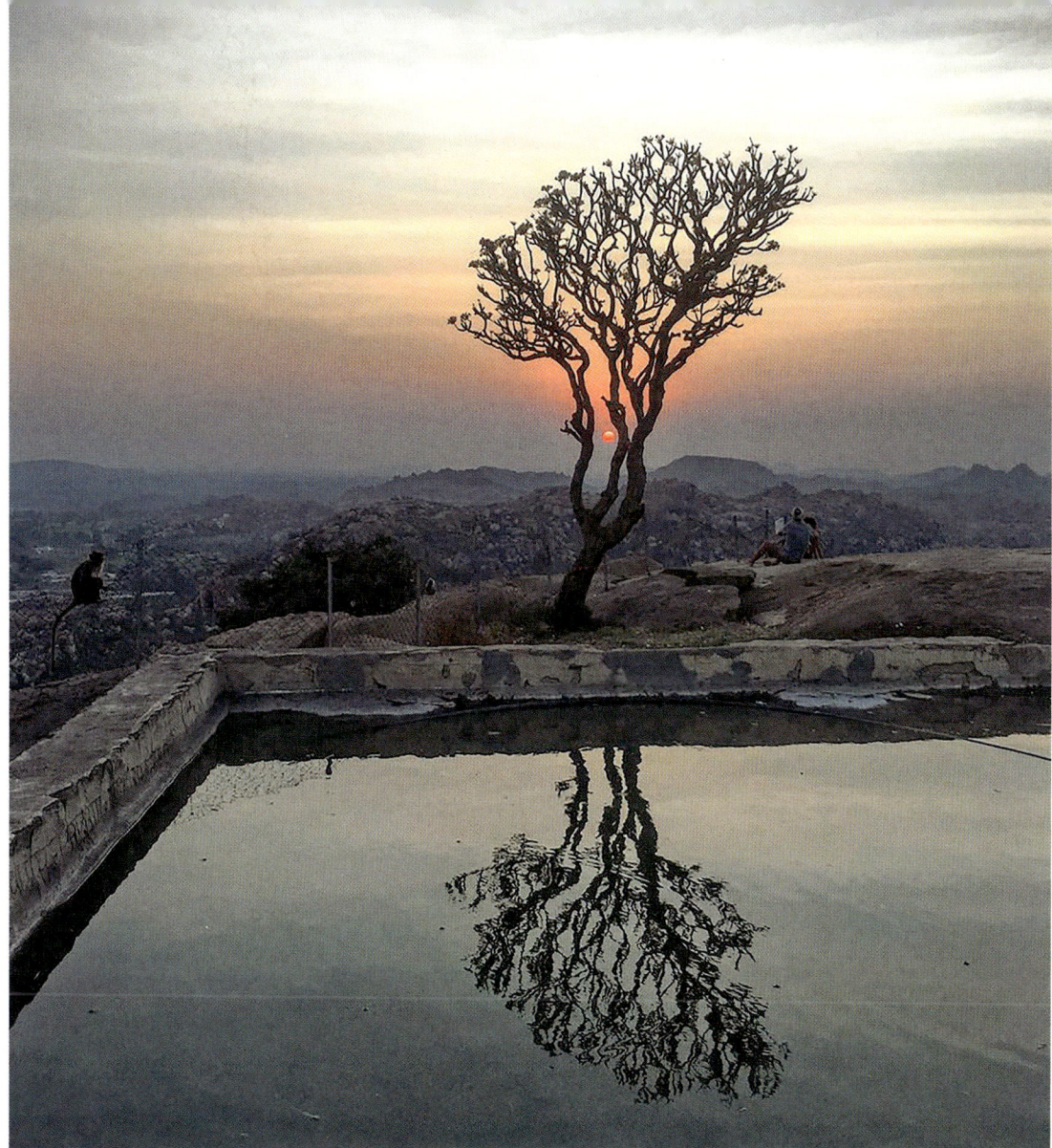

Danke, dass du alles für mich analysierst.

Danke, *Buddhi*, meine Intelligenz, die mich weisere Entscheidungen fällen lässt.

Danke, Weisheit, für die Einsicht, Freude und Bewusstheit.

Danke, Leben: danke für meinen Körper, danke für mein Herz, danke für meine Seele, danke für mein Leben, hier und jetzt.

Danke für diesen Planeten, für alle Menschen, Tiere, Pflanzen, Lebewesen, für alle Sterne, Galaxien und Universen – ein Meisterwerk. Es ist wunderbar, ich bin wunderbar. Unglaublich, dass das alles möglich ist. **Das ist Liebe, das ist Magie.**

Danke schön!

Danke schön!

Danke schön!

Stillwerden

Es geht doch nichts über die geheimnisvolle Stille der Nacht. Warum nur hat sich unsere schnelllebige digitalisierte Informationsgesellschaft angewöhnt, diese Stille aus unserem Leben zu verbannen? Wir leben in einer Zeit, in der Aufmerksamkeit ein kostbares Gut ist. In der Werbung, insbesondere den Sozialen Medien, hat ein Foto, Bericht oder Video maximal drei Sekunden, um deine Aufmerksamkeit zu erhaschen. Nicht gerade viel, oder? Wenn du dich einmal in New York am Times Square oder in einer asiatischen Metropole wie Tokio aufgehalten hast, ist dir sicherlich die visuelle Überflutung der hoch in den Himmel ragenden Werbetafeln in Erinnerung geblieben. Hier herrscht nicht der Kampf der Titanen, sondern der Kampf um deine Aufmerksamkeit: Mit schnellen Bildern, viel Geblinke und schrillen Slogans prangert die bunte Werbewelt ihre Produkte nicht nur an, sondern versucht sie mehr oder weniger galant in dein Unterbewusstsein zu schmuggeln. In unserem modernen Alltag wird uns ein Übermaß an Information infiltriert, das kaum verarbeitet werden kann. Das meiste schleicht sich ungefiltert in unsere Gehirnwindungen und lungert anschließend im Untergrund unseres Unterbewusstseins herum.

Direkt vor dem Schlafengehen noch mehr Bilder, Worte und Storys aufzunehmen macht wirklich wenig Sinn, sich mental zu entleeren umso mehr. Nicht nur die alten Weisen oder Dichter wussten um die befreiende Wirkung der Meditation zur und über die Nacht. Auch heute noch werden wir vom Mysterium der Nacht tief berührt.

Nachtschau-Ritual

Darf ich dich fragen, wann du das letzte Mal die Sterne oder den Mond am Firmament bewundert hast? War es bei einer euphorischen Vollmondnacht oder bei einem romantischen Nachtspaziergang? Und wann hast du dich das letzte Mal auf die Stille der Unendlichkeit eingelassen? Dazu brauchst du keinen speziellen Anlass und musst auch nicht in die Wüste oder in die Berge fahren. Zugegeben, die Sternenkonstellationen in einem derart klaren Nachthimmel sind ein wahrhaft eindrückliches Erlebnis. Auch sind die Lichter und Geräusche der Stadt nicht die idealsten Voraussetzungen, aber lass dich davon nicht abhalten. Mach es dir zum Ritual, deine Augen im Dunkel der Nacht zu baden, wenn du die Fensterläden oder Rollos schließt.

UND SO GEHT'S:

Lehne dich eine Weile aus dem Fenster oder stell dich auf den Balkon oder in deinen Garten. Atme ruhig und rhythmisch. Richte deinen Blick nach oben und lass ihn in der Weite über dir ruhen. Was siehst du dort? Wolken, Sterne, Dächer, Vögel, Flugzeuge, Lichter? Weite deinen Blick und nimm den dunklen Raum, den Raum zwischen den Objekten, zwischen den Sternen wahr. Öffne deine Perspektive durch peripheres Sehen noch

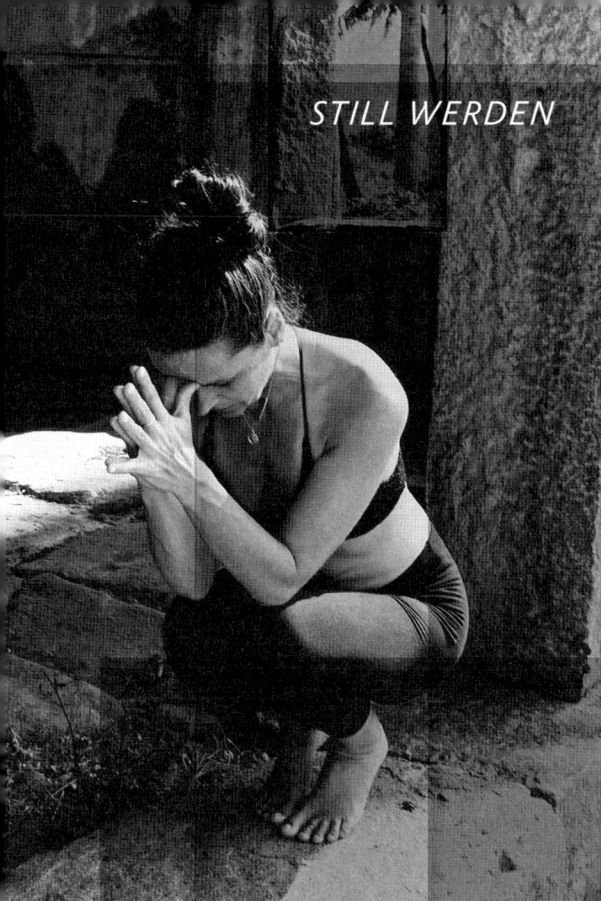

Eins mit Allem. All-eins.

Für mich hat der Blick in das Universum etwas zutiefst Inniges, Fürsorgliches, beinahe Versöhnliches. Viele Menschen mögen sich beim Blick in den Sternenhimmel als winzig und klein empfinden. Ihre Person, ihr Leben und was ihnen wichtig und richtig erschien, wirkt nichtig und klein. Es ist wunderbar, wie im Angesicht der Unendlichkeit beinahe alles in ein anderes Licht rückt und nicht selten in sich zerfällt. Das schafft Raum, Raum für Wesentlichkeit. Raum für Verbundenheit mit dem, was dich geschaffen hat. Ein wahrhaft mystischer Akt, der unsere Seele streichelt und unseren Spirit erweckt.

Entleere und verbinde dich mit dem Nachtschau-Ritual am besten täglich vor dem Zubettgehen. Tanke dich mental wie zellulär mit der Energie der Nacht auf, sodass sich dein Körper und Geist immer wieder an diesen Zustand von Leere, Weite und Verschmelzen rückkoppeln kann. So baut sich allmählich ein Erinnerungskonto in dir auf, worauf du jederzeit zurückgreifen kannst. Daraus kannst du deine eigene Visualisierung und Meditation entwickeln und dich für wertvolle Momente von der Enge deiner Persönlichkeit und Konditionierung erholen. Bade dich immer wieder in der Magie der Nacht draußen in der Natur oder reise in deiner Imagination in die Tiefe des Universums. Es wartet im Zentrum deines Herzens auf dich.

mehr und werde des Raums in seiner Absolutheit gewahr.

Lass diese Weite mit jedem Atemzug in deine Pupillen, in jede Pore und Faser deines Seins sickern. Verbinde dich. Denn du bist Teil dieser unfassbaren Größe, der unendlichen Existenz. Merkst du, wie es stiller wird? Lausche der Stille zwischen den Tönen. Hier findest du die Ewigkeit. Sie ist dir vertraut, auch du bist Ewigkeit. Lass dich vom Dunkel der Nacht ummanteln. Spürst du den Komfort des Getragenseins?

Absorbiere die nachtblaue Schwärze, entspanne dich in sie hinein. Fühlt es sich nicht an, wie nach Hause zu deiner Seelenessenz zu kommen?

Ist es nicht köstlich, zu SEIN? Eins mit dem Universum.

Träum schön – *Trataka,* das Kerzenblick-Ritual

Bei meinem ersten Ashram-Aufenthalt in Südindien praktizierten wir dieses beinahe mystische Ritual jede Nacht vor dem Zubettgehen. Eindrücklich bündelt und klärt es unseren wandernden Geist und vermag uns zu bewussteren Träumen zu verhelfen. Traditionell ist *Trataka* eine Form fokussierter Konzentration und eine der sechs *Shatkarmas,* Hauptreinigungshandlungen, die verwendet werden, um unsere inneren Organe zu reinigen und die Bahnen für subtile Energieflüsse freizulegen. Als eine klassische *Ekagrata,* auf ein einziges Objekt gerichtete *Dharana* (Konzentrationsübung), erhöht sie unsere mentalen Fähigkeiten und bereitet den Weg zur Meditation und letztendlich zu *Moksha*, der inneren Befreiung. Indem wir den Blick auf eine Flamme gerichtet halten, trainieren wir zudem unsere Augenmuskeln.

Das Trataka-Ritual mit Blick auf eine Flamme wirkt besonders magisch bei Nacht, wenn es schön dunkel und ruhig ist und du danach gleich ins Bett schlüpfen kannst. Alles, was es dafür braucht, ist ein dunkler Raum ohne Zugluft, eine Kerze und ein Tischchen oder Podest, um die Kerze etwa einen Meter vor dir auf Augenhöhe zu platzieren. Mach dich also bettfertig und kreiere einen ungestörten heiligen Raum für dein nächtliches Kerzenblick-Ritual.

UND SO GEHT'S:

Setze dir eine Absicht, bevor du feierlich die Kerze anzündest. Nimm im aufrechten Sitz eine Meditationsgeste, wie die Chin-Mudra, ein, schließe deine Augen, verlangsame deine Atmung, werde der Stille gewahr.

Wenn du bereit bist, öffne deine Augen und blicke in das Herz der Flamme über dem Docht. Verharre mit leerem, beständigem Blick, ohne zu blinzeln, bis deine Augen anfangen zu tränen. So empfiehlt es die aus dem 15. Jahrhundert stammende *Hatha Yoga Pradipika*-Schrift. Dies reinigt, klärt und erhellt deinen Blick.

Wenn du daraufhin die Augen schließt, richte diese innerlich zum Augenbrauenpunkt und halte das Bild der Flamme vor deinem geistigen Auge. Studiere das Farbspiel, das möglicherweise in dir lebendig wird, mit voller Wachsamkeit, so lange, bis sich das innere Bild verflüchtigt. Sollte deine Aufmerksamkeit durch das Geplapper des Geistes abschweifen, lenke sie auf deinen Atem und stell dir vor, wie dieser durch das Dritte Auge ein- und ausströmt.

Wiederhole den Vorgang für 5–12 Minuten. Verweile anschließend in Meditation oder kuschle dich direkt in dein warmes Bett. Nimm dir vor dem Einschlafen vor, dich am nächsten Morgen an deine Träume zu erinnern. Anhand eines Traumtagebuchs kannst du feststellen, inwiefern sich die Qualität deiner Träume verändert hat. Und vielleicht wird der eine oder andere Traum sogar wahr, wenn du aus einem zufriedenen Schlaf mit geklärter Traumwelt am Morgen erwachst. Denn unser Unterbewusstsein definiert unser Leben mehr, als wir glauben, und genau dort setzt das Kerzenblick-Ritual an.

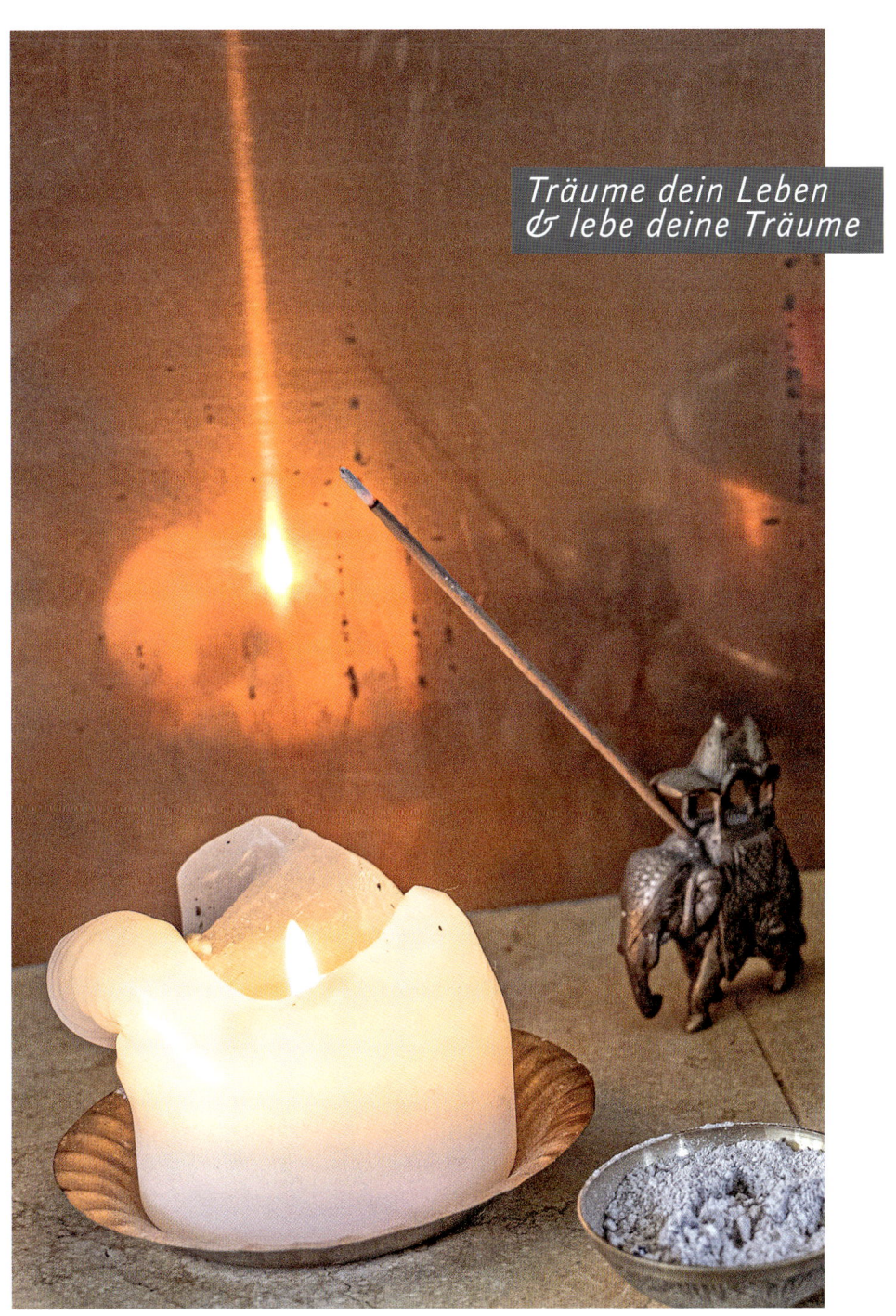

Träume dein Leben
& lebe deine Träume

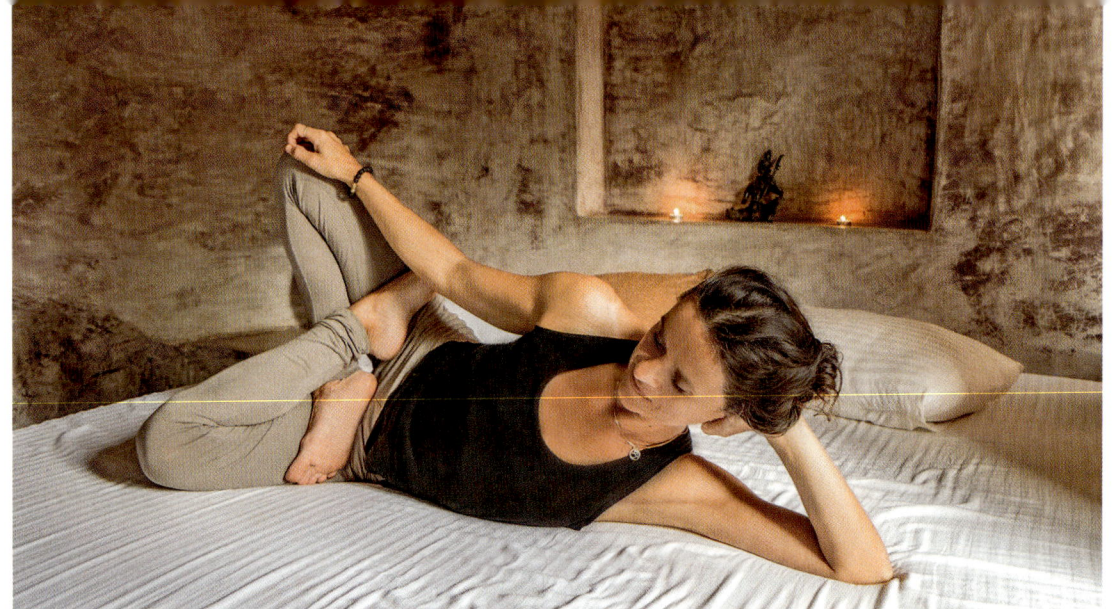

Schlaf Gut –
Dein Gute-Nacht-Bett-Yoga

Am Ende eines langen Tages sehnen wir uns danach, in die Süße eines tiefen Schlafs zu sinken. Eine erholsame Nachtruhe ist nicht nur Balsam für Körper, Geist und Seele, sie ist eine unabdingbare Notwendigkeit. Aus ayurvedischer Sicht befindet sich unsere Gesellschaft in einer Phase, in der die Elemente Luft und Feuer dominieren und entsprechend als Norm zelebriert werden. Luft ist in seiner Qualität schnell und beweglich, ungreifbar und rastlos. Feuer empfinden wir als dynamisch und hitzig, intensiv und brennend. Unsere Vergeistigung, das Sprunghafte, Flexible und Kreative sowie unsere mentalen Höhenflüge basieren auf dem Element Luft. Unsere Aktivität und unser Tatendrang, unsere Klarheit und Passion sowie unser Potenzial zur Transformation sind dem Feuerelement zugeordnet.

All diese Qualitäten sind wunderbar und lebensnotwendig; wir brauchen unsere geistige Beweglichkeit und unsere Leidenschaft, Dinge in die Tat umzusetzen. Die Schattenseite der Medaille jedoch ist, dass wir bei diesem *rajasischen*, überaktiven Lebensstil allzu leicht die nötige Bodenhaftung verlieren. Schaffen wir keinen Ausgleich, so finden wir uns schnell in einem Hamsterrad aus leistungsorientiertem Aktionismus und überwältigendem Gedanken-Karussell gefangen wieder.

Dieses 20-minütige Yoga-Ritual bringt dich wieder in die Realität deines Körpers, deines Atems, deines inneren Raums. Im sinnlichen Erfahren deiner Fasern kannst du Atemzug für Atemzug deinen Tag hinter dir lassen. Du kommst bei dir an, in Stille.

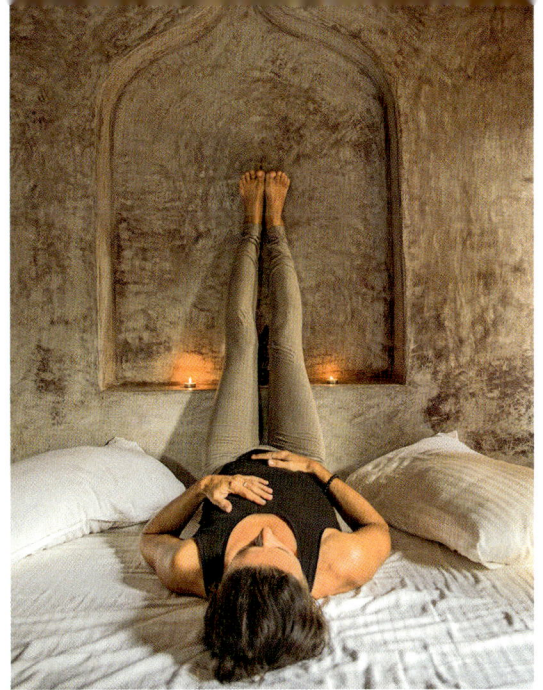

1. Viparita Karani – Beine hoch (ca. 2 Min.)
Beginne dein Gute-Nacht-Yoga-Ritual, indem
du deine Beine hochlegst. Nimm dir gern ein
festes Kissen oder eine gefaltete Decke unters Becken, um dieses leicht zu erhöhen.
Wandere mit dem Gesäß so nah wie möglich
an die Wand. Leg die Seiten der Großen-Zeh-
Ballen für mehr Zentrierung aneinander.
Deine rechte Hand ruht unterhalb deines
Nabels, deine linke Hand auf deinem Herzraum.
Führe den Atem nun tief nach unten in den
Bauch und lass ihn von dort in die Brust und
weiter hoch bis in den Gaumen aufsteigen.
Atme 3- bis 5-mal alle Anspannung über den
geöffneten Mund aus. Eine tiefe Zwerchfellatmung und ein gelöster Kiefer vermitteln
deinem Nervensystem, dass du in Sicherheit
bist und in den Parasympathikus, den Ent-
spannungs- und Ruhemodus, überwechseln
darfst.
Du bist sicher und geborgen.

*2. Viparita Karani mit Upavista Konasana –
Beine hoch mit Spagat (ca. 2 Min.)*
Öffne nun deine Beine mit geflexten Füßen
zur Seite in eine Grätsche. Die Hände können
an den inneren Leisten oder außen an den
Oberschenkeln stützen. Wage dich bis an
deine Grenze heran und erlaube dir, diese
sanft zu erweitern. Die Ujjayi-Meeresrau-
schen-Atmung unterstützt dich dabei, in die
Rolle des Beobachters zu wachsen.
Indem du den rhythmischen Wellen deines
Atems lauschst, ziehst du deine Aufmerksamkeit von den übersprudelnden Gedanken ab. Wenn du bemerkst, dass du auf einen Gedanken aufgesprungen bist, richte
deine Aufmerksamkeit einfach wieder auf
das Lauschen und Fühlen deines Atems. Es
ist egal, wie oft du dich bei dieser »Entfüh-
rung« ertappst. Sei nett und gnädig mit dir,
denn dein Geist gleicht einem Kleinkind
oder einem verspielten Welpen – alles ist interessant, und schnell sind wir irgendwo
gelandet, ohne zu wissen, wie wir dorthin
gekommen sind.
Was zählt, ist das Zurückkommen.

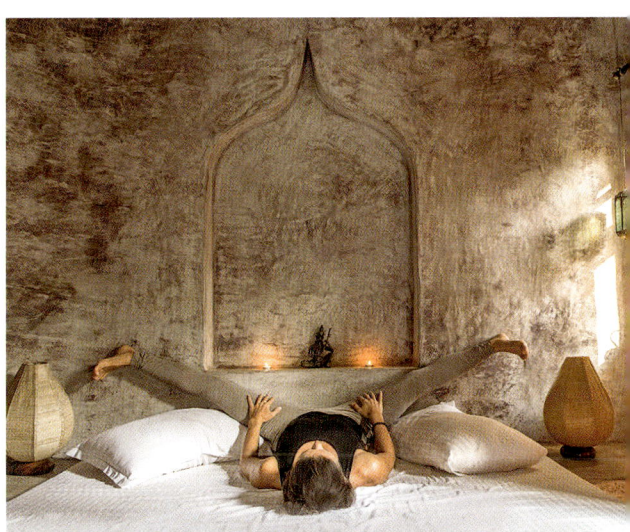

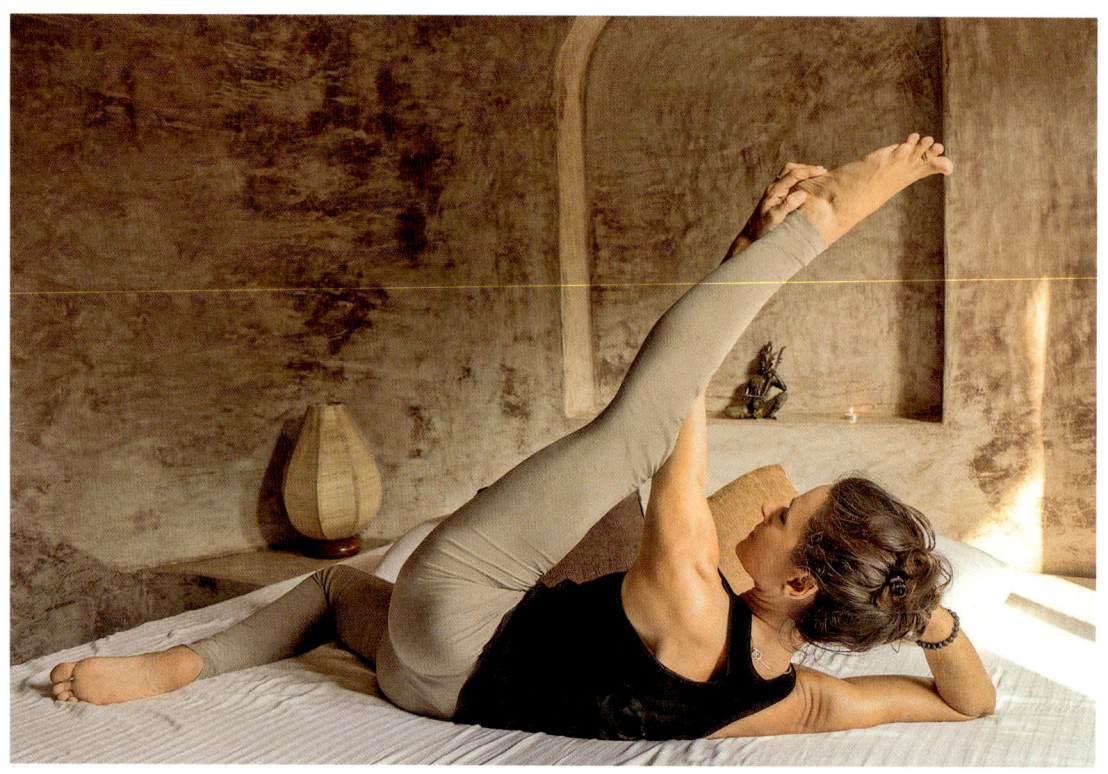

3. Anantasana –
Schlafender Vishnu (ca. 1 Min.)

Nachdem du dich aus Viparita Karani herausgerollt hast, dreh dich in die Seitenlage. Deine untere Hand stützt deinen Kopf und dein unteres Bein ist etwas angewinkelt, um dir die Balance zu erleichtern. Führe dein oberes Bein mit auswärts gedrehten Oberschenkeln nach oben Richtung Schultern. Du kannst den großen Zeh, die Ferse oder die Wade greifen, je nachdem, was für dich möglich oder sinnvoll ist. Kein Zerren, kein Wollen! Wichtig ist nur der stetige Fluss deines tiefen Atems.

In unserem Tagesbewusstsein befindet sich unsere Aufmerksamkeit im kognitiven Gehirn, um bewusst wie unbewusst auf die Herausforderungen sich ständig wandelnder Sinneseindrücke reagieren zu können. Wir analysieren und bewerten, was zu tun ist. Dadurch verharren wir in einem permanenten Erregungszustand, dem sympathischen Nervensystem, dem Kampf-Flucht-Starre-Modus. Das Praktizieren von Anantasana hingegen ermutigt uns, tiefer nach innen in unser Reptilien-Gehirn zu tauchen und dessen tiefgründiges Empfinden von intuitivem Wissen, Ruhe und Stille zu erleben.
Tauche in die Stille ein. Lausche.

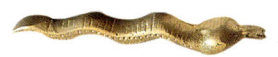

Ananta ist der Name einer mythischen Schlange, eines Wesens, welches schon vor der Zeit existierte: unendlich wie zeitlos repräsentiert sie den grenzenlosen Zustand von Freude und tiefer Zufriedenheit. Sie dient Lord Vishnu, dem Weltenerhalter, als Couch, wenn er sich von seinen Inkarnationen auf der Erde erholt. Sie lädt uns ein, die begrenzende Erfahrung von Zeit aufzulösen, um im Zustand von tiefer Ruhe, von Zeitlosigkeit, verweilen zu können. Als eine Stütze des Universums ruht Ananta hinter dem Geschehen der Welt, unberührt von dessen Aktivitäten. Sie ist die ultimative Zeugin.

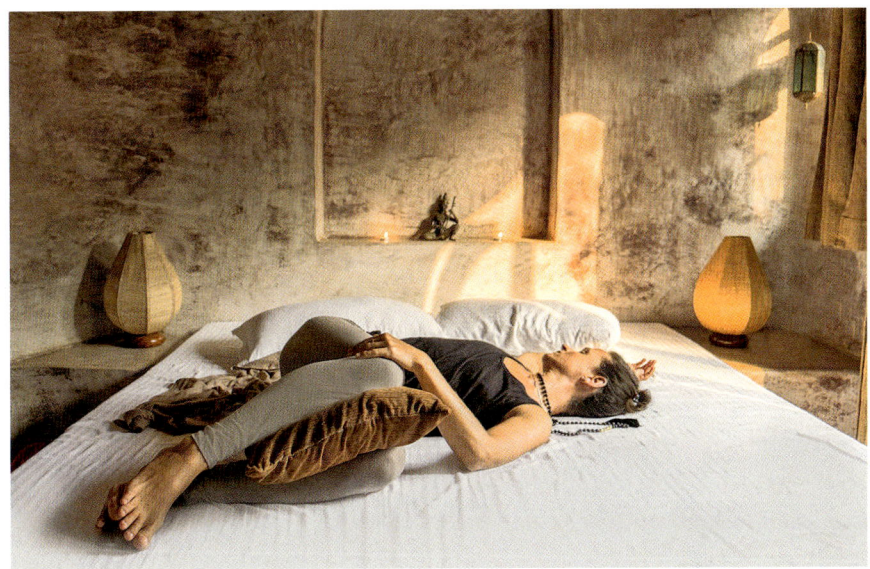

4. Jathara Parivartanasana –
Liegender Twist (ca. 1 Min.)
Komm vom Schlafenden Vishnu in den Liegenden Twist, indem du dein unteres Bein in einen 90-Grad-Winkel beugst und das andere Bein obenauf legst. Nimm dir gerne ein Kissen zwischen die Knie. Der Herzraum öffnet sich zur gegenüberliegenden Seite, indem du den Arm in den Kaktus ablegst. Achte darauf, dass deine Schulter geerdet und dein unterer Rücken lang ist. In der Tiefe deiner Einatmung erfrischst du deinen Herzraum, in der Vollständigkeit deiner Ausatmung löst du dich von Vergangenem. Werde dir in der Atempause deiner Zeitlosigkeit immer wieder bewusst.
Es gibt nichts zu tun.

Rolle dich anschließend auf die andere Seite und genieße den Schlafenden Vishnu und den Liegenden Twist hier noch einmal.

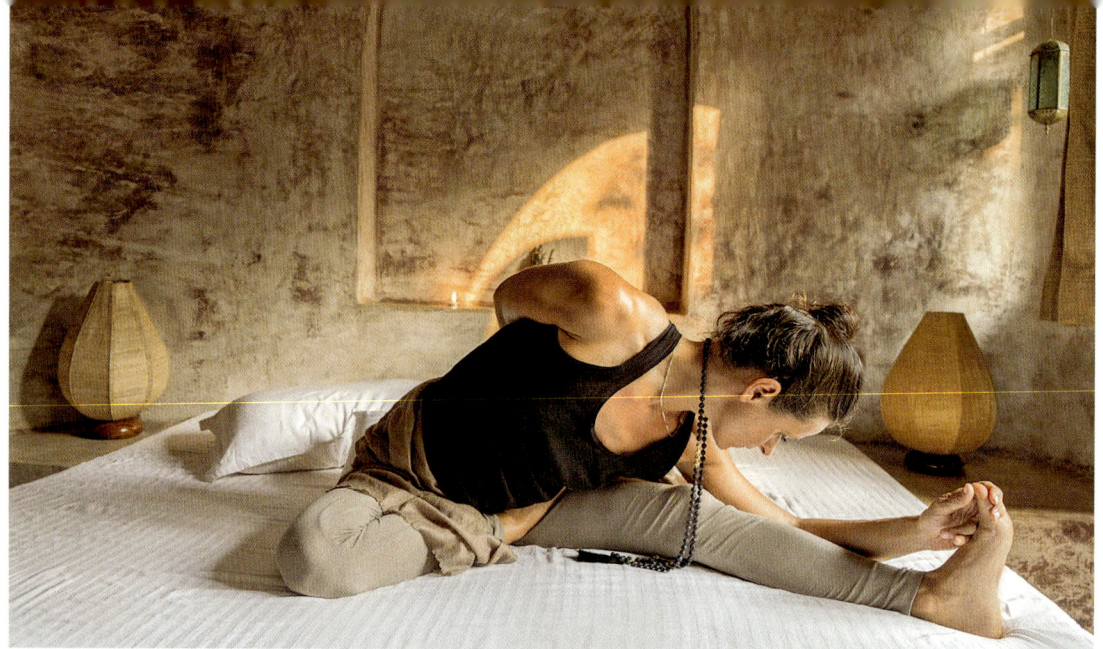

*5. Ardha Baddha Padma Paschimottansana –
Halbgebundener Lotos (ca. 1 Min.)*

a) Setz dich auf und zieh deine Pobacken etwas nach hinten, um den unteren Rücken aufzurichten. Du kannst auch eine gefaltete Decke zur Erhöhung des Beckens nutzen.
Streck ein Bein nach außen und flexe den Fuß, dein Knie und die Zehen zeigen himmelwärts. Heb dein anderes Bein mit beiden Armen in die Baby-Wiege hoch - eine Hand hält die Ferse, die andere den Unterschenkel. Wiege nun dieses Bein ein paarmal deutlich nach hinten, um den Oberschenkelknochen tief in der Hüftschale einsinken zu lassen. Leg anschließend deinen Fuß mit etwas Schwung möglichst nah ans Hüftgelenk auf deinen Oberschenkel ab. Achte darauf, dass dein Fußgelenk nicht abknickt, und unterstütze ggf. dein Knie mit einem Kissen. Falls dein Knie sehr hochsteht und dein Fuß sichelt, dann empfehle ich dir Janu Sirsasana (siehe Kapitel 2, Erwachen) zu praktizieren. *Es gibt nichts zu erzwingen!*

Führe nun deine Hand um den Rücken herum und greif dir den Fuß. Nutze einen Gurt oder Schal, falls der Abstand zum Fuß zu groß sein sollte. Deine andere Hand umfasst im *Yogi Toe Lock* den großen Zeh deines ausgestreckten Beins. Lehn dich für einen Moment nach hinten und genieße die Schulteröffnung.
b) Verlängere nun deine Taille aus dem Becken und beginne dich langsam nach vorne über dein Bein zu beugen. Dreh deinen Bauchnabel von den hinteren Rippen aus Richtung Knie. Das animiert die Entgiftungsorgane Leber und Milz und wirkt sich positiv auf deine Verdauung aus. Finde mit jeder Einatmung Länge, sinke mit jeder Ausatmung und insbesondere in der Atempause tiefer.
Du darfst loslassen und leer werden.
Fahre anschließend mit dem Halbgebundenen Lotos auf der anderen Seite fort.

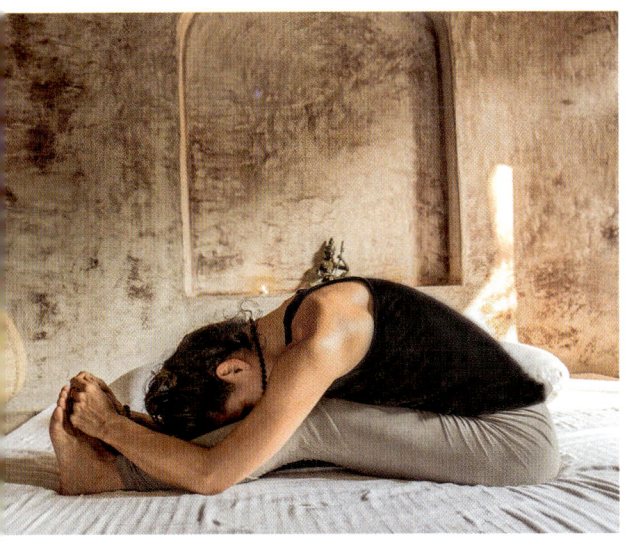

Die Nacht gehört dir –
Sweet dreams.

6. Paschimottanasana –
Vorbeuge (ca. 1,5 Min.)

Nachdem du dich behutsam aufgerichtet und den Halben Lotos gelöst hast, strecke beide Beine vor dir aus. Hebe jetzt deinen Brustraum an und wandere langsam mit den Fingerspitzen nach vorne. Falte dich Atemzug für Atemzug aus dem Becken über die Oberschenkel. Erlaube den Knien, sich sanft zu beugen, um die Spannung aus den Hamstrings und dem unteren Rücken zu nehmen. Halte deine Schlüsselbeine für einen tiefen Atem weit und lass am Ende den Kopf auf den Unterschenkeln oder einem Kissen entspannen.

Paschimottanasana hilft uns, Abstand zu unserer zwanghaften Ego-Identifikation zu gewinnen und uns für das Universelle zu öffnen.

Du darfst dieser höheren Kraft vertrauen.

7. Upavista Konasana –
gegrätschte Vorbeuge (ca. 1,5 Min.)

Grätsche nun mit geflexten Füßen beide Beine weit auseinander. Zieh nochmals den Po und die Sitzknochen nach hinten und unterstütze ggf. deine Hamstrings mit Kissen unter den Kniekehlen. Verlängere die Körperseiten und beginne wieder mit den Fingerspitzen nach vorne zu laufen. Streck dich für einen offenen Herzraum einatmend aus der Lendenwirbelsäule heraus. Überlasse dich ausatmend voller Dankbarkeit und Ehrfurcht in dein Sein.

Es gibt nichts zu erreichen, alles ist bereits da.

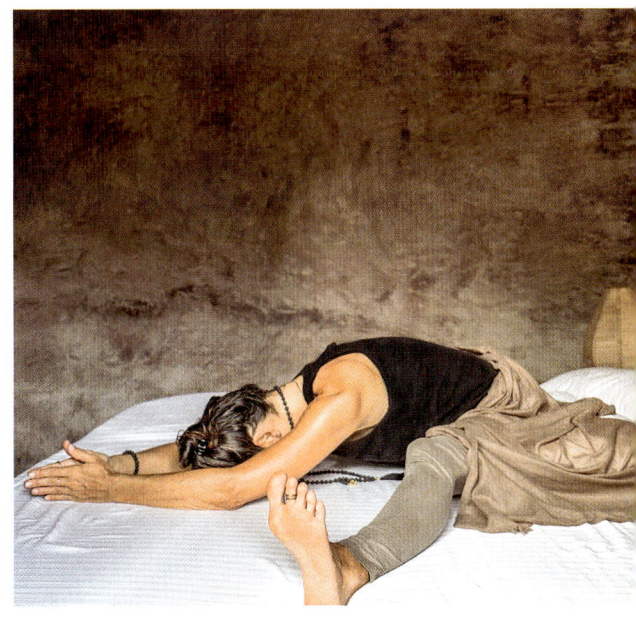

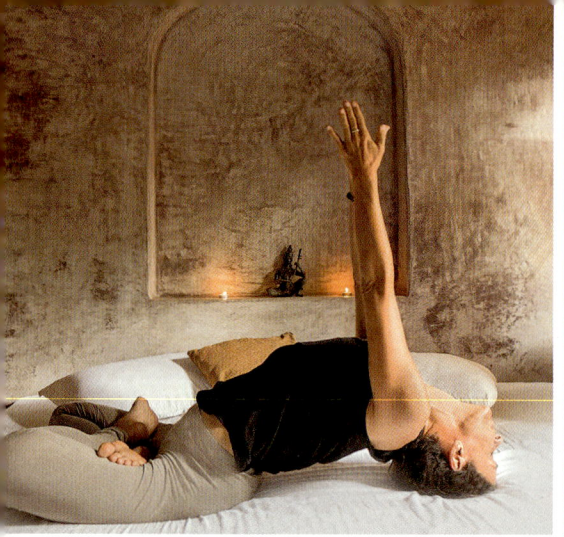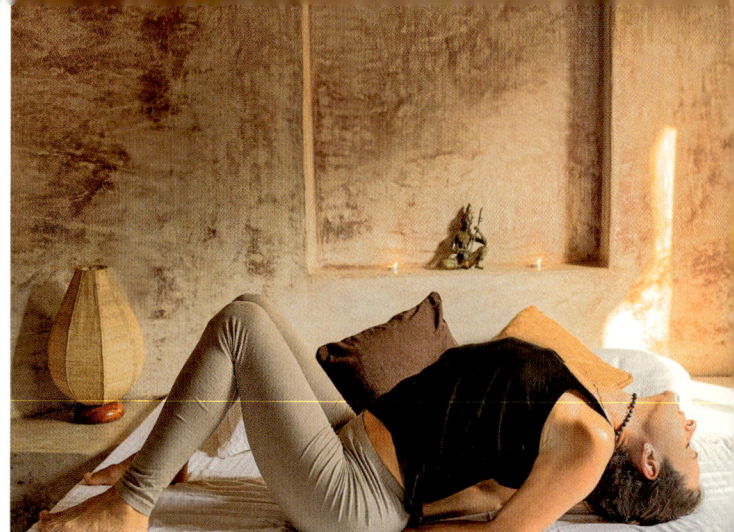

*8. Padma Matsyasana – Fisch im Lotos
(ca. 5-7 tiefe Atemzüge)*

a) Begib dich für eine abschließende Öffnung des Herz- und Hals-Chakras in den Fisch. Kreuze, sofern es deine Hüftgelenke erlauben, deine Beine in den Lotossitz und leg den Oberkörper in einem Bogen nach hinten ab. Der Hinterkopf liegt auf, der Brustraum ist aufgespannt. Nimm die Arme über das Herzzentrum in Anjali-Mudra und schicke mit deiner Ausatmung einen Herzenswunsch ins Universum. Der tiefe Meeresrauschen-Atem begleitet dich zuverlässig durch die Intensität hindurch. Roll dein Kinn wieder ein, stütz dich auf den Unterarmen ab und setz dich wieder auf in den Lotossitz.

b) Als einfachere Variante kannst du auch deine Füße weiter nach außen aufstellen, die Knie zusammenfallen lassen und deine Hände flach unters Gesäß legen.

Dein Herz ist frei.

*9. Pranayama/Meditation/Gebet –
Die Nacht willkommen heißen (ca. 5 Min.)*

Dein Geist ist nun geklärt und ruhig. Um dich für deine intuitive Seite empfänglicher zu machen und noch tiefer zu entspannen, praktiziere ein paar Runden das Chandra-Bedhana-Ritual.

Spürst du, wie du immer mehr schmilzt? Dein Atem ist hier und jetzt, du darfst dich ihm hingeben.

Übe dich während der abschließenden Meditation in Dankbarkeit, um das Gute nicht aus den Augen zu verlieren. So wie du deine Aufmerksamkeit auf deinen Atem lenken kannst, kannst du diese ebenso auf das Schöne in deinem Leben richten. Fühle, visualisiere oder schreibe die Geschenke deines Lebens auf.

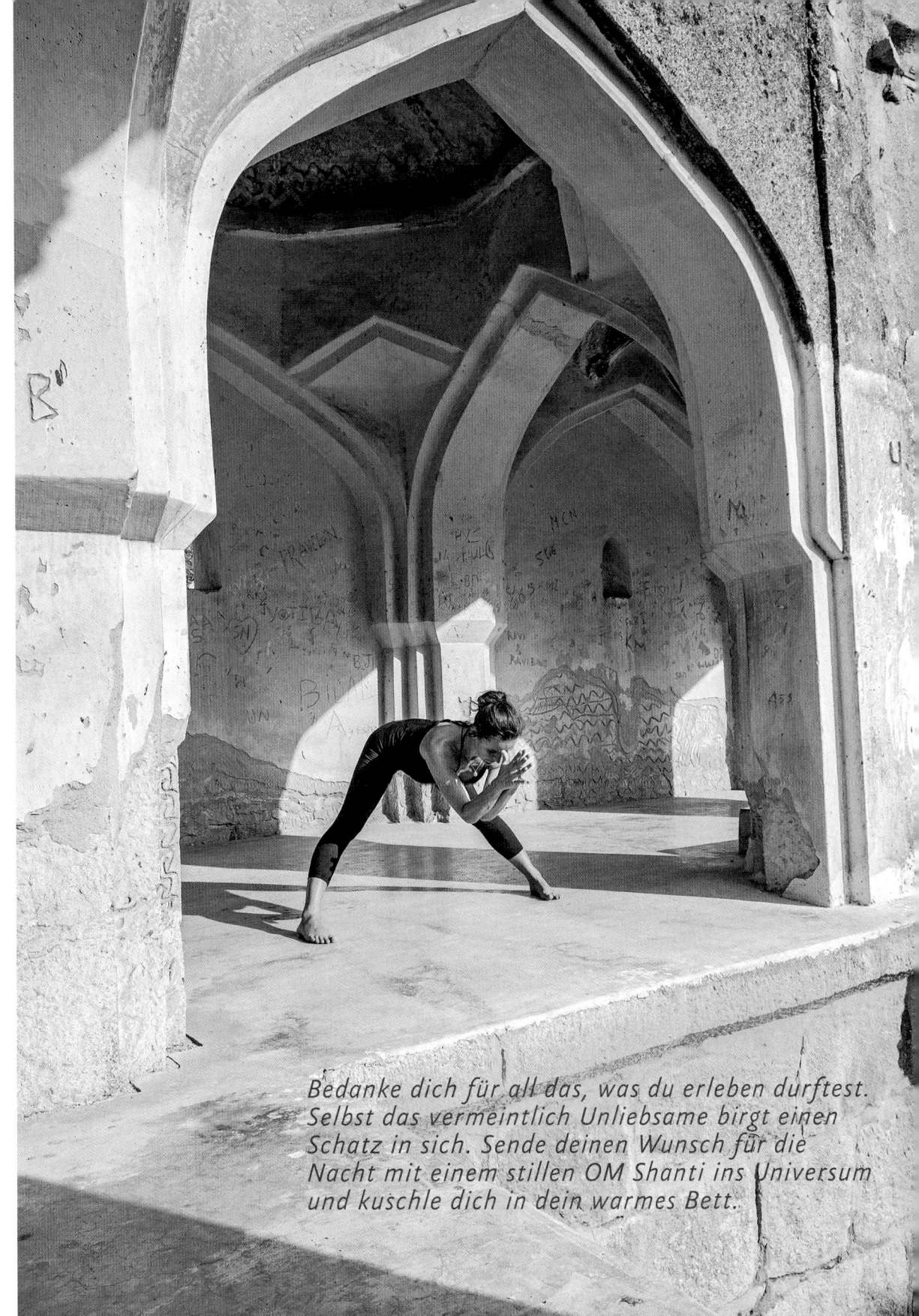

Bedanke dich für all das, was du erleben durftest.
Selbst das vermeintlich Unliebsame birgt einen
Schatz in sich. Sende deinen Wunsch für die
Nacht mit einem stillen OM Shanti ins Universum
und kuschle dich in dein warmes Bett.

7

RITUALE ZUM LOSLASSEN

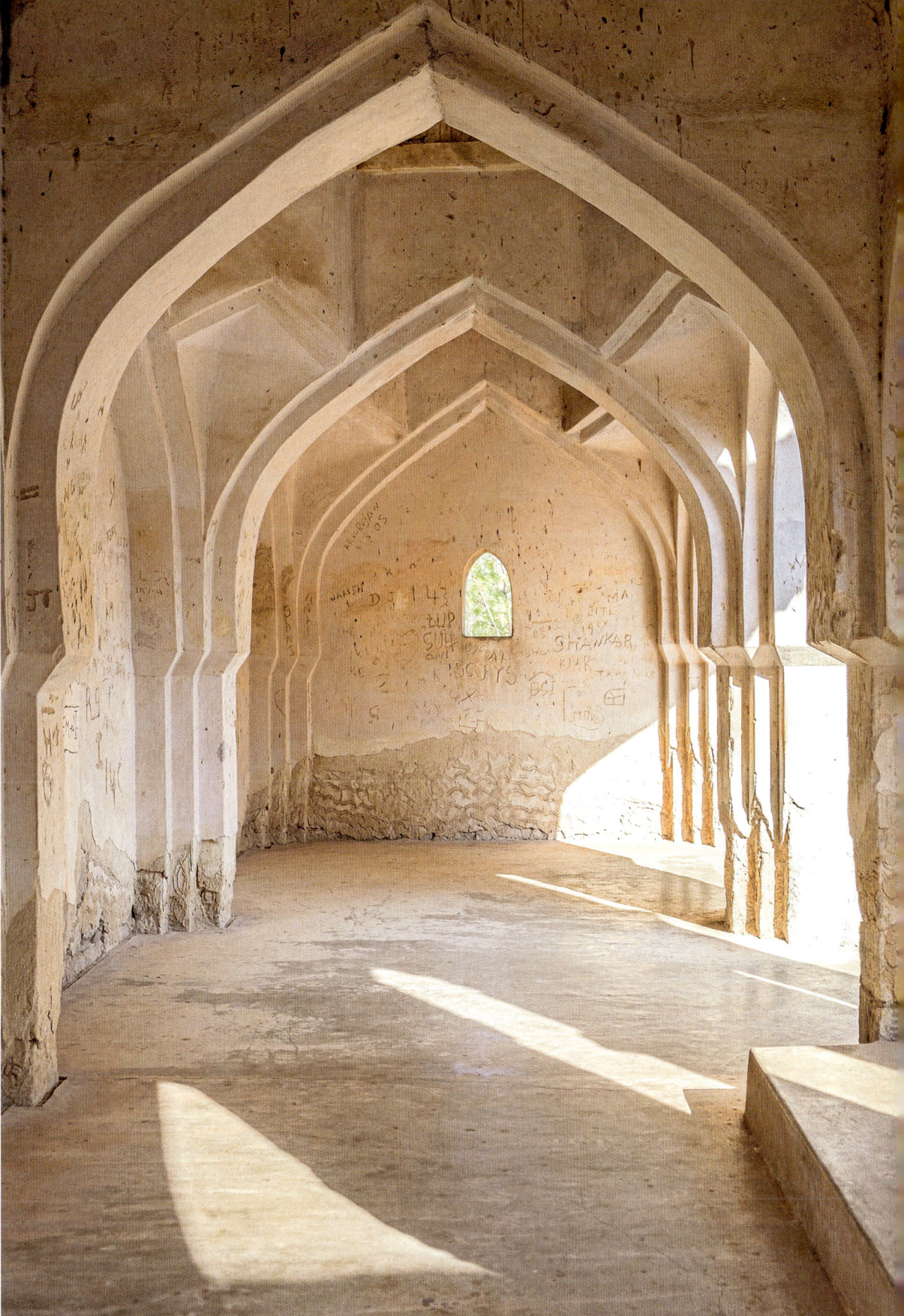

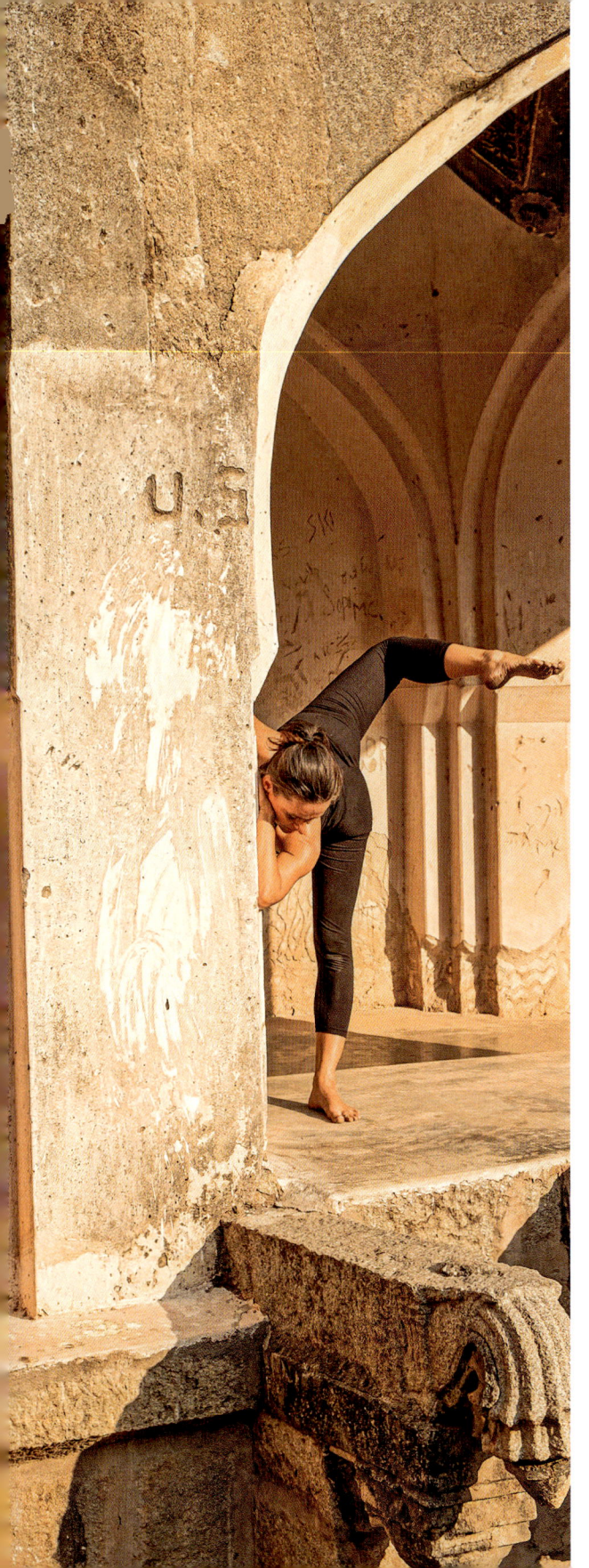

Abstoßen – *Patanjali* und leuchtende Schädel

Loslassen im wahrsten Sinne des Wortes ist einfacher gesagt als getan. Zu groß ist unser Festhalten an den festgelegten Strukturen unseres Geistes, als dass wir diese leichtfertig über Bord werfen würden. Das Grundproblem ist, dass wir unseren Gedanken Glauben schenken. Wir nehmen beinahe alles, was in unserem Kopf vor sich geht, für gültig an, sofern es uns vertraut erscheint. Unser *Manas* – »niederer Geist« – gleicht die Eindrücke, welche von den Sinnesorganen an die Gehirnzentrale gesendet werden, automatisch mit unserer persönlichen Datenbank ab. Er tut dies in dem Bestreben, unser Überleben zu sichern. Die Umwelt wird gescannt und abgeglichen: Freund oder Feind, gut oder gefährlich. All das, was für unsere körperliche Existenz, aber auch für unsere geistig-emotionale Daseinsdefinition bedrohlich erscheint, wollen wir tunlichst vermeiden. Ein missbilligender Blick oder ein lapidarer Kommentar kann uns tief treffen, wenn er auf die passenden Erinnerungsdaten in uns stößt. Unsere Konditionierung wird so tagtäglich im Sekundentakt gefestigt, Glaubenssätze gebildet und zementiert. Positives Denken allein bringt uns da nicht wirklich heraus.

Dennoch können wir uns bewusst entscheiden, bestimmten Stimmen in uns weniger Gehör zu schenken. Je nachdem, wie vertraut und mächtig, also wie stark die Identifikation mit ihnen ist, sollten wir sie genauer unter die Lupe nehmen, denn sie werden so schnell das Feld nicht räumen. Unkraut wird man am besten los, indem man es an der Wurzel packt und herausreißt. Yoga ist der Prozess, sich der eigenen Tendenzen bewusst zu werden, diese auseinanderzupflücken und zur Wurzel des Übels vorzudringen. Diese psychologische Komponente hat Patanjali in seinen *Yoga-Sutren* meisterhaft analysiert und auf den Punkt gebracht. So führt er uns in der Sutre 2.3 fünf Hauptübel vor Augen:

avidya-asmita-raga-dvesa-abhinivesha klesha

Avidya = Unwissenheit (über das Wesen des Selbst), Verwechslung, Illusion
Asmita = Identifikation mit dem Selbst, Selbstbezogenheit, Egozentrierung (Festhalten an der Idee eines begrenzten, vergänglichen individuellen Wesens)
Raga = Wunsch, Verlangen, Anziehung (Streben nach schönen Erfahrungen in der Annahme, dass wir darin echtes Glück finden)
Dvesha – Abneigung, Ablehnung, Vermeidung (Ablehnen von negativen Erfahrungen in der Annahme, dass sie wahres Glück verhindern)
Abhinivesa = Ur-Angst = Angst vor dem Tod (Festhalten am Leben und an der Angst, den Körper und diese Welt zu verlassen)
Klesa = Schmerz, Leid, Bürde

Diese »Top Five« bestimmen nicht nur unser Leben, sie beschweren es. Patanjali spricht hier von *Klesha*, von Schmerz und Bürde. Ich bitte dich, einen Moment in dich zu gehen und jedes einzelne dieser »Leiden« auf dich wirken zu lassen. Welches oder welche sprechen dich an? Und was genau löst es/lösen sie bei dir aus? Halte deine Gedanken und Gefühle dazu gerne in einem Notizbuch fest.

Schau dir jetzt bitte einmal *Raga* und *Dvesha* an. Du kennst diese nur zu gut: Verlangen und Abneigung; das will ich, das will ich nicht; das fühlt sich gut an, das nicht; das schmeckt mir, das nicht; das gefällt mir, das nicht. Dreht sich unser Leben nicht vornehmlich darum, etwas zu wollen oder abzulehnen? Rennen wir nicht auf allen erdenklichen Wegen dem vermeintlichen Glück hinterher und versuchen tunlichst alles Negative zu vermeiden? Das scheint so natürlich, dass wir es gar nicht bemerken. Indem wir uns über das definieren, was wir mögen, und das, was wir nicht mögen, binden wir uns noch stärker an *Asmita*, der Idee eines getrennten Ichs. Unsere Egozentrierung erfährt einen wahren Boost. Und wir tun noch mehr dafür, dass diese Definition und Identifikation mit dem Ich nicht ins Wanken gerät.

So möchten wir alles vermeiden, was dies anzweifelt und somit bedroht. Insbesondere weil damit *Abhinivesha* verknüpft ist, die Urangst vor dem Sterben, dem endgültigen Loslassen von dem, was du als dein Ich erlebst: *Ich bin dieser Körper und ich bin meine Gedanken.* Die Todesangst steckt wohl in jedem von uns. Wir sind bestrebt, allem aus dem Weg zu gehen, was unsere Existenz und unser Selbstverständnis infrage stellt. Beinahe all unsere Unternehmungen, auch mentaler Art, sollen diese sichern. Am Ende wollen wir Aufmerksamkeit und Liebe, aber genau das hält uns davon ab, dauerhaftes Glück, oder besser: *Sat Chit Ananda,* Glückseligkeit, zu erfahren. Denn wir bleiben in *Maya,* der Illusion, und im Rad von *Samsara,* der wandelbaren Erscheinungen, gefangen: Wir alle werden Freud wie Leid erfahren, solange wir glauben, dass wir allein unsere Gedanken und unser Körper sind.

Jede*r von uns wird Schmerzlichem begegnen; schon bei unserer Geburt geht es in der Regel nicht zimperlich zu: Entweder müssen wir uns durch diesen recht engen Geburtskanal quetschen oder wir werden mit einem Kaiserschnitt überraschend aus unserer vertrauten Umgebung, dem Uterus unserer Mutter, herausgerissen. Schon als Neugeborene erfahren wir Irritationen, Hunger, Müdigkeit, Wachstumsschmerzen, und diese Erfahrungen hören nicht auf. Man könnte sagen, dass bereits mit der Geburt der Tod vor der Tür steht, müssen wir in der Welt des Wandels doch immer wieder loslassen. Obwohl wir zunächst heranwachsen, so kommt, sofern uns ein längeres Leben vergönnt ist, der Moment der Reife und der Blüte und der des Verblühens und Vergehens. Sterben ist unvermeidbar, der Tod holt uns alle ein.

Patanjali weist in seinen Sutren einen Weg aus dieser Misere: Indem wir durch Yoga lernen, die Gedankenwellen unseres Geistes zur Ruhe zu bringen, erkennen wir allmählich, dass wir in unserer Essenz reines Bewusstsein sind. In der Kontemplation verstehen wir, dass wir nicht das sein können, was wir beobachten. Wenn wir also einen Gedanken beobachten, dann können wir nicht zugleich dieser Gedanke sein. Durch *Tapas,* bestrebter Yoga-Praxis, wird uns immer klarer, dass wir viel mehr sind als unser Körper und unser Geist. Wir dringen zu unserer eigentlichen Natur vor und erinnern

uns an unsere Wesensessenz, an das in uns, was unendlich und unsterblich ist.

Unser wahres Selbst ist immerwährend, ist Glückseligkeit.

Und so konstatiert Patanjali, dass *Avidya* - das Nichtwissen um unsere wahre Natur und damit die Illusion, ein Individuum, ein Einzelwesen zu sein - die Wurzel allen Leidens ist und alle anderen Kleshas hervorbringt.

Alles, was wir zu verlieren haben, ist eine Fehlidentifikation, eine schiere Verwechslung. Man könnte in pures Gelächter verfallen und losbrüllen: Welchem Humbug sind wir da aufgesessen? Im Prinzip verbringen wir unsere Existenz damit, irgendeine Rolle in einem riesigen Theaterstück zu spielen. Ist es eine göttliche Komödie, Tragödie oder eher ein kosmischer Witz? Das zu definieren ist ganz dir überlassen. Jedenfalls scheint die gesamte Welt in dieses Spiel verstrickt zu sein, weswegen wir als Akteure vergessen haben, dass jeder Charakter in dieser Inszenierung (frei) erfunden ist. Wow, welch grandioses Spektakel! Sobald wir hinter die Kulissen dieser Weltenbühne blicken und *Maya,* den Schleier der Illusion, lüften, sind wir frei. Ja, das ist ein großes Unterfangen. Selbst wenn wir das in diesem Leben nicht erreichen mögen, so können wir uns doch immer wieder an unsere unsterbliche Seele erinnern und in deren Rollenspiele mehr Leichtigkeit und Freiheit bringen.

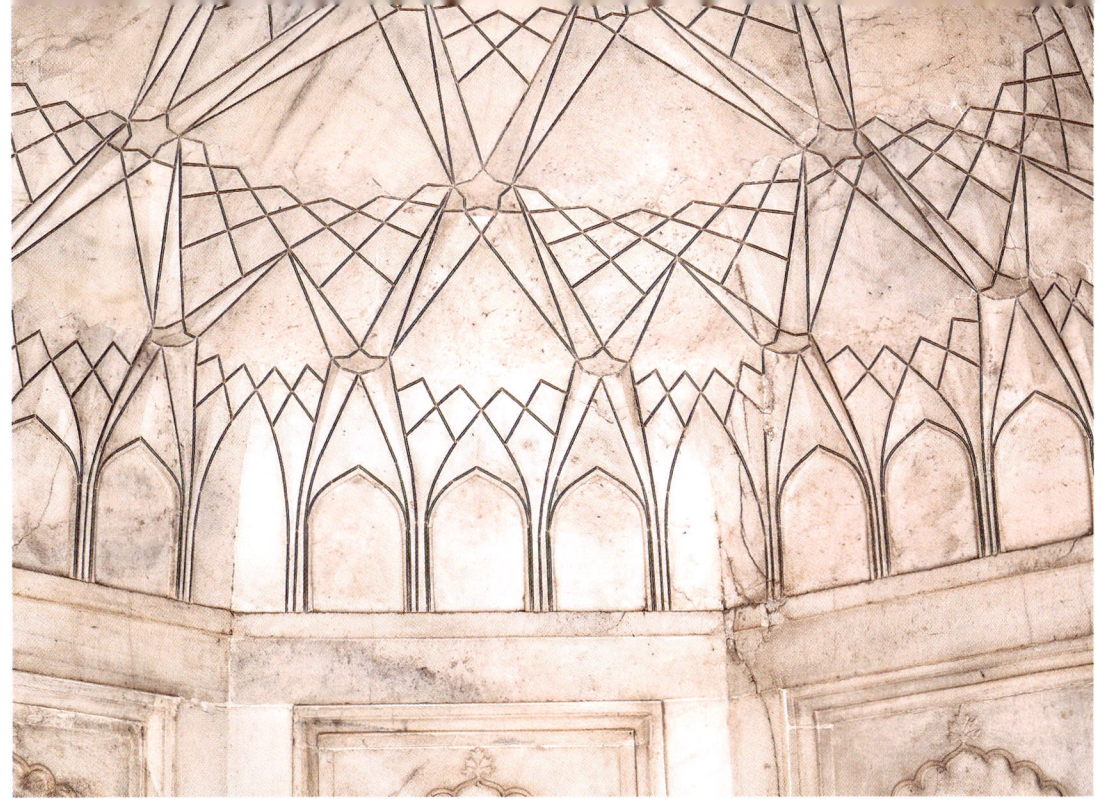

Kapalabhati –
Leuchtender-Schädel-Ritual

Ein besonders wirkungsvolles Ritual zum Loslassen ist das folgende klassische Reinigungs-Kriya. *Kriya* bezeichnet Handlung und bezieht sich hier auf ein absichtsvolles Atmen, um innere Verstaubungen, Verkrustungen und Verknotungen aus unseren subtilen Energiefeldern zu lösen. Wenn wir uns die Nadis als feine Röhrchen vorstellen, durch die Prana fließt, dann wäre es sicherlich wünschenswert, wenn die Röhrchen nicht verstopft sind und unsere Lebensenergie freie Bahn hat. So wie man mit einem pelzigen Draht Pfeifen von Ablagerungen freiputzt, so nehmen wir hier die Kraft unseres Atems, um unsere Nadis einmal gut durchzupusten. Mit den Asanas bereiten wir den Boden und klopfen quasi von außen die groben Klumpen an den Rohren locker. Mit dem Atem geht es dann gründlich von innen zur Sache. Yoga ist also wie ein großes Reinemachen, ein kontinuierlicher Frühlingsputz, um alles, was unseren Blick verschleiert, aus dem Weg zu räumen. Immer wieder Schicht für Schicht, so wie wir sorgfältig eine Zwiebel entblättern, um langsam zum Kern vorzudringen.

Mit Kapalabhati, dem »Leuchtenden Schädel«, haben wir ein Ritual, das erstaunlich flink vor allem unseren Geist freifegt, sodass unser inneres Leuchten wieder zum Vorschein kommen kann. Ist unser Geist sehr flatterhaft und springt auf jeden dahergelaufenen Gedanken auf, dann spielt sich unser Leben mehr oder weniger in unseren Gehirnwindungen ab, wir fühlen uns innerlich getrieben und wenig geerdet. Nicht selten liefern wir uns diesem Gedankenzirkus vollkommen aus, indem wir alles, was wir denken, auch noch glauben. Kapalabhati holt uns aus dem Hamsterrad eines überaktiven *Monkey Minds* heraus, schenkt mentale Ruhe und ist so eine perfekte Vorbereitung für die Meditation. Und als hübscher Nebeneffekt stärkt es auch noch die tiefe Bauchmuskulatur. Ich liebe es!

UND SO GEHT'S:

Etabliere einen bequemen aufrechten Sitz. Hüften, Bauch und Schultern sind entspannt.

Atme für Kapalabhati aktiv aus, indem du den unteren Bauch - ca. 3-5 Finger unterhalb des Bauchnabels - zurückziehst und den Atem durch die Nasenflügel ausstößt. Sobald du die Bauchdecke wieder entspannst, wird dein Einatem ganz von allein einströmen.

Pumpe erneut durch das Ansaugen des unteren Bauchs alle Luft heraus, um im Anschluss einen frischen Einatem zu empfangen. Mit jeder Ausatmung ziehst du die Bauchdecke zurück, mit jeder Einatmung lässt du sie wieder los. Fahre so in einem dir angenehmen Rhythmus fort: aktiv aus - passiv ein.

Beende mit einem starken Ausatemstoß, genieß eine kurze Atempause und lass anschließend den Atem wieder ganz natürlich ein- und ausströmen.

Für Anfänger: Leg deine Hände am unteren Bauch an, so spürst du besser, welche Muskeln bei der Ausatmung arbeiten. Falls dir das Atemritual schwerfällt, können deine Hände die Bewegung des Zurückziehens der Bauchdecke unterstützen. 10-36 Stöße, Pause mit natürlichem Atem, 3-mal wiederholen.

Für Geübte: Verfeinere die Pumps. Sie sollten klar, aber nicht aggressiv sein und ohne dass sich der Brust- und Schlüsselbeinraum zu viel bewegt. Steigere allmählich auf 108 Pumps, dann auf 3 × 108 mit Pausen dazwischen und evtl. durchgängig 324 Pumps. Aber bitte nicht übertreiben.

Für Liebhaber: Verstärke mit dem kontrollierten Atem-Anhalten, dem Kumbhaka, den Genuss des inneren Raums, indem du den Ausatem anhältst und dich dem Gefühl der stillen Leere hingibst *(Rechaka)*. Oder halte den Einatmen entspannt im Herzraum an und lass dort das angesammelte Prana kursieren *(Puraka)*. Aktiviere in den Atempausen ein weiches Mula Bandha und verschließe den Atemkanal mit dem *Jalandhara Bandha,* dem Kehlverschluss, indem du elegant das Kinn neigst und etwas nach hinten ziehst.

Mein Tipp: Um noch tiefer in die Magie der Stille einzutauchen, koste zuerst die Ausatempause und gleich im Anschluss die Einatempause aus.

Bitte beachte: Es geht hier nicht darum, Rekorde zu brechen, sondern zu lernen, den inneren Druck in einer stetigen und bequemen Weise zu managen. Daraus entwickeln sich pranische Muster, die mehr innere Kraft und Willen in Körper und Geist kreieren. Etabliere deine Aufmerksamkeit durchweg im Becken und um das Nabelzentrum herum. Bleibe weich in den Augen, im Gesicht und den Schultern. Schließe die Augen, spüre und erlaube deinem Schädel zu leuchten. Ist es nicht schon viel aufgeräumter in deinem Geist? Die Gedanken sind nicht gänzlich verschwunden, aber du kannst deutlich den Raum dazwischen und dahinter wahrnehmen. Verweile mit deiner Aufmerksamkeit dort, **es darf immer heller und ruhiger in dir werden.**

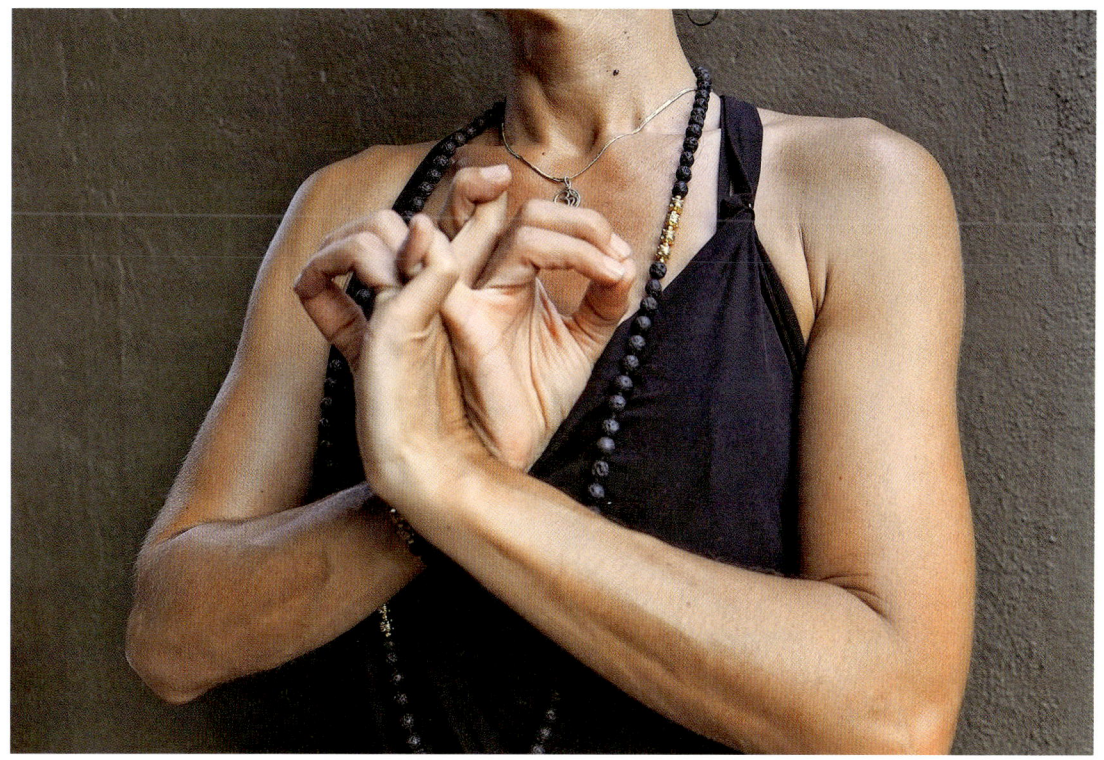

Auflösen – Mudra- und Meditationsrituale zum Auflösen von Ängsten

Über Mut.
Bist du mutig genug, in deine Seele zu blicken?
Das Verborgene, Unangenehme, Beängstigende zu sehen?
Das Licht, das Schöne, die Liebe?
Alles zu sehen, ohne zu beurteilen, zu bevorzugen?
Zu erkennen, dass du all das bist
und zugleich auch nicht?
Anzuerkennen, dass du so, wie du bist, in Ordnung bist
und du trotzdem aus dir herauswachsen darfst?
Dich über »Richtig« und »Falsch« zu erheben,
Innen, Außen, Sonne und Mond zu überwinden?
Zu begreifen, dass du viel mehr bist, als dein Geist sich vorstellen kann? Mehr, als dein Herz erträumt?

Abhaya Hridaya – Mutiges-Herz-Ritual

Diese Mudra verbindet dich mit der Herzenergie und schenkt Kraft, Zuversicht und Mut. Abhaya, die Schutz-Mudra der Götter und Göttinnen, kennst du bereits. Es zeigt deine innere Stärke. *Hridaya* ist die Bezeichnung für den heiligen Herzraum, der Raum, der unberührt von den äußeren Umständen

Verständnis, Großmut, Liebe und Mitgefühl in sich birgt. Im Französischen heißt Herz, »cœur«; d. h., der lateinische Wortstamm *cor* (Herz) ist noch deutlich hörbar. Ebenso in *courage*, was sowohl im Französischen als auch im Englischen für Mut steht. Unser Herz ist also im wahrsten Sinne des Wortes mutig. Abhaya-Hridaya-Mudra nährt diesen Mut in uns, lässt uns sanfter und dadurch stärker werden.
Ist dir schon einmal aufgefallen, wie viel Mut in *Sanft-mut* steckt?
Mit diesem Siegel können wir uns mit der Wahrheit unseres eigenen Herzens verbinden und zu ihr stehen. Das ist mutig! Es ermächtigt uns, etwaige Ängste zu überwinden, indem es uns an die Kraft unserer wahren Natur andockt. Es löst Blockaden in unserem Herz-Chakra und aktiviert dort einen befreienden Energiefluss, besänftigt überwältigende Emotionen und fördert die notwendige Klarheit für Entscheidungen in Korrespondenz mit unserer Liebesfähigkeit. Mit Abhaya-Hridaya-Mudra bestärkst du deine Liebe und dein Mitgefühl für andere, aber insbesondere auch für dich.

UND SO GEHT'S:

Kreuze deine Handgelenke auf Höhe deines Herzzentrums übereinander, Handrücken an Handrücken. Klassischerweise kreuzt das rechte über dem linken Handgelenk, aber fühl dich hier frei, deiner Intuition zu folgen.
Verhake jeweils die kleinen, die Mittel- und die Zeigefinger miteinander. Verbinde die Fingerkuppen der übrig gebliebenen Ringfinger mit den jeweiligen Daumen; der Daumenballen liegt am *Anahata*, Herz-Chakra, an.

Du kannst die Mudra in einer Asana-Abfolge beispielsweise in den Kriegern 1 oder 2 oder auch in der kraftvollen Durga-Stellung einbauen oder für eine ausgedehnte Meditation im Sitz deiner Wahl wirken lassen. Nimm über das Siegel Kontakt mit deinem Herzen auf. Atme bewusst dort hinein. Chante 3- bis 12-mal das Hridaya-Mantra.

Verweile aufmerksam in Stille, warte, was geschieht. Du spürst selbst, wenn die Zeit reif ist, das Siegel aufzulösen und mit mutigem Herzen dem Leben zu begegnen.

»Danke und tschüss«-Ritual

Eine kraftvolle Meditation, um dich Stück für Stück aus dem Korsett deiner Ängste zu lösen.[4]

UND SO GEHT'S:

Sitze aufrecht in einem bequemen Sitz. Kreiere deinen heiligen Raum, zünde eine Kerze an, schau, dass du dich wohl- und sicher fühlst, kuschle dich ein. Halte ein Tagebuch und evtl. Taschentücher bereit und bitte gegebenenfalls eine Vertrauensperson, mit dir zu sitzen und für dich Raum zu halten. Nimm die Abhaya-Hridaya-Mudra ein. Öffne den Mund, atme ein paarmal mit einem Seufzer aus und verankere dich über deine Sitzbeinhöcker mit der Erde. Imaginiere eine goldene Luftblase um dich herum, und wenn es dir entspricht, lade in deiner Vorstellung wohlwollende Menschen, Tiere und Wesenheiten ein, die dich begleiten und beschützen. Du kannst ein Schutzmantra, eine heilige Affirmation - zum Beispiel »Ich bin sicher« oder auch »Mein Herz ist mutig« - sprechen oder schlichtweg **OM** chanten, um deine Kanäle zu öffnen und den Atem zu erwecken.

Wenn es dir hilft, dann atme weich und ohne Pause in einem Kreislauf über den offenen Mund aus und wieder ein, entspanne und warte ab, welche Angst sich dir zeigen möchte. Oder fokussiere dich auf eine konkrete Angst, die du proaktiv einlädst, in dir aufzusteigen. Hab keine Angst vor der Angst, atme einfach weiter ein und aus und wieder ein und wieder aus, so stetig und fließend, wie es dir in diesem Moment gelingt. Werde dir gewahr, dass du hier auf deinem Meditationskissen sitzt, deine Lunge atmet, dein Herz schlägt, alles ist gut. Lass die Angst zu und lass sie zu dir sprechen: Ist sie eine gute Bekannte? Wie alt ist sie? Woher kommt sie? Was hat sie zu berichten? Wofür war sie einst hilfreich? Hat sie dich beschützt? Wenn ja, wovor? Lausche ihr. Das ist Mut!

Wisse, du bist sicher, denn du sitzt hier auf deinem Kissen, deine Lunge atmet, dein Herz schlägt, jetzt! Welche Gefühle steigen in dir auf? Lass sie zu. Das ist Mut! Lass sie durch dich hindurch, du sitzt einfach hier, deine Lunge atmet, dein Herz schlägt, unaufhörlich!

Kannst du die Geschichte annehmen und anerkennen? Dich bei der Angst für ihre einstigen treuen Dienste bedanken? Und sie respektvoll mit jedem Atemzug ein Stück mehr hinter dir lassen, jetzt, da du er-wachsen bist, da du weißt, dass du lebst, denn deine Lunge atmet, dein Herz schlägt, hier und jetzt?!

Verabschiede dich mit einem Gefühl von Dankbarkeit von der Angst, denn sie hat dir eine Zeit lang gedient, jetzt aber brauchst du sie nicht mehr, du bist größer als sie, dein Herz ist mutig und schlägt für dich, für dein Leben! Dein Herz ist frei, du bist frei!

Om Hridaya Namaha,
Namo Hridaya - Ich verneige
mich vor meinem Herzen.

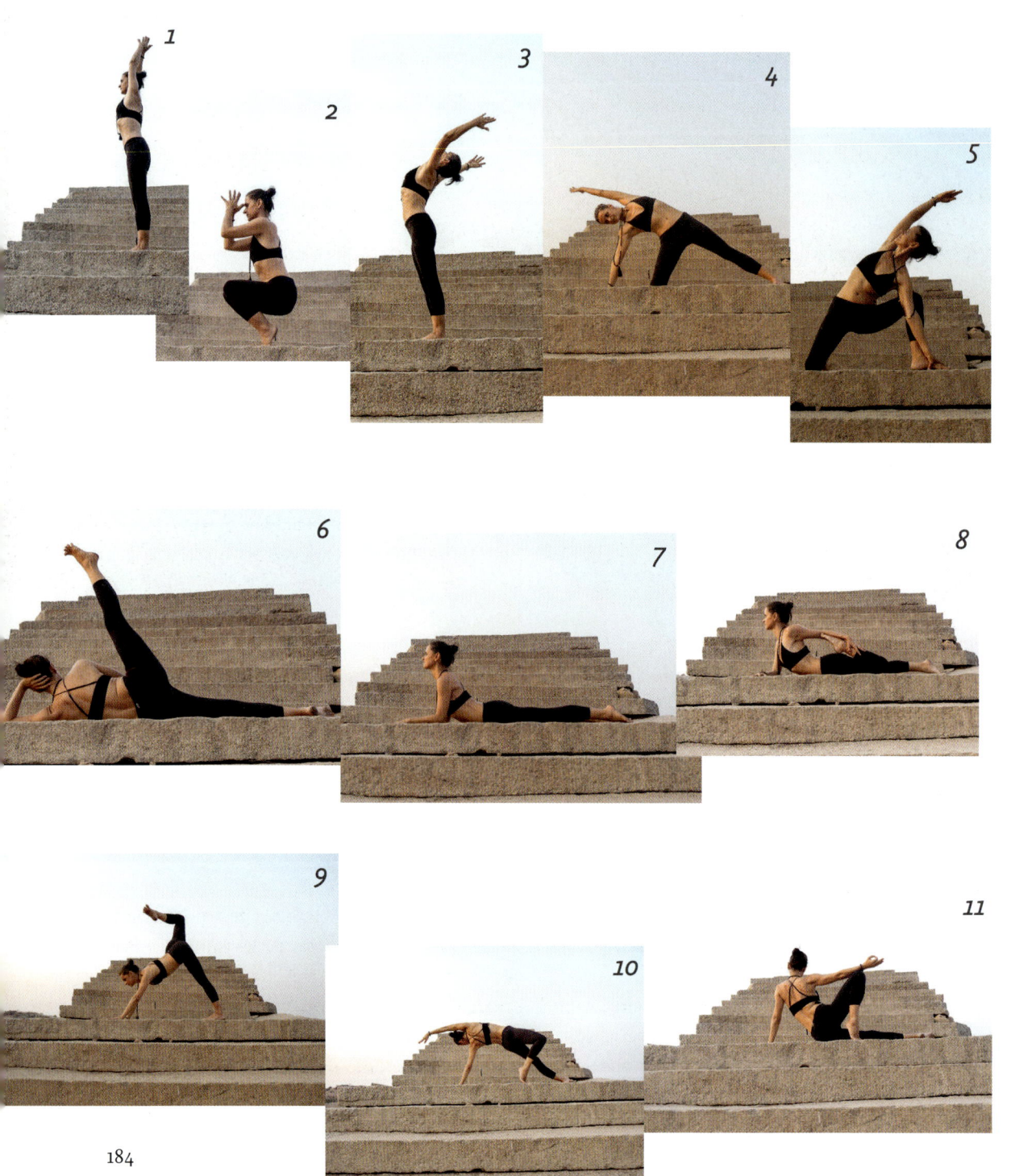

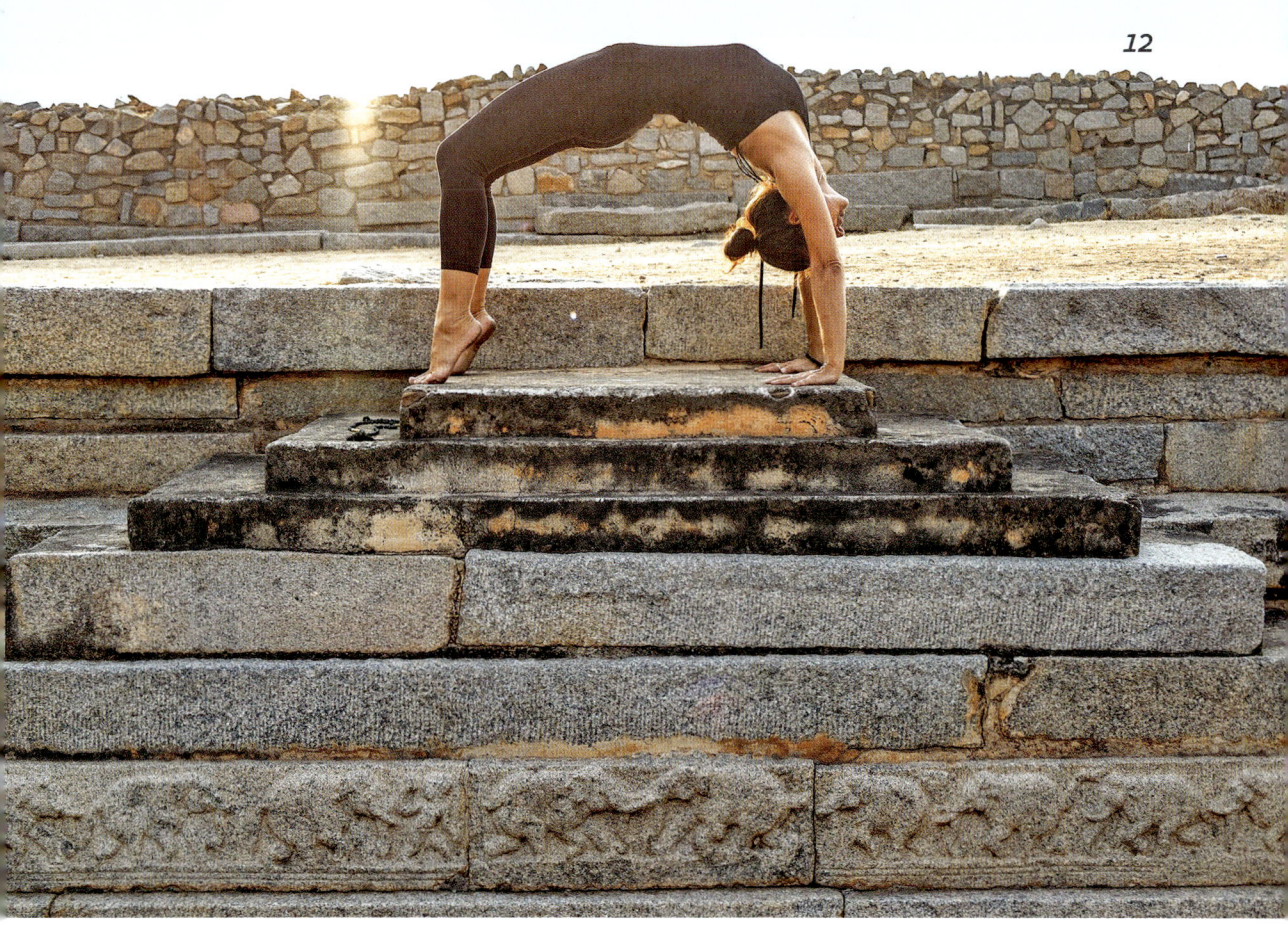

Ausdehnen – Asana-Ritual für mutige Herzen

*Ich wachse über
meine Angst hinaus.*

Lass dich nicht von deinen konditionierten Ängsten kleinkriegen. Schaffe mit diesem Ritual Kraft und Weite, dehne dich aus. Du darfst großartig sein.

1. Tadasana – Bergstellung
Beginne in der Bergstellung mit geschlossenen Füßen und strecke die Arme in Anjali-Mudra über den Kopf. Aktiviere dein inneres Feuer mit der Kapalabhati-Atmung aus dem vorherigen Ritual und konzentriere dich zunächst auf deine Mitte und auf deine größere Vision von dir und deinem Leben.

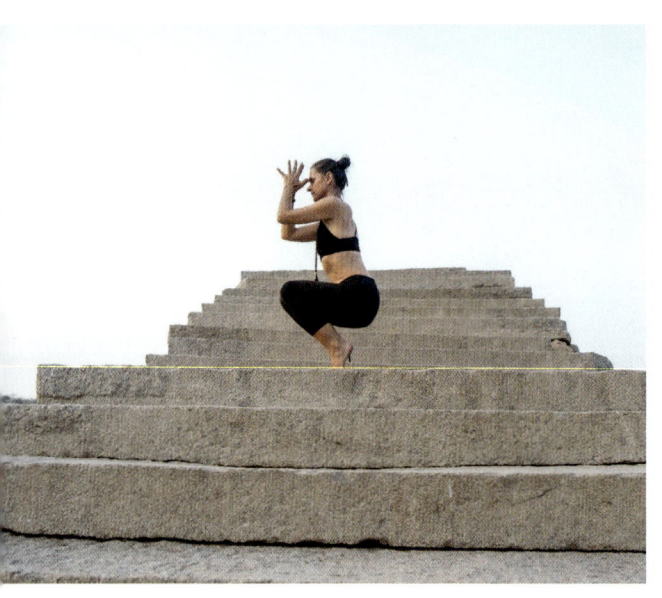

2. Utkatasana - Stuhl

Wenn du bereit bist, sinke ausatmend langsam in den tiefen Stuhl, um dich mit deiner nächsten Einatmung genau so langsam wieder nach oben zu strecken. Du kannst noch mehr Konzentration aufbauen, indem du dabei auf den Zehenballen balancierst. Magnetisiere hierfür deine Knöchel und Schienbeine zueinander.

3. Bhujangasana - Kobra

Setze für die Stehende Kobra die Fersen ab und öffne die Arme weit vor dir. Rippen eingesaugt, Schultern entspannt. Lass deine Flügel durch die Unterstützung der Schulterblätter wachsen und dehne dich aus. Atme ein und zentriere die Hände in Anjali-Mudra über dem Kopf, sinke dann erneut in den Stuhl und wiederhole diesen Flow noch 5- bis 8-mal, bis du voll und ganz fokussiert und präsent bist.

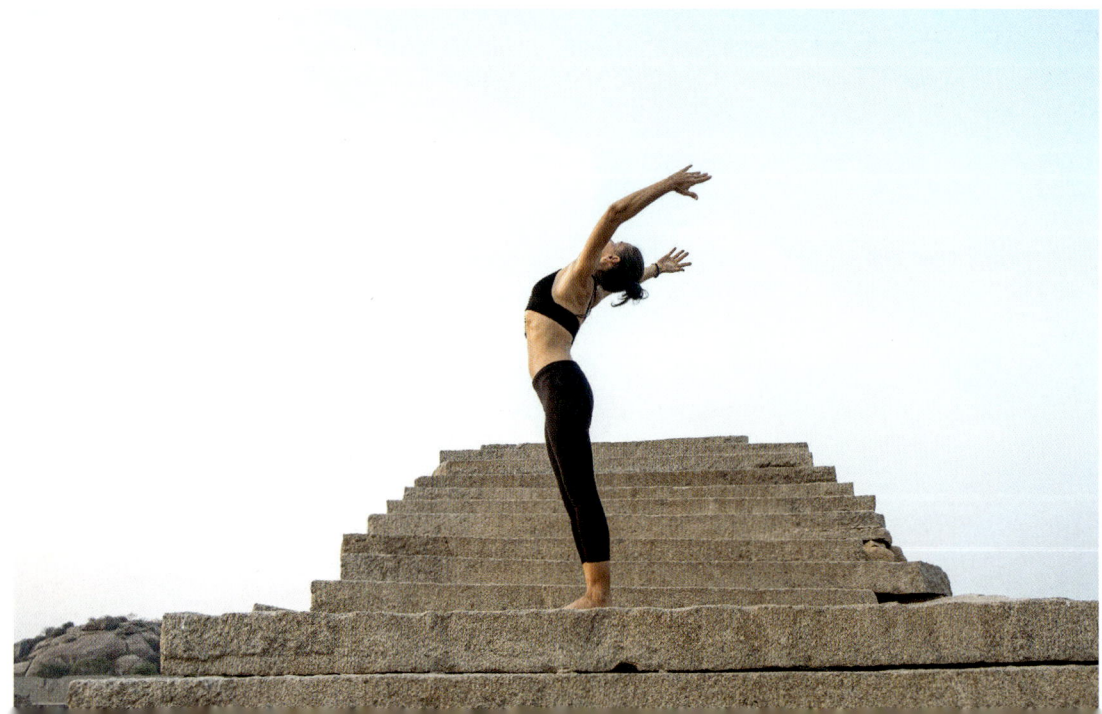

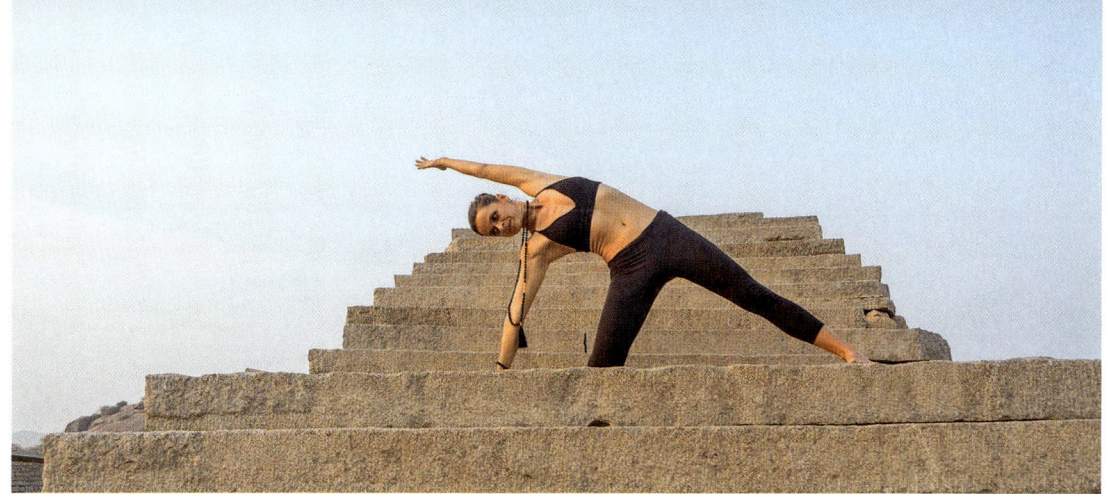

4. Vasisthasana – Der Seitstütz (Variation)
Beginne im Vierfüßler-Stand. Platziere deine rechte Hand ca. 5 cm vor deiner Schulter und stelle die Zehen deines rechten Fußes nach rechts außerhalb deiner Yogamatte ab. Der linke Fuß stellt sich parallel nach hinten an den Mattenrand, während sich dein Oberkörper aufdreht. Streck deinen linken Arm über das Ohr und erde die hintere Fußaußenkante. Kreise insgesamt fünf Runden mit dem freien Arm wie ein großer Uhrzeiger vor dir: ausatmend zum Boden, einatmend über hinten wieder hoch. Verweile dann noch ein paar Atemzüge in dieser genüsslichen Seitstreckung, bevor du deinen Oberkörper einatmend aufrichtest.

5. Parsvakonasana – Seitwinkel (Variation)
Für das kleine Parsvakonasana drehst du deinen linken Fuß 90 Grad auf und beugst das Knie. Lass das Becken weich auf- und abpulsieren: Schenke einatmend dem Hüftgelenk Raum, sinke ausatmend mehr in die Tiefe. Das Knie darf dabei über die Zehen ziehen. Der freie Arm ist gestreckt, die Schultern in einer Linie, dein Atem im Ujjayi, der Siegesatmung.

Dreh dich für die zweite Seite zurück in den Vierfüßler-Stand und wiederhole die Punkte 4 und 5.

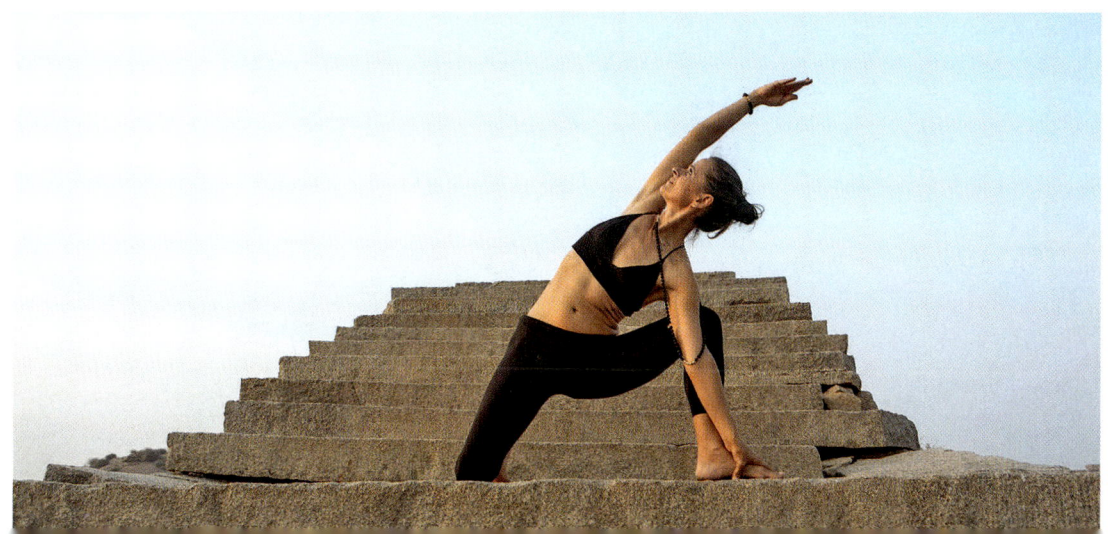

6. Anantasana – kosmische Schlange/ schlafender Vishnu

Roll dich aus der Bauchlage auf deine linke Hüfte und Schulter. Der Kopf gestützt, die Fingerspitzen der freien Hand vor dem Bauch aufgestellt. Beginne in Zeitlupentempo das obere Bein zu heben und zu senken. Das Knie dreht sich nach oben. So feuerst du deine tiefliegenden seitlichen Gesäßmuskeln an, damit sie dir im Leben Halt schenken. Dreh dich nach fünf Runden auf die andere Seite. Je langsamer, desto effektiver. Spürst du es brennen? Das ist *Tapas*, Leidenschaft.

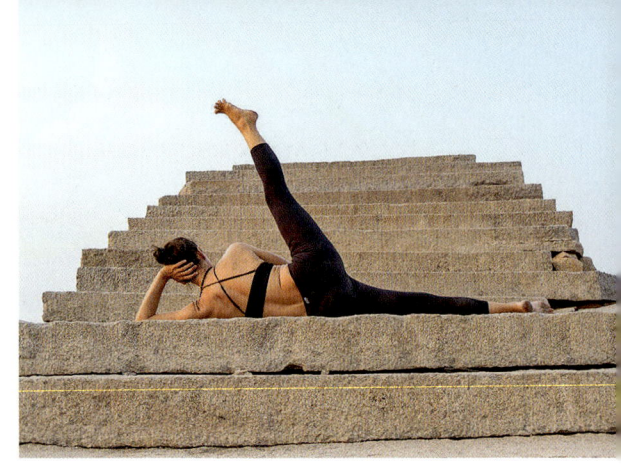

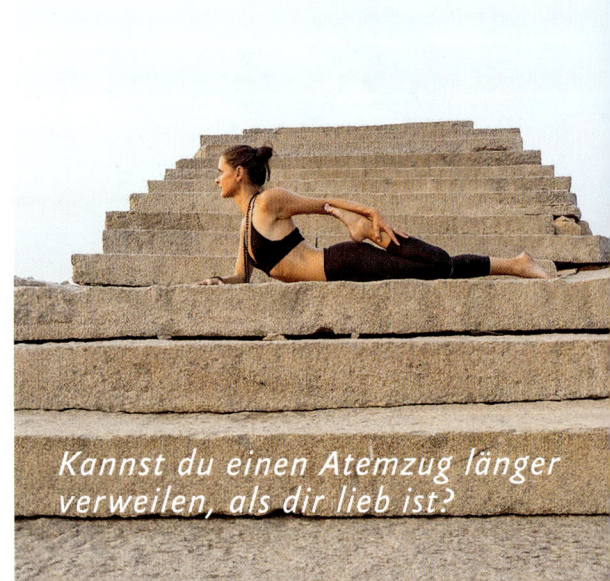

7. Ardha Bhujangasana – Sphinx

Gönne dir eine Auszeit in der Sphinx. Die Ellbogen unter den Schultergelenken sortiert, die Beine lang nach hinten gestreckt. Zieh die Ellbogen isometrisch Richtung Becken und atme würdevoll ins Herz.

8. Sphinx mit Oberschenkeldehnung

Klappe nun deinen rechten Unterarm um 90 Grad nach links und hole mit der linken Hand den linken Fuß Richtung Po, um dort die Oberschenkelvorderseite zu öffnen. Fächere dazu die Zehen auf und lass die Knie auf einer Linie. Greife den Fußrücken, lass den Oberarm dabei nach außen rotieren und den Herzraum nach vorne geweitet. Schicke Atem und Liebe in diese intensive Oberschenkeldehnung. Wechsle die Seite und komm anschließend in deine Sphinx zurück.

Kannst du einen Atemzug länger verweilen, als dir lieb ist?

9. Eka Pada Adho Mukha Svanasana – Hundespagat

Streck dich nun in den Herabschauenden Hund aus. Hebe die Achseln etwas an, dann den Kopf, dann das rechte Bein. Roll die rechte Hüfte weit über die linke und beuge das Knie. Hebe den Kopf noch höher und halte über deiner linken Schulter Ausschau nach deinem oberen Fuß.

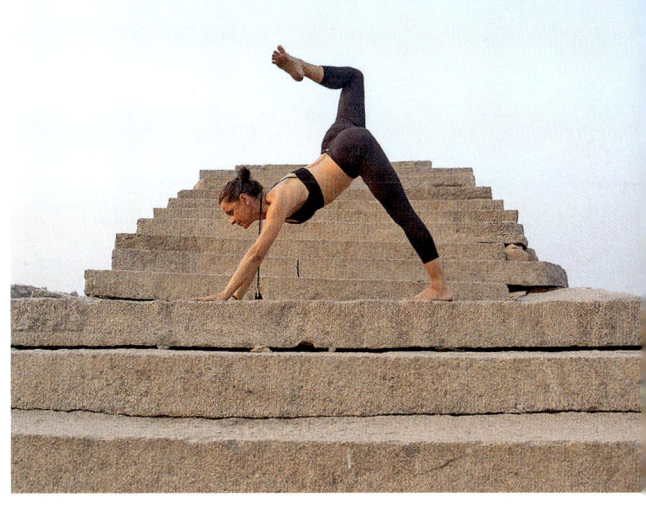

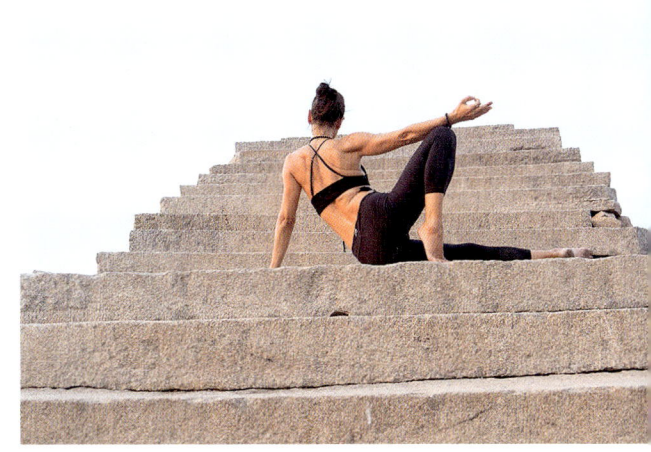

10. Camatkarasana – Wild Thing

Jetzt kannst du dich trauen, den Fuß auf dem Boden zu deiner linken Seite abzustellen und den rechten Arm zu lösen. Öffne den Herzraum zum Himmel.

Be a Wild Thing, präsentiere dich der Welt wie ein Rockstar. Die Bühne ist dein Leben.

11. Göttinnen-Haltung

Von hier aus kannst du ganz einfach die Hüfte zum Boden ablegen und dich in einer eleganten Göttinnen-Haltung ausruhen. Verbinde Daumen und Zeigefinger in Chin-Mudra und genieße die saftige Öffnung in der linken Taille.

Dreh dich nach ein paar Atemzügen für die Sphinx auf den Bauch und wiederhole Hundespagat, Wild Thing und Göttinnen-Haltung mit dem linken Bein.

12. Urdhva Dhanurasana – Das Rad (siehe Abbildung S. 185)

Jetzt hast du die Weite und die Kraft, dich im vollen Rad auszudehnen. Komm aus der Rückenlage in *Urdhva Dhanurasana* und verlagere das Gewicht mehr auf die Arme, während du auf den Zehenballen balancierst. Für eine Extraportion Herzensfeuer atme hier Kapalabhati. Das macht dich stabil und stark.

Für Geübte mit sehr offenen Schultern und einer Extraportion Mut: Geh direkt aus dem Wild Thing in das volle Rad über, sofern dein Herzraum geradewegs nach oben strahlt und es deine Schultergelenke erlauben, deinen Luft-Arm hinter dir am Boden abzustellen. Deine ursprüngliche Standhand muss sich dafür ganz fix drehen, sodass die Finger zu den Füßen zeigen. Jetzt wandern noch beide Füße auf eine Linie, und voilà, aus einem wilden Ding ist ein wunderschöner Bogen geworden. Löse unprätentiös den Bogen über die Rückenlage auf und wechsle dann die Seiten.

Verweile zum Abschluss noch ein paar Momente in der Würde der Sphinx. Gleiche die intensiven Rückbeugen zunächst in der Rückenlage, zum Beispiel mit liegenden Twists oder angezogenen Knien aus (siehe dazu auch Kapitel 3). Lass die Poren deiner Haut sich öffnen und entspanne in deine innere Weite und Freiheit hinein.

*Das Strahlen deines Herzens vermag
jede Dunkelheit zu vertreiben.*

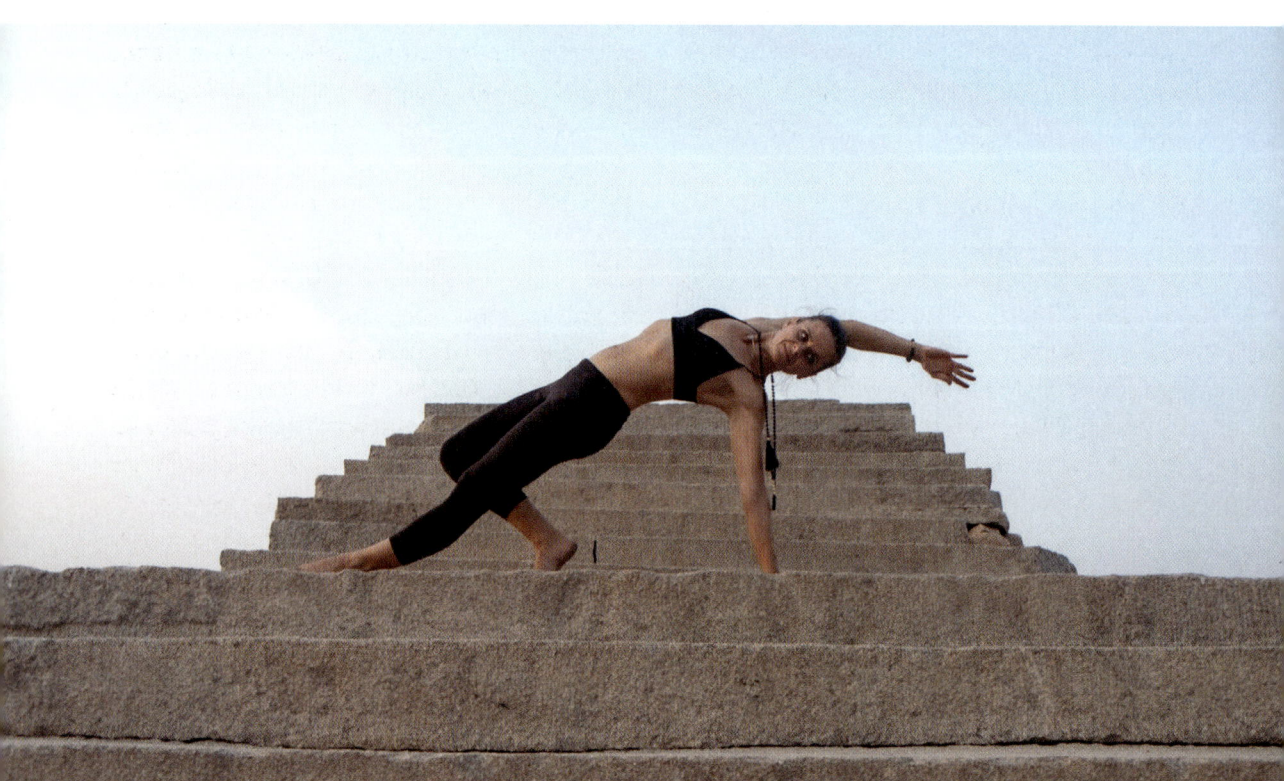

Fließen – Rituelles Bad, Wassermeditationen und Inspirationen

Wasser wird in allen Kulturen der Welt als Leben spendendes Element geschätzt. Aus ihm entsprang Leben. Es bot der Evolution von Mikroorganismen, Wasserpflanzen und Fischen einen geeigneten Lebensraum, aus dem sich vor Abermillionen Jahren Landechsen und alle anderen Tier- und Pflanzenarten auf diesem Planeten entwickelten. Gäbe es kein Wasser, gäbe es kein Leben.

Auch der Embryo entwickelt sich in einer mit Flüssigkeit gefüllten Fruchtblase. Selbst wenn es sich nicht so anfühlen mag, besteht der erwachsene menschliche Körper aus ca. 70 Prozent, das Gehirn sogar aus 80 Prozent Wasser. Das ist wohl auch der Grund, weshalb Dehydrierung unsere Denkleistung rapide abnehmen lässt. Wusstest du übrigens, dass Faszien reines Wasser besonders lieben? Dieses hält sie, zusammen mit Bewegung, elastisch und gesund. Wasser ist Grundlage für all unsere Körperfunktionen: Ohne es läuft nichts, kein Herz-Kreislauf, kein Stoffwechsel, keine Verdauung, keine Gehirnfunktion. Aus diesem Grund kann ein gesunder Mensch lediglich ein paar Tage ohne dieses Element überleben. Gäbe es diesen Superstoff H_2O nicht, wäre unser schöner blauer Planet eine vertrocknete Wüste und wir wären nicht hier.

Wasser ist Leben.
Wasser ist Fruchtbarkeit.
Wasser ist Schöpfung.

Im Strom des Lebens – Rituelles Bad

Sich dieser Tatsache bewusst haben Naturvölker und frühere Hochkulturen zahlreiche Rituale erschaffen, um dieses überlebensnotwendige Nass gebührend zu würdigen. Zum Beispiel um Regen für eine fruchtbare Ernte herbeizuführen, verheerende Unwetter und Überflutungen abzuwenden und um Ozeanen, Seen und Flüssen für ihre Leben spendende Kraft zu danken. Animistische Kulturen sehen in den Elementen und Naturerscheinungen gewaltige göttliche Instanzen, die man um deren Wohlwollen bitten muss, um das hiesige Überleben zu sichern. Auch im Hinduismus, der Wiege des Yoga, ist dies weiterhin präsent. So werden Sonne und Mond, die Erde und Berge, Luft, Feuer und Wasser als Gottheiten betrachtet und verehrt.

Insbesondere Flüsse sind heilig. Als Lebensspender werden einigen äußerst segensreiche Eigenschaften zugesprochen. Laut indischer Mythologie kam der Ganges als ein Geschenk der Fruchtbarkeitsgöttin Ganga vom Himmel auf die Erde nieder. Da ihre Macht allerdings so groß war, dass ihr Strom die Erde zerschmettert hätte, erklärte sich Lord Shiva bereit, diesen in seinem Haupthaar aufzufangen und von dort als den heiligsten Fluss Indiens herabströmen zu lassen. Der Ganges verkörpert die Göttin höchstpersönlich und wird als *Ganga Ma*, als Mutter Ganga, verehrt. Er symbolisiert absolute Reinheit und seinem heiligen Wasser werden magische Eigenschaften zugesprochen. Ein rituelles Bad erlöst von *Karma* und wird somit von gläubigen Hindus regel-

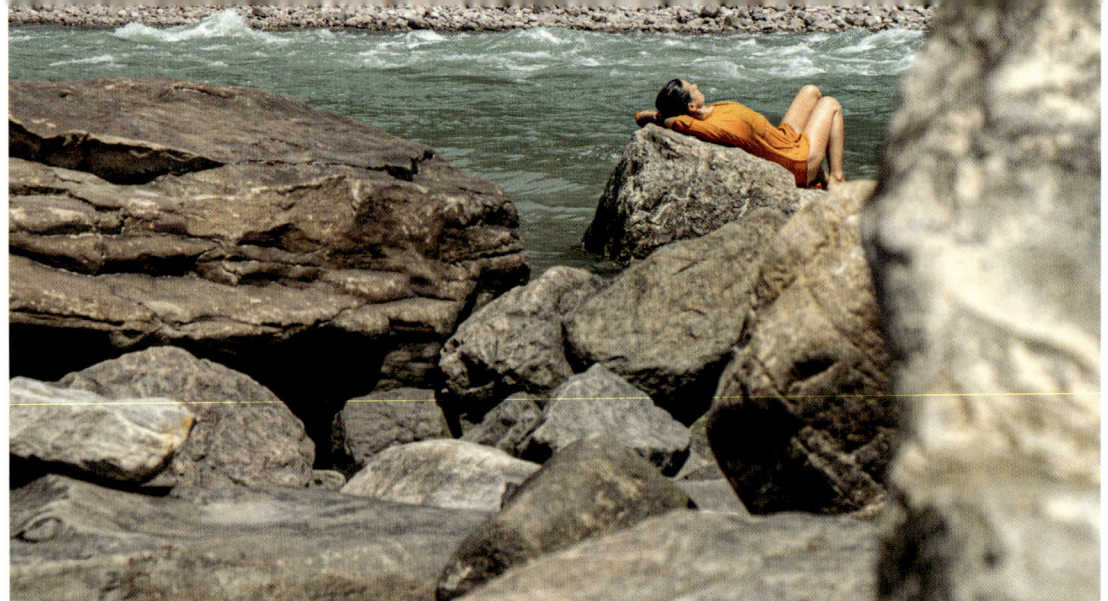

mäßig und voller Freude zelebriert. Die heiligsten Städte Indiens, wie Varanasi, Hardiwar und Rishikesh, säumen seine Ufer und sind beliebte Pilgerorte nicht nur für Hindus, sondern auch für Yogis und Suchende aus der ganzen Welt. In meinen alljährlichen Pilgerreisen zu seinen nördlichen Gestaden durften ich und meine Schüler uns immer wieder von seiner Magie transformieren lassen. Ein rituelles Bad in den smaragdgrünen Gewässern von Mutter Ganga erfrischt nicht nur den Körper, sondern auch das Gemüt ungemein. Ich fühle mich jedes Mal auch innerlich gereinigt und wunderbar harmonisiert.

Nun können wir leider nicht immer in *Ganga Ma's* Heiligkeit baden, aber die Heilkraft von Wasser zum Glück dennoch nutzen, da alle natürlichen fließenden Gewässer klärend und energetisierend wirken.
Genieße bei Gelegenheit ein Bad in einem Fluss oder in einem Bach. Bitte achte dabei auf die Kraft der Strömung und bade nur an

gesicherten Stellen. Wenn du den Fluss nicht kennst, dann erkundige dich auf jeden Fall vorab, ob er sauber genug ist, es große Steine gibt, die nicht unbedingt ersichtlich sind, wo es geeignete Ausstiegsmöglichkeiten oder auch Schleusen gibt. Selbst geübte Schwimmer kommen nicht immer gegen Strudel und Unterströmungen an. Du solltest dir also wirklich sicher sein.
Uns geht es hier aber nicht ums Schwimmen, sondern um den Reinigungseffekt, den ein fließendes Gewässer auf unseren Geist und insbesondere auf unser energetisches Feld hat. Dafür musst du dich also nicht den Fluss hinabtreiben lassen, sondern dich, wie die Gläubigen am Ganges, lediglich kurz eintauchen. An den indischen *Ghats*, den Ufertreppen der heiligen Städte, gibt es praktischerweise Eisenketten, an denen man sich festhält, um nicht mitgerissen zu werden. Bei einem natürlichen Flussverlauf finden sich in der Regel Einbuchtungen und kleinere Wasserbassins, die dir Schutz vor der Strömung gewähren.

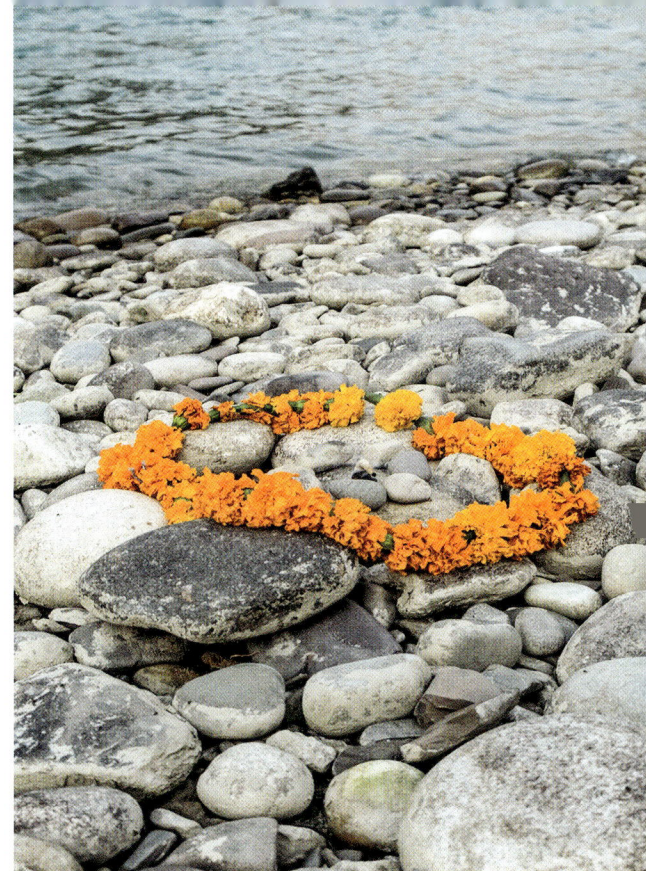

UND SO GEHT'S:

Beginne das Ritual mit einer Absicht und einer Opfergabe. Das können Blumenblüten und ein Räucherstäbchen sein, das du anzündest und am Flussufer in die Erde steckst. Halte die Blüten mit deiner Herzensabsicht in Pushpaputah-Mudra.

Sprich ein Gebet oder das »OM Namah Shivaya« und übergib die Gaben anmutig in den Strom, während du langsam mit den Füßen einsteigst. Lass dir Zeit, dich auf die kühle Temperatur einzulassen. Es kann hilfreich sein, über den offenen Mund auszuatmen, während du dich langsam in das kühle Nass absenkst. Je nach Tiefe kannst du stehend, hockend oder liegend eintauchen.

Atme ruhig und beständig und stell dir vor, wie sich alles ablöst, was äußerlich wie innerlich an dir »klebt«, und vom Strom des Lebens weggewaschen wird: Energien anderer Menschen sowie die deiner eigenen unförderlichen Gedanken und Einstellungen. Falls es dir entspricht, visualisiere, wie sich auch karmische Anhaftungen lösen, oder bitte darum.

Lass die heilende Kraft des Wassers deinen Geist, deine Sichtweise und dein Herz klären, indem du es mit beiden Händen schöpfst und mit einem »OM Namah Shivaya« über dein Gesicht und Haupt ergießt. Wiederhole diese Handlung 3-mal und genieße den prickelnden und erwachten Zustand. Wenn du einen Schritt weiter gehen möchtest, dann dippe deinen Kopf inklusive Kronen-Chakra unter, während du den Atem anhältst und innerlich dein Gebet chantest. Für einen traditionellen inneren Waschgang trinkst du einen kleinen Schluck von dem heiligen Nass und spritzt den Rest mit den Silben des Shiva-Mantras über dein Haupt. Auch dies wiederholst du 3-mal in voller Andacht.

Das Shiva-Mantra unterstützt die Intention des Loslassens, denn Shiva repräsentiert das Prinzip der Zerstörung und der daraus hervorgehenden Neu-Schöpfung. Du kannst aber auch ein Gebet in deinen eigenen Worten sprechen. Beende dein Reinigungsritual in demütiger Dankbarkeit vor dem Wasser, dem grandiosen Wunder der Schöpfung.

Aus meiner Erfahrung musst du nicht an eine Gottheit oder exotische Gebetsformel glauben. Die Elemente haben eine eindeutige Wirkung auf uns, da auch wir aus ihnen bestehen. Es vereint sich, was aus dem gleichen Material ist. Eine heilige Kommunion findet statt, ganz greifbar und für unsere Körperzellen direkt erfahrbar. Im rituellen Akt machen wir uns diese natürliche *Vereinigung* bewusst.

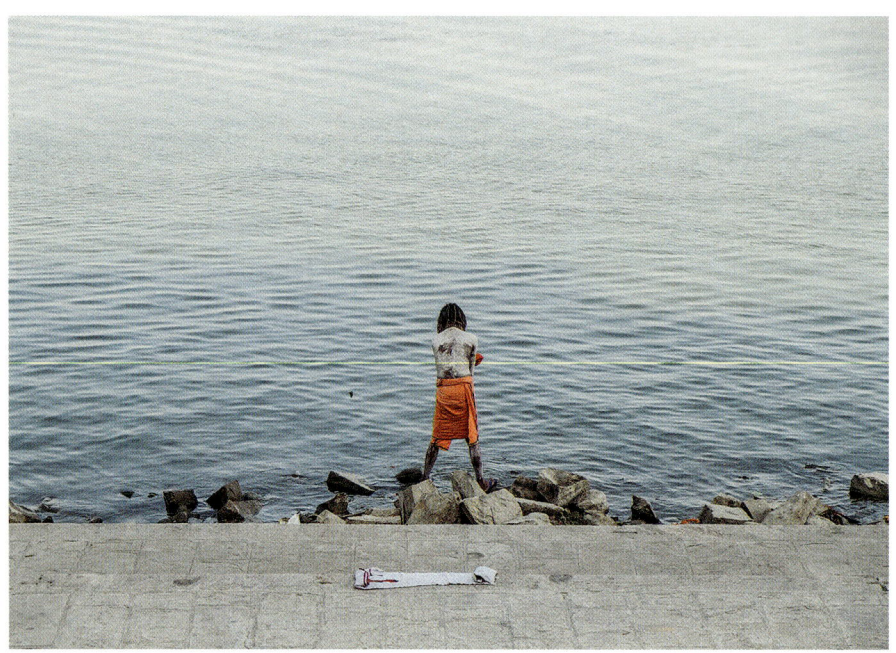

»Alles fließt ab«-Ritual

Im Fluss baden geht auch zu Hause: Ja, du hast es erfasst, unter deiner Dusche. Und ja, es macht Sinn, dass es kalt und am Morgen ist. Das tägliche Bad spielte in Indien eine bedeutende Rolle, lange bevor wir im Westen eine Vorstellung von Hygiene hatten. Wie im Ritual zuvor beschrieben, ging und geht es dabei nicht nur um eine äußere, sondern immer auch um eine innere Reinlichkeit. Innen und Außen sind in diesem Kontext als eins zu betrachten. Da es die luxuriöse Annehmlichkeit von fließendem klarem Wasser aus dem Duschhahn auf dem indischen Subkontinent lange nicht gab und vielerorts auch heute noch nicht gibt, badete und wusch man sich im Fluss. Und der ist eben meist auch kühler. Bei heißen Temperaturen ein durchaus angenehmer Aspekt, in den schneebedeckten Bergen des Himalaya aber sicherlich eine Herausforderung.

Kältebehandlungen wie das kalte Duschen sind gewöhnungsbedürftig, haben aber besondere Heilwirkungen auf Körper und Geist. Sie machen unglaublich wach. Sie regen nicht nur Kreislauf und Durchblutung an, sondern stimulieren auch den Vagusnerv, denn unser Körper reagiert auf Kälte mit Beruhigung des Atems. Schon ab circa einer Minute Kälteexposition nimmt der Einfluss unseres Sympathikus und damit unser Stresslevel ab und die Aktivität unseres parasympathischen Nervensystems und damit unser Entspanntheitszustand zu. Wir fühlen uns bewusster, quietschlebendig und aufgeladen. Das macht kalt duschen zu einem Antidepressivum und echten Heilmittel bei hohem Blutdruck, Stress und Entzündungen, aber auch bei Angst und Verwirrtheitszuständen.

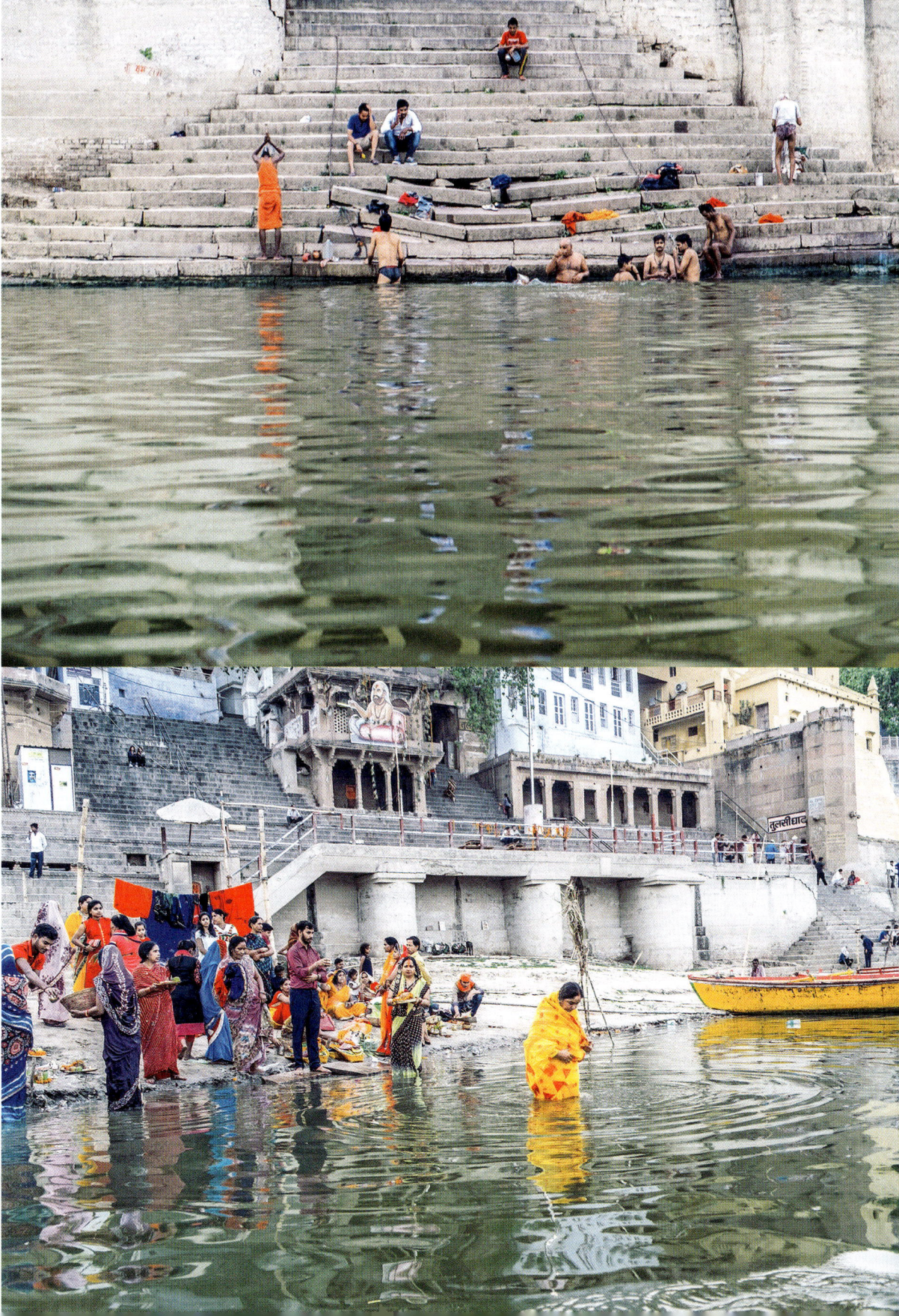

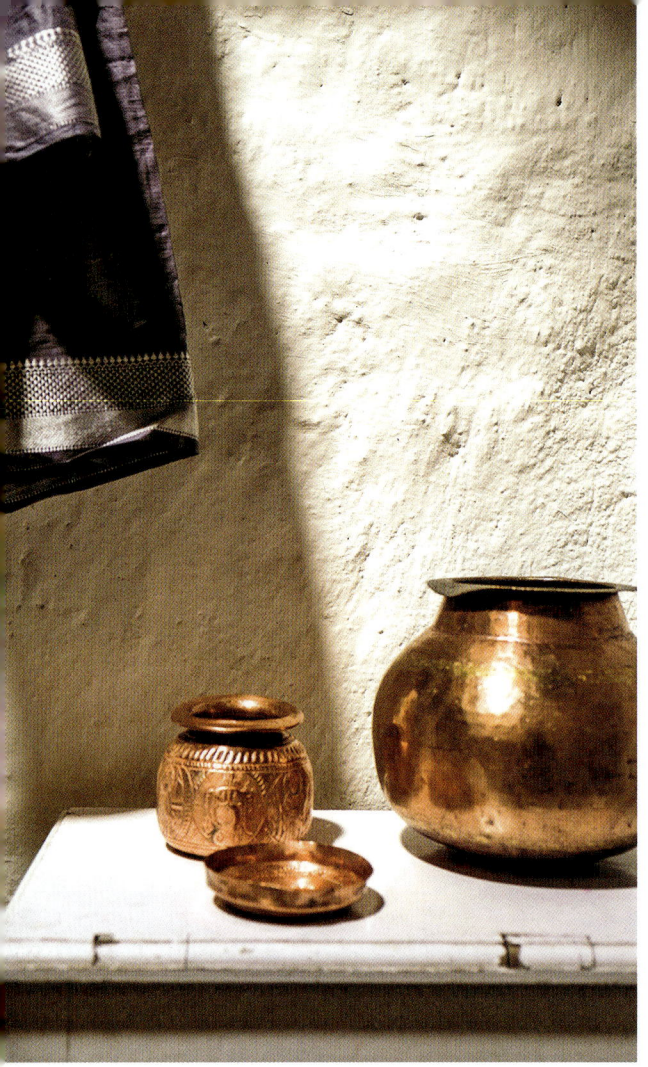

Brause dann vom rechten Knöchel, der Stelle, die am weitesten vom Herzen entfernt ist, außen am Bein hoch und innen entlang hinunter. Gerne 3- bis 5-mal und schön langsam. Wiederhole den gleichen Ablauf beim linken Bein. Wechsle dann zum rechten Handgelenk und dusche den Arm über außen hoch und an der Innenseite zurück. Das Gleiche beim linken Arm. Jetzt geht es mit ein paar Kreisbewegungen zum Bauch und von dort über die rechte und linke Brust. Und nun geht es zur rechten Wange, dann zur linken und zur Stirn, bevor du den kühlen Strahl langsam den Rücken herabfließen lässt. Nimm die Kälte an, indem du ruhig weiteratmest, so als ob nichts Ungewöhnliches geschieht.

Wiederhole diesen Ablauf noch einmal mit warmem und zum Schluss mit kaltem Wasser. Um das Ritual abzuschließen, hüllst du dich in ein sauberes Handtuch und ölst die leicht feuchte Haut mit einem nährenden Öl ein. Für noch mehr Frische empfehle ich die Zugabe reiner ätherischer Zitrusöle, für sinnliche Inspiration Blüten-Mischungen und für tiefe Entspannung erdende Noten.[5]

UND SO SCHAFFST DU DAS AUCH:

Und zwar mit Wechselduschen. Beginne mit deiner gewohnten warmen oder heißen Dusche, bis du in deiner Haut angekommen bist. Dann wechsle zu kalt. Es muss nicht eiskalt sein, es reicht, wenn es mindestens 5 Grad kühler als die Raumtemperatur ist. Kühle zunächst die Kopfkrone ab, um zu verhindern, dass deine Körperhitze hoch in den Kopf steigt. Wenn du die Haare nicht waschen möchtest, dann nimm ein wenig Wasser in die Handflächen und kühle damit dein Haupt. Du kannst dich dabei segnen.

Nach ein paar Wechselduschen wird es dir immer leichter fallen und du wirst den belebenden Effekt nicht mehr missen wollen. Vielleicht gehst du sogar direkt zur kalten Dusche über und imaginierst dich dabei an einen wunderschönen Fluss. Laut Ayurveda ist es auch besonders heilsam, wenn du Wasser aus Kupfergefäßen schöpfst und sanft über deine Haut gleiten lässt. Ich liebe diese asiatische Badetradition auf einem Hocker sitzend. Sie ist nicht nur sinnlicher, sondern auch wertschätzender und ökologischer.

Wassermeditationen und Inspirationen

PANTA RHEI - »DER EWIGE FLUSS DES SEINS«-RITUAL

Das einzig Beständige ist der Wandel.

Am Fluss sitzend: Beobachte, wie das Wasser vorbeiströmt, sich verbindet und verschiedene Formen annimmt. Werde dir bewusst, dass auch das Leben ein Strom ist. Wir werden empfangen, geboren, wachsen heran, blühen auf und vergehen. Leben ist in Bewegung, Stillstand gibt es nicht. Wie Wasser fließt und wandelt es sich beständig.

»STILLE WASSER GRÜNDEN TIEF«-RITUAL

Kontemplation am See: Lass deine Augen mit peripherem Blick über den See schweifen. Nimm seine Oberfläche wahr, das sanfte Wabern und Kräuseln, das Glitzern im Licht, die Lebendigkeit. Ein Organismus in sich verbunden als Sinnbild für unseren Geist *(Manas)*: So wie der See an seiner Oberfläche in immerwährender Bewegung ist und reagiert, so fließen auch die Gedanken in unserem Geist unaufhörlich und höchst reaktiv. Hier ein Gedankenblitz, dort eine Reaktionswelle, ein neuer Gedankenfetzen, eine alte Geschichte. Blicken wir allerdings unter die Oberfläche des Sees, so finden wir dort Ruhe. Richten wir unsere Aufmerksamkeit auf das, was hinter den Gedankenwellen liegt, auf den Grund unseres Bewusstseins, erleben wir Stille.

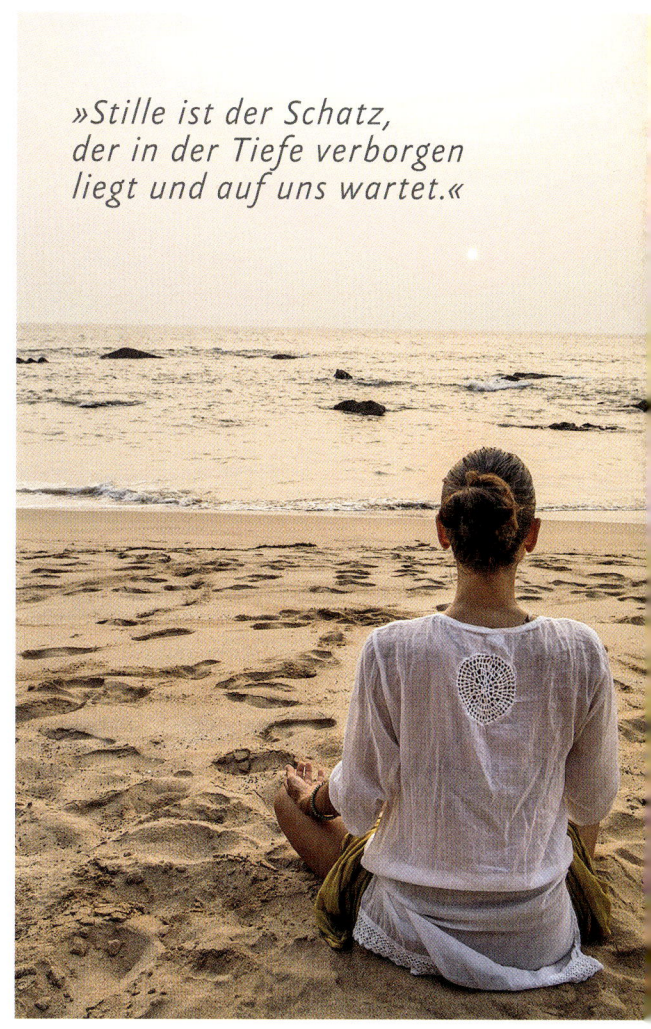

»Stille ist der Schatz, der in der Tiefe verborgen liegt und auf uns wartet.«

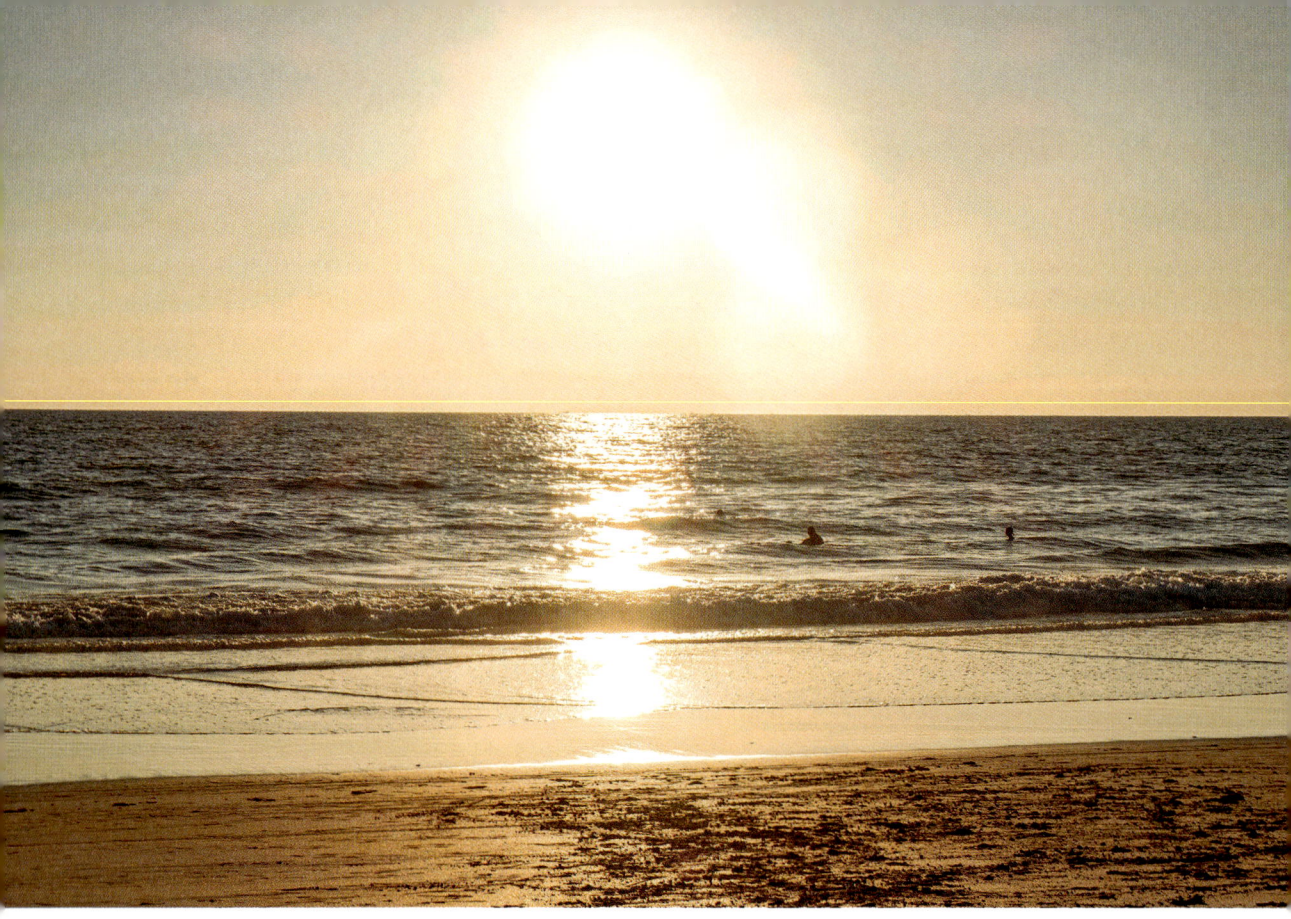

»Das Meer ist keine Landschaft, es ist das Erlebnis der Ewigkeit.«

Thomas Mann

OZEANTROPFEN-MEDITATION

Am Meer sitzend oder stehend: Blicke in den unendlichen Horizont, die Augen sanft, ohne Fokus, nach außen zur Peripherie geöffnet. Nimm die Vision der Weite auf, absorbiere sie, atme sie ein. Lass deine Haut durchlässiger werden, nimm Prana durch die Poren auf und spüre mit jeder Atemwelle, wie du auch innerlich weiter werden kannst. Vielleicht möchtest du deine Arme mit weichen Wellenbewegungen zur Seite öffnen, um mehr Raum in dein Herz einzuladen. Pulsiere wie die Meereswogen: Einatmend fließen die Arme weit auseinander, ausatmend kommen sie sich wieder näher. Eine der schönsten Meditationen zum Sonnenuntergang wie -aufgang.

Werde zum Meer. Dein Mantra:

»Ich bin der Ozean im Tropfen.«

OZEAN- UND WASSER-YOGA

Da die Meeresluft reich an Sauerstoff ist, sind alle Atemrituale am Meer besonders wirkungsvoll. Sie sind auch ein guter Einstieg in die Meditation, da sie den Geist wunderbar bündeln. Probiere gerne den Meeresrauschen-Atem und Kamelritt aus Kapitel 2 oder auch Anuloma Viloma aus Kapitel 4.

Schwimmen als Atemritual: Beim Schwimmen kannst du Atem mit Bewegung koordinieren und durch die Monotonie in einen meditativen Zustand gleiten. Du wirst eins mit dem Element und mit dem, was du tust und fühlst. Nadi Shodana mit einer lang gezogenen Ausatmung bereitet dich perfekt auf Tiefgang vor. Lass dich beim Tauchen in eine andere Sphäre entführen und von ihr verzaubern. Spiele mit den Ozeanwellen und spüre ihre Kraft; spring kopfüber in die sich aufbäumenden Wellen; solltest du dabei Salzwasser in die Nase bekommen, dann freu dich, das war ein echtes *Neti Kriya*, eine Nasenspülung.

Lass dich im Shavasana vom hohen Salzgehalt treiben, während du den Himmel über dir bewunderst und mit den Elementen Wasser, Luft und Raum verschmilzt. Samadhi ahoi!

Fließe im Wasser durch deine Lieblingsasanas, nutze den Widerstand und spiele mit ihm. Öffne die Arme und weite dein Herz, drehe dich in dynamischen Twists um deine Achse, werde zur Meerjungfrau, zur Krieger*in, zur Held*in, zur Gött*in, experimentiere mit *dropbacks*, Rückwärtsrollen, und mit Handständen. Sei so verspielt wie mutig, das Wasser trägt dich. Gib dich hin.

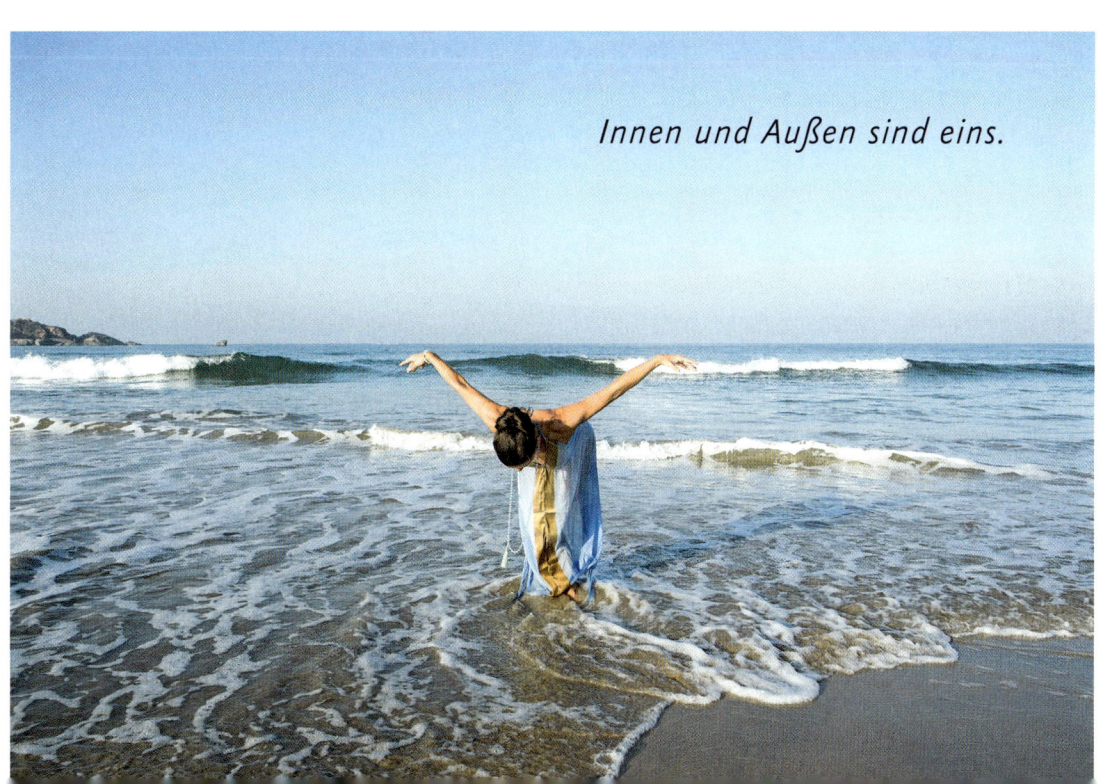

Innen und Außen sind eins.

Fliegen – Verrücken – Umkehren

Erfahre dich neu, indem du Perspektiven wechselst und deine Welt auf den Kopf stellst. Das muss nicht unbedingt im Kopfstand sein, den du nur unter professioneller Anleitung und Aufsicht lernen und üben solltest. Auch eine Vor- oder Rückbeuge verrücken deine Sichtweise. Aus alten Bahnen herauszutreten braucht Mut und Kraft, nutze die Unterstützung, die dir gegeben ist, und gib deinem Herzen etwas Schwung mit einem Handstand oder einem Bogen an der Wand.

Gute Vorbereitung findest du in Kapitel 3 unter »Öffnen« und in Kapitel 5 unter »Erden« und »Weiten«. Gewicht auf den Händen, wie beispielsweise auch im Herabschauenden Hund, aktiviert deine Herz-, Lunge-, Dick- und Dünndarmmeridiane.

Lass auch hier deiner Verspieltheit freien Lauf, *express yourself* und *er-finde* dich dabei neu. Halte dich nicht zurück, *ver-rücke* und erstrahle in deinem Licht. Du bist einzigartig. Breite die Flügel deines Herzens aus, blicke dem Himmel entgegen, er ist dein.

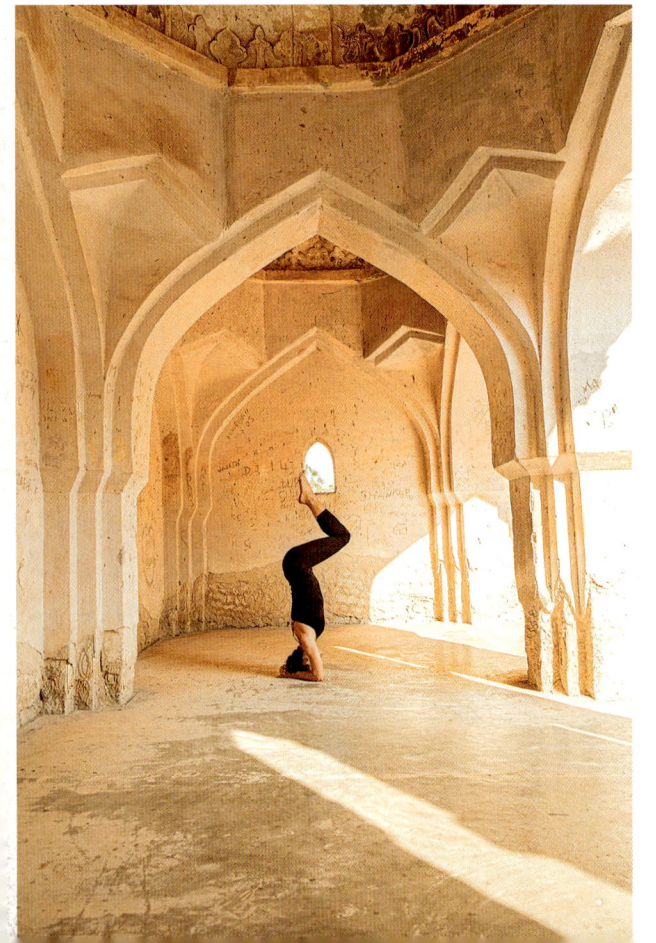

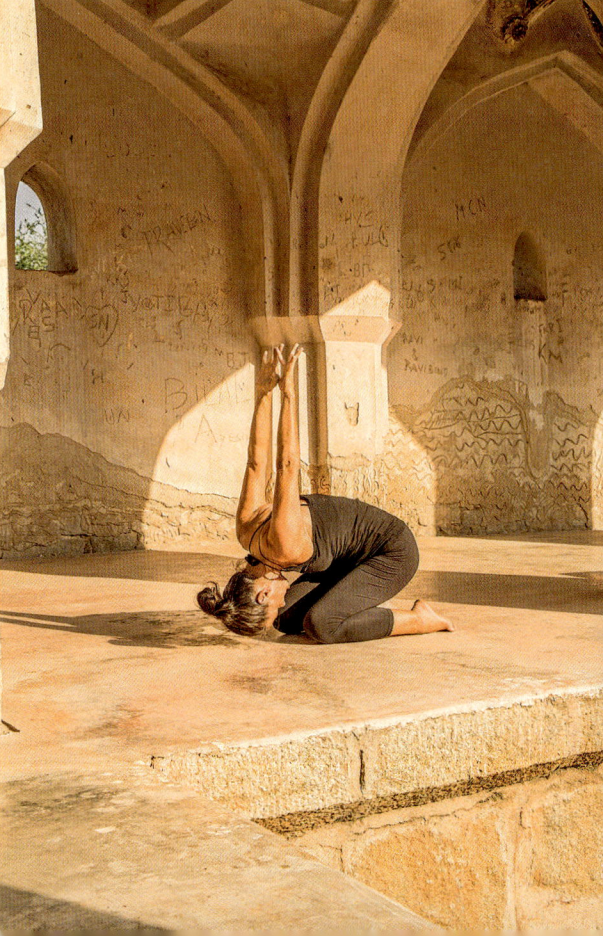

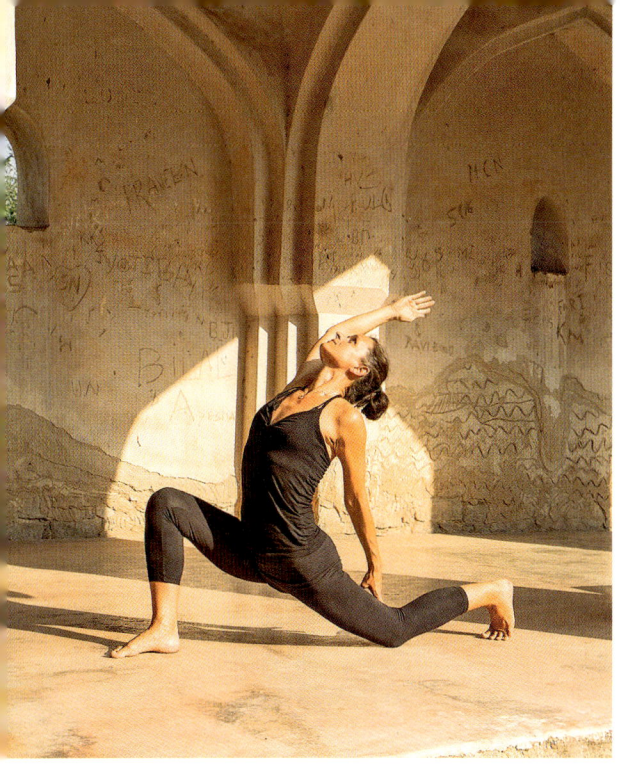
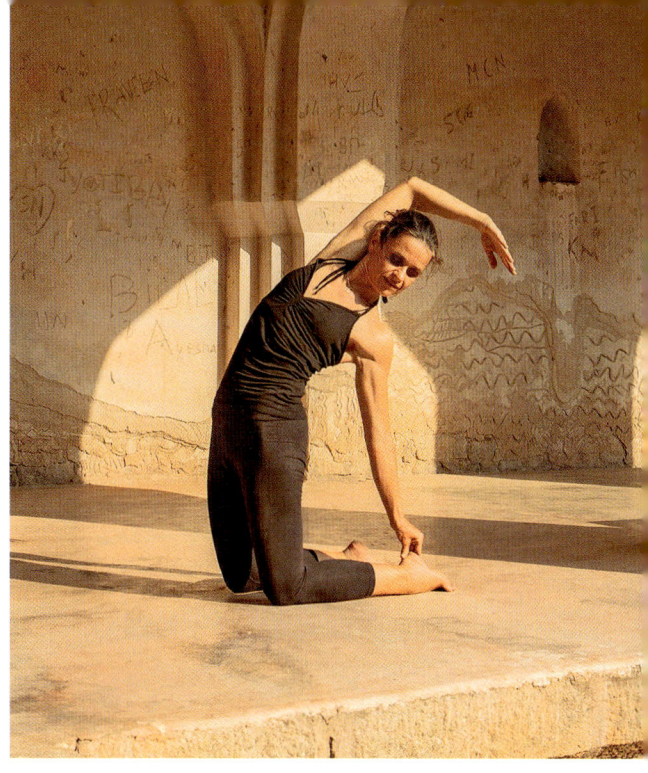

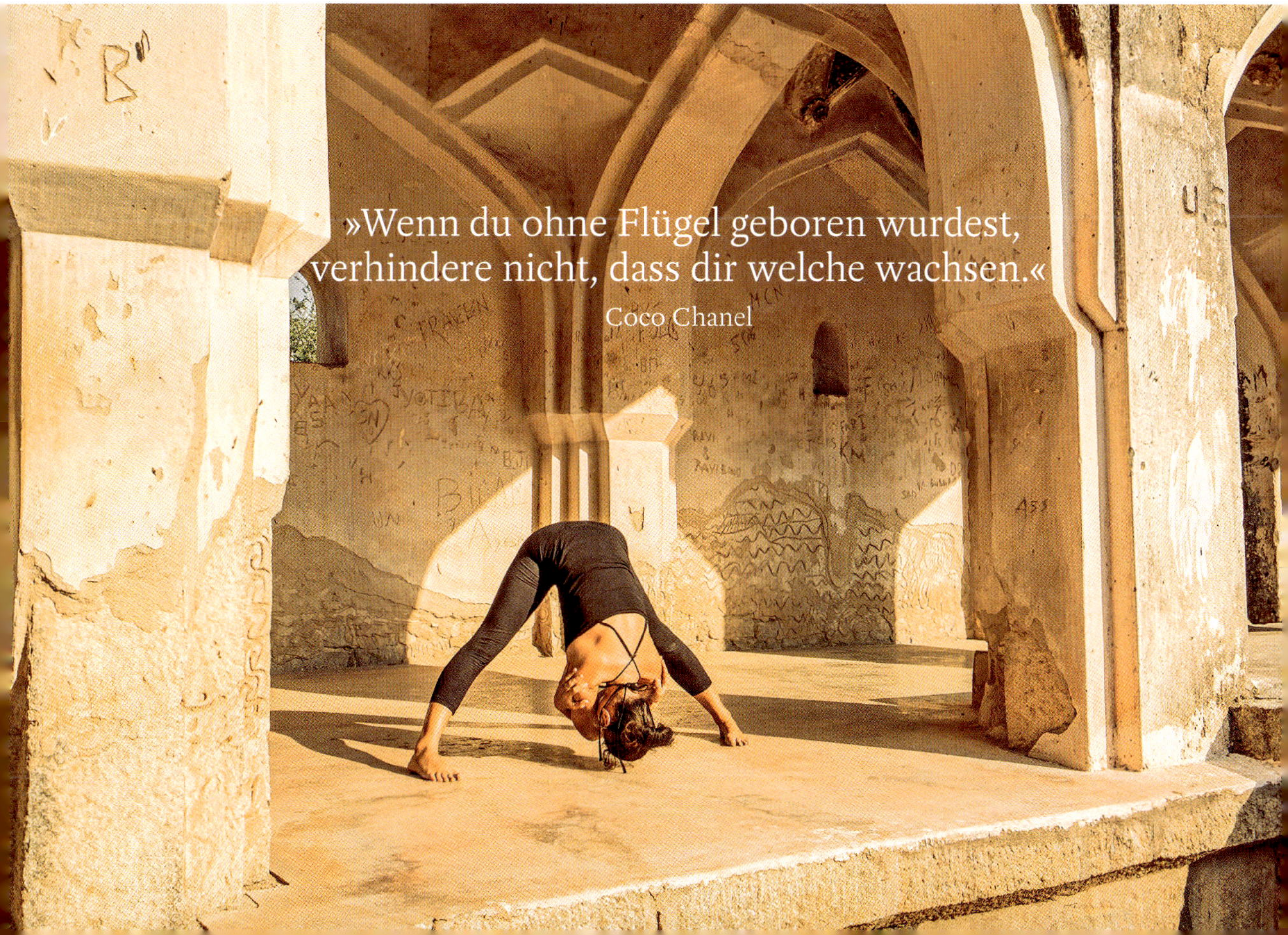

»Wenn du ohne Flügel geboren wurdest,
verhindere nicht, dass dir welche wachsen.«
Coco Chanel

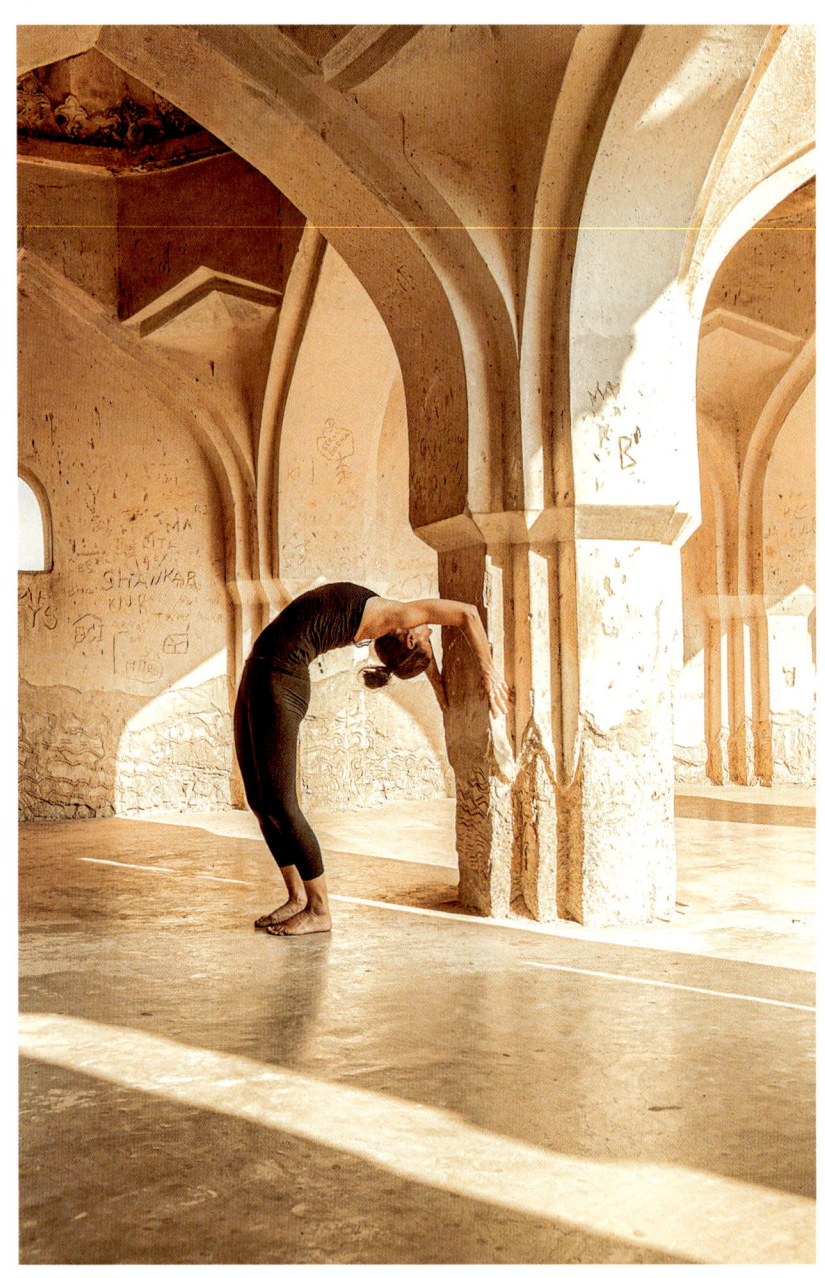

Die Gedanken sind frei,
aber bist du frei von Gedanken?

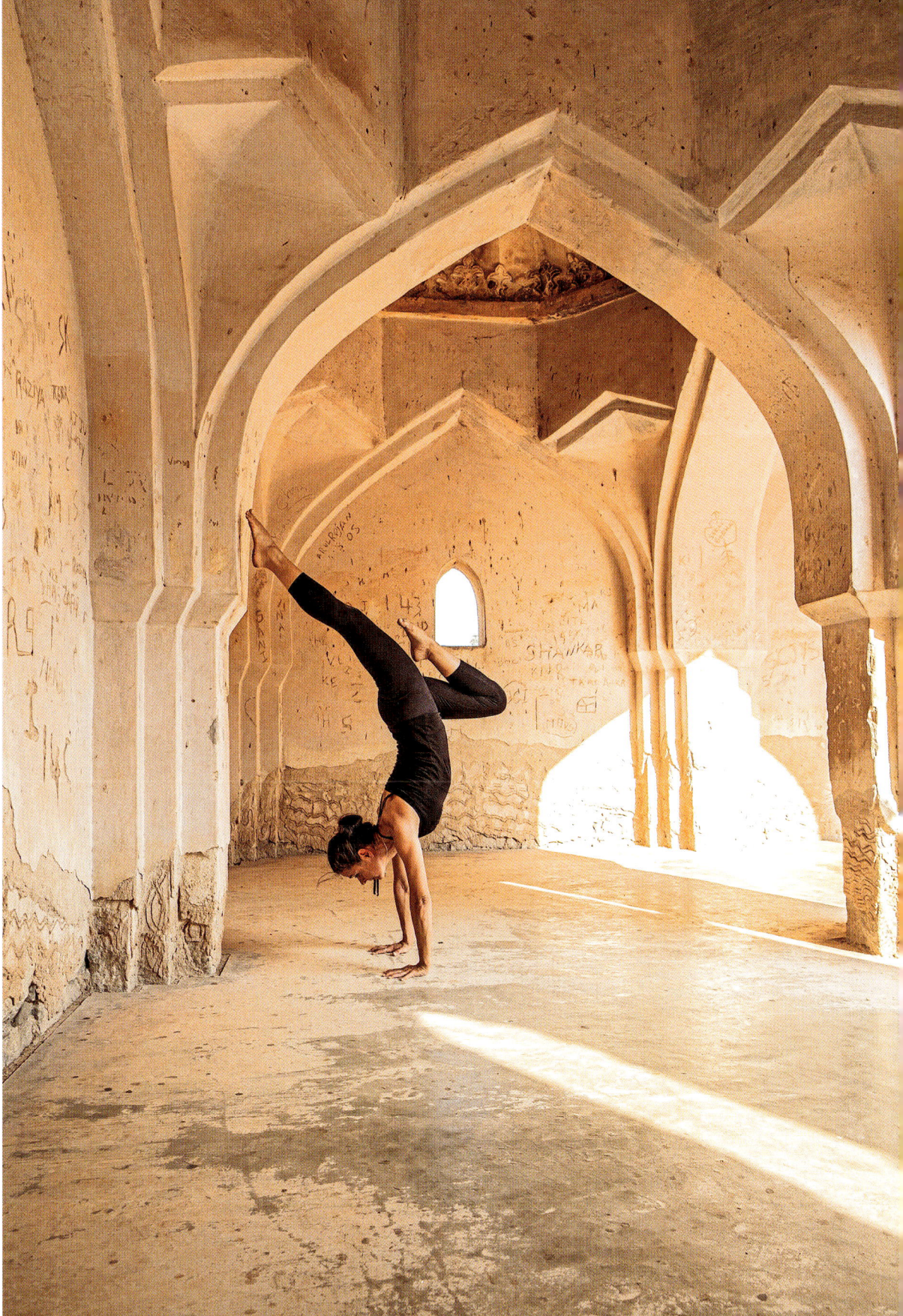

Frei sein – Dynamische Meditation und Kali-Ritual

Yoga als ein Weg zur vollkommenen Freiheit. Das war immer die Intention dieser Wissenschaft. Den Yogis von früher ging es dabei nicht um die Freiheiten als Person, sondern darum, sich von ebendieser Person zu befreien. Wir in unserem modernen Leben hingegen sind so sehr bestrebt, »Jemand« zu werden und diesen Jemand mit bestimmten Namen, Merkmalen, Rollen etc. zu verkörpern. Wir investieren extrem viel in diese Idee von Ich, von Person, von Persönlichkeit. Freiheit definieren wir als individuellen Ausdruck und größtmögliche Eigenständigkeit.

In der Yogaklasse suchen wir Befreiung von den Aufgaben unserer Person, der Flut ihrer Gedanken, den Stressfaktoren ihres Alltags, den Leiden und Wehwehchen ihres Körpers. All das ist schön und gut, aber Yoga kann noch so viel mehr. Denn wir sind so viel mehr.

> »Yoga möchte dir den Weg aus dem goldenen Käfig der Persönlichkeit in die absolute Freiheit zeigen.«
>
> Diana Schöpplein

Es ist ein tollkühnes Vorhaben. Es ist nicht einfach, darf aber auch Spaß machen. Wenn es stimmt, dass deine Gedanken frei sind, dann kannst du denken, was immer du willst. Offiziell gibt es keine Gedankenpolizei, aber dennoch reichlich Gehirnwäsche. Wird uns nicht schon kurz nach der Geburt ein Denk- und Fühlschema übergestülpt, indem uns Normen vorgelebt, ans Herz gelegt und anerzogen werden? So lange, bis wir schließlich glauben, dass wir fühlen und sein müssten wie all die anderen um uns herum? Natürlich schränkt uns das in unserem einzigartigen Ausdruck ein. Jetzt, da wir das durchschaut haben, ist es sicherlich mehr als einen Versuch wert, einfach mal anders über sich und die Welt zu denken. Alles auf den Kopf zu stellen wie in dem Kapitel zuvor ist eine Möglichkeit. Eine andere ist, sich »freizuschütteln«, »freizuchanten«, »freizuschneiden«. Es wird wild. Je wilder, umso besser.

»Shake it«-Ritual

Dieses bioenergetische Schüttelritual befreit dich von den Ketten deines (konditionierten) Geistes. Hier darfst du abschütteln, was dich einengt, blockiert, beschwert. Erlaube dir für 5-7 Minuten, schön verrückt zu sein; zu ver-rücken, um dahinter Verstecktes zu finden; zu verrücken, weil die ganze Welt auf eine Art verrückt ist (es aber natürlich nicht zugibt und fest und steif behauptet, alles sei normal); zu verrücken, weil es einfach so unglaublich guttut, anders zu sein, neu zu sein, du zu sein. Oder auch für einen Moment anstatt jemand ein Niemand zu sein, denn dieser Niemand ist wirklich frei.

UND SO GEHT'S:

Such dir Musik aus, deren Rhythmus dich inspiriert und trägt. Gut sind Trommeln oder elektronische Beats oder ein fetziger *Kali*-Song. Du kannst beim Schütteln auch ein Kali-Mantra chanten.

Finde einen breiten Stand, um dich gut mit der Erde zu verbinden. Es kann draußen oder drinnen sein, auf dem Boden oder der Yogamatte, barfuß oder mit rutschfesten Socken. Beuge und strecke deine Knie ein paarmal, bis du das Gefühl hast, dass du stabil auf beiden Beinen stehst.

Beginne nun, dich freizuschütteln, indem du dein Gewicht, vor allem dein Becken, schwer Richtung Boden fallen lässt. Deine elastischen Knie federn zum Rhythmus der Musik auf und ab. Der Fokus der Hüpf-Bewegung liegt darauf, dein Gewicht mit der Schwerkraft in die Erde hineinfallen und dich von ihrem Oberflächenwiderstand wieder zurückpushen zu lassen. Du brauchst also nichts weiter zu tun, als in den Knien nachzugeben und das Becken loszulassen. Denk an einen Gummiball. Lass den Impuls des *bouncens* durch die Wirbelsäule bis in den Kopf und in die Arme vibrieren. Werde durchlässig wie eine Marionette und schüttle alles in die Erde ab. Sie nimmt das gnädig auf, keine Sorge. Deine Aufgabe ist, loszulassen, durchzulassen, abzugeben: Gedanken, Gefühle, Kontrolle.

Gib dich frei. Lass dich frei. Erinnere dich, nur ein **Jemand hat etwas zu verlieren.**

Versuche nicht, jemand anderes zu sein, denn diese Rollen sind bereits belegt. Sei einfach du selbst, du bist einzigartig, dich gibt es nur einmal und nie wieder. Wie großartig!

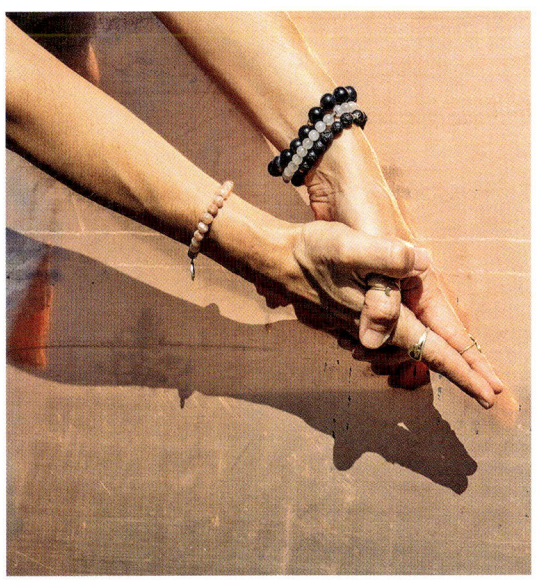

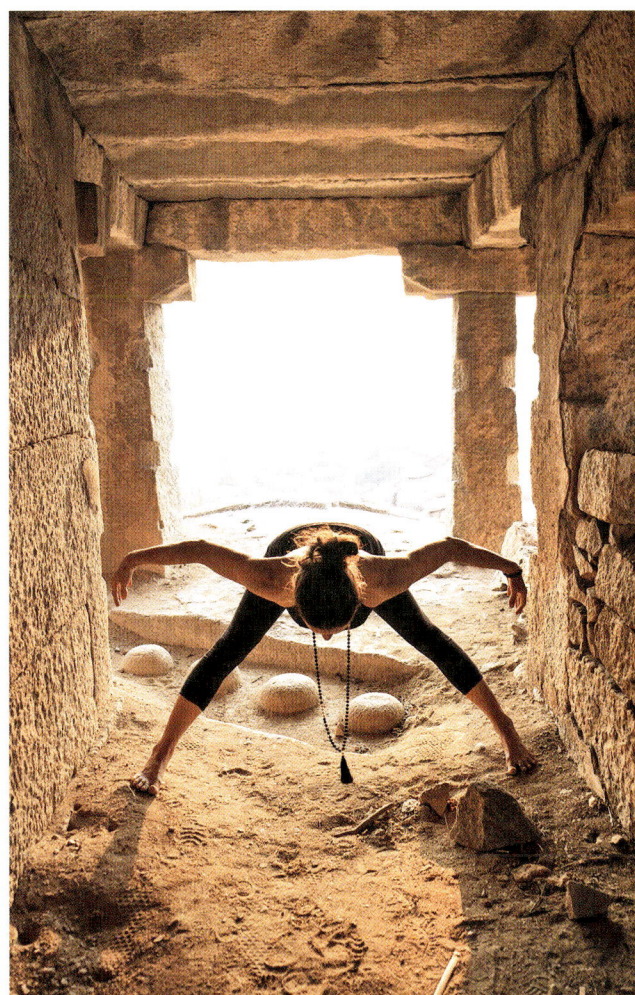

»Jai Kali Ma«-Ritual

Kali, die Schwarze, die Zerstörerin, die Herrscherin über die Zeit *(Kala).* Ihr Antlitz wie aus einem Horrorfilm, erschreckend und faszinierend zugleich: Dunkelblau bis tiefschwarz ist ihre Haut, ihre blutunterlaufenen Augen wild und ungestüm. Mit offenem Dritten Auge, herausgestreckter Zunge und zerzaustem Haar, einer Halskette aus Totenschädeln und einem Minirock aus abgeschlagenen Menschenarmen versprüht sie rigorose Wildheit und Entschiedenheit. Kampflustig erhebt sie ihre Sichel und präsentiert uns als Symbol für unser Ego ein bluttriefendes geköpftes Haupt. Ist ihr wütendes Feuer entfacht, kennt sie kein Pardon: Alle »Dämonen«, alles, was Leben negiert und den Fluss (Zyklus) des Lebens hemmt, dich an das Korsett deiner Konditionierung und Egozentrierung schnürt, dich klein und unbewusst hält, all das, was die Erkenntnis deines wahren Selbst vernebelt, zerschlägt ihre Sichel ein für alle Mal. Sie ist die Todesbringerin für alle Verwirrungen, Illusionen, Bindungen, für alles, was der Erfahrung deiner Seelen-Substanz und inneren Freiheit im Wege steht.

In ihrem mütterlichen Aspekt beschützt uns Kali Ma vor unseren intrinsischen Dämonen, geistigen Irrungen und fälschlichen Identifikationen. Als eine furchterregende Manifestation von *Durga,* der Mutter des Universums, schenkt sie Leben und nimmt es wieder zurück. Sie löst auf, erntet und beendet, wenn die Zeit reif ist. So vermag sie dich von negativen Strömungen, von Stagnation, selbst vom Rad der Wiedergeburt zu erlösen. Bist du bereit, mithilfe von Kali Ma loszulassen, was dich gerade zurückhält, beengt, beschwert und beirrt?

UND LOS GEHT'S, »JAI KALI MA!«:

Komm in einen weiten Stand, die Füße sind ca. 50 Grad nach außen gedreht und die Knie über den Fußgelenken ausgerichtet. Achte darauf, dass Knie und Füße in dieselbe Richtung zeigen und du die inneren Oberschenkel öffnest. Verbinde dich über deine Füße und dein Wurzel-Chakra mit der Erde als Mutter, die nährt und Leben gewährt.

Bereite dich auf deinen inneren Kahlschlag vor: Welche Bande möchtest du mit Kalis Sichel durchtrennen? Atme tief ein, indem deine Arme in einer großen dynamischen Kreisbewegung über dem Kopf nach hinten und wieder nach vorne und oben schwingen. Verschränke deine Finger zu Kali-Mudra (siehe Bild S. 205), die Zeigefinger für Unterstützung zum Himmel gerichtet. Fauche kraftvoll in der Löwen-Atmung aus – die Zunge herausgestreckt, die Augen zum Dritten Auge schielend –, während dein Oberkörper nach vorne zum Boden sinkt und dein göttliches Schwert zur Erde schmettert. Die Knie beugen sich dabei.

Wiederhole das Kali-Atemritual mindestens 3-mal. Wovon hast du dich gelöst? Leg nun für ein paar weitere Runden richtig los. Trau dich, was hast du zu verlieren? Nur einen Anschein, was kümmert's dich schon. Es geht um dich, um deine Freiheit! Erwecke Kali und schere dich einen Dreck, was andere und sogar du selbst von dir denken.

Fühlst du dich schon etwas befreit? Triumphiere, Jai, Sieg ist dir gewiss.

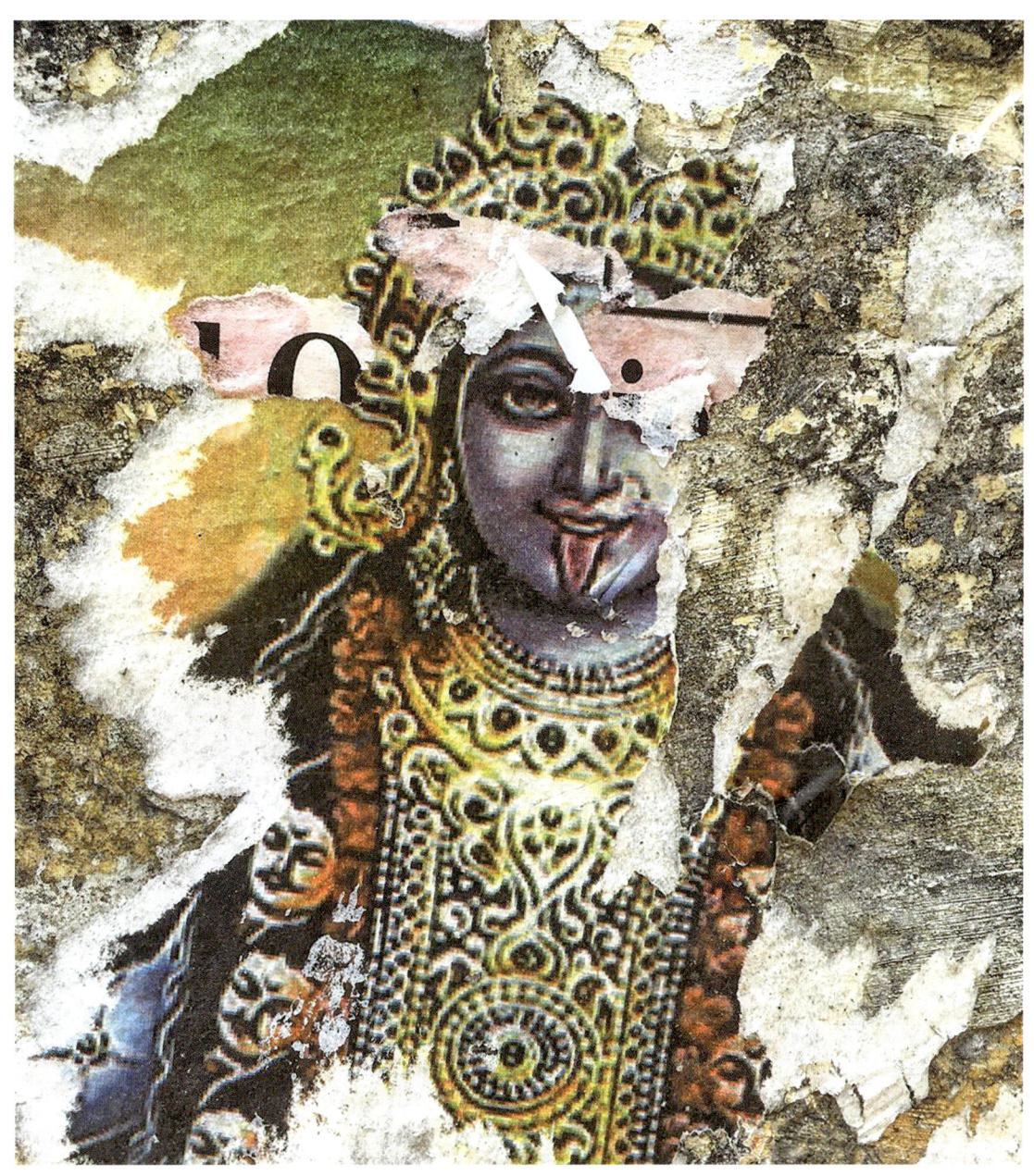

OM SHRI MAHAKALIKAYAI NAMAHA

Sei wild, sei radikal, sei Kali Ma!

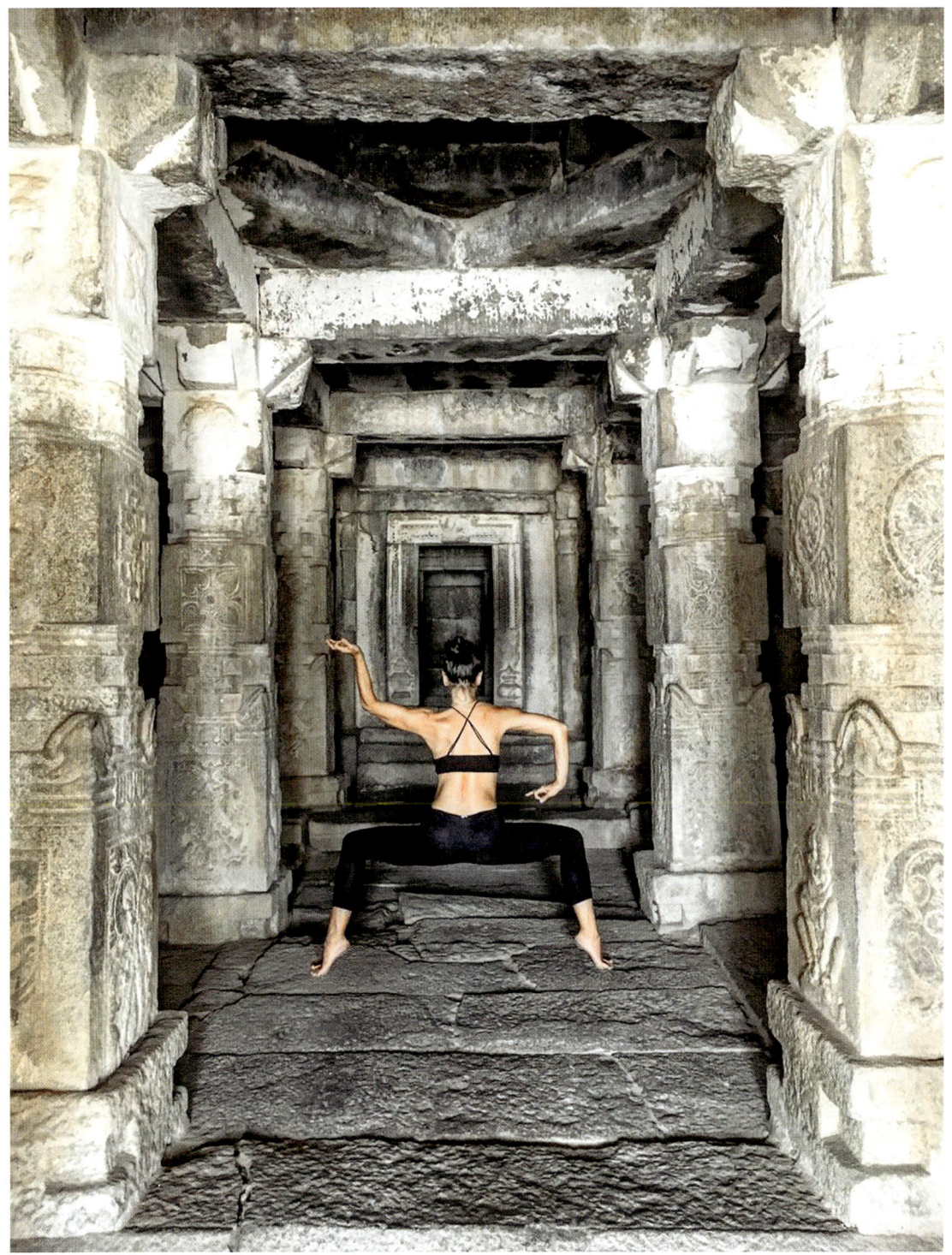

8

RITUALE FÜR WANDEL

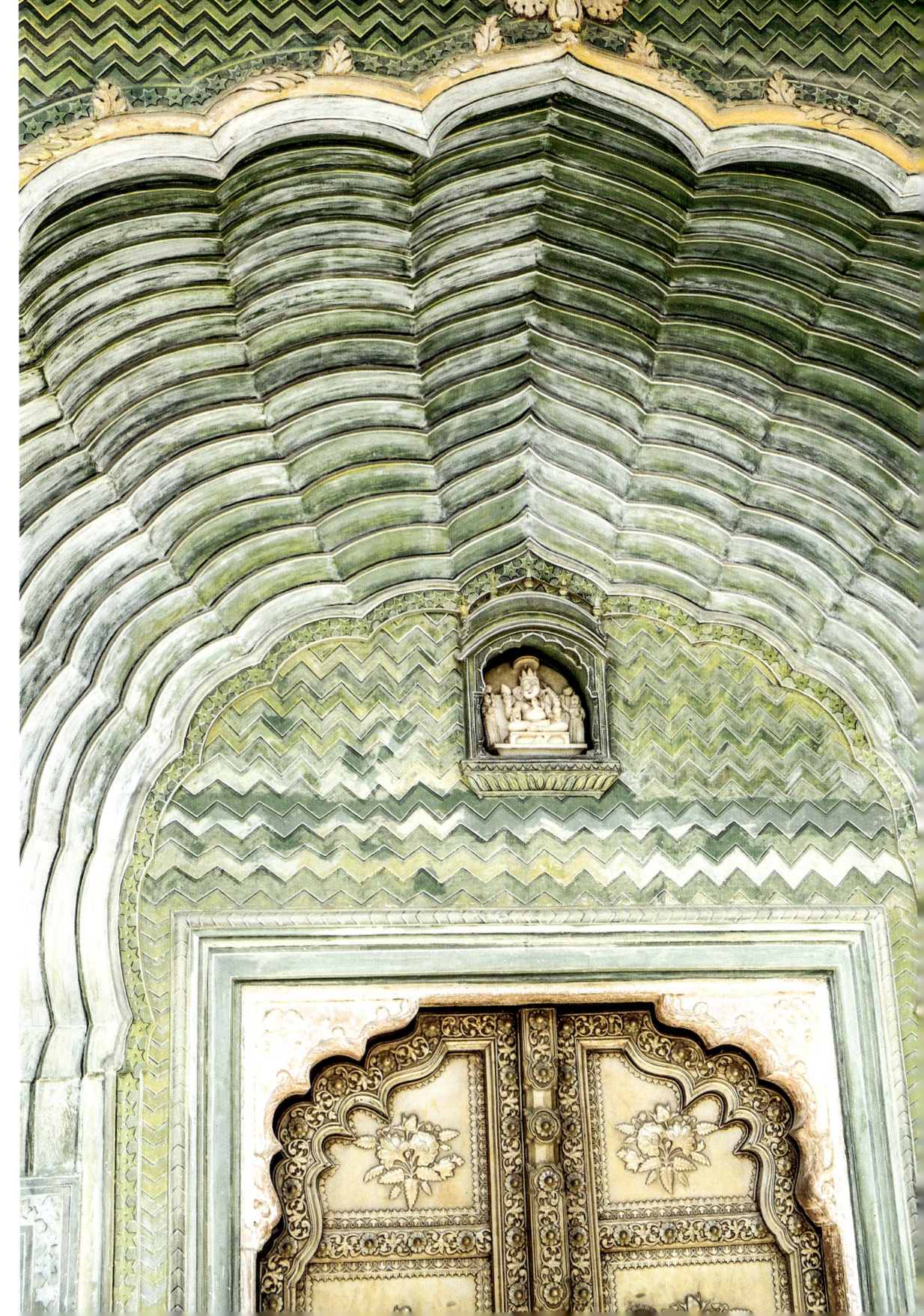

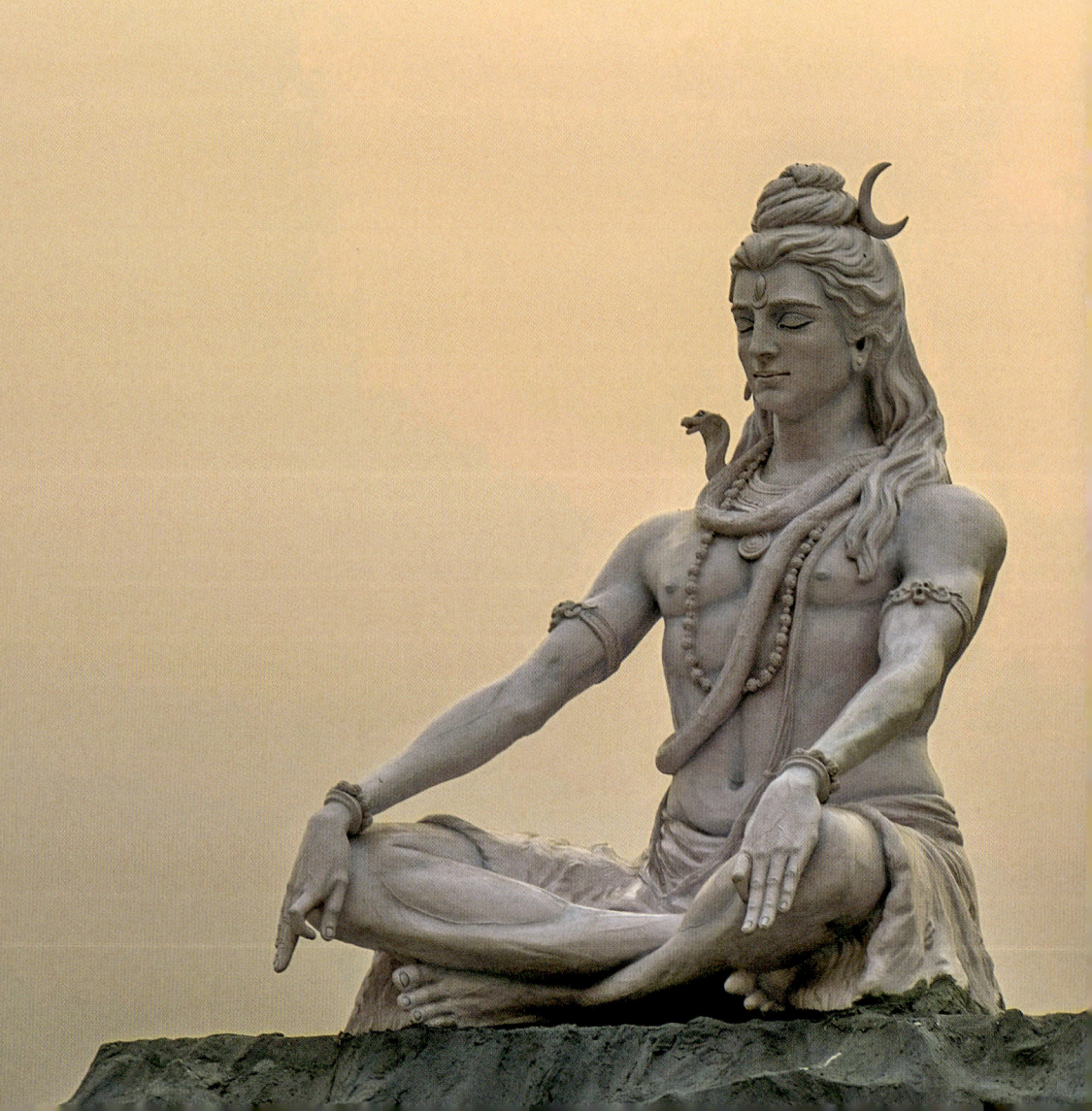

OM NAMAH SHIVAYA

Klären – Asana-Ritual zur Klärung und Transformation

Yoga dient uns insbesondere in Zeiten des Wandels und des Neubeginns als eine Art innerer Frühjahrsputz. Mit jeder Praxis, mit jeder Asana und mit jedem Atemzug können wir alten grob- wie feinstofflichen Ballast abstauben, unsere Zellen neu sortieren und das Licht durch unsere blitzblanken Fensterscheiben hereinlassen, um unseren Geist zu erhellen und neu auszurichten.

Yoga ist ein Weg des Erwachens. Es geht um Transformation und dies langfristig und nachhaltig. Je nach Intensität der Praxis, je nach individuellem Drang geschieht diese schleppend oder etwas rasanter. Der Schlüssel liegt in unserer Hand oder besser gesagt in unserem Herzen.

Mein langjähriger indischer Yoga-Mentor Sri Mansoor beschreibt den Yoga-Weg als einen kontinuierlichen Prozess des *cleaning up*, des inneren Hausputzes, des Aufräumens und Reinigens. Dabei gilt es, genau hinzuschauen und sich des Staubes bewusst zu werden. Es geht darum, die Gedanken als Bewegung wahrzunehmen, Emotionen durch sich durchströmen zu lassen, Strukturen zu erkennen und letztendlich die sogenannten *Samskaras* und *Granthis* – Muster und inneren Knoten – aufzulösen. Dies ist ein lebenslanger Prozess. Aber was haben wir schon zu verlieren?

Wenn das Leben eine Reise ist, dann ist die Frage, mit wie viel Gepäck auf dem Rücken du reisen möchtest.

Wie viel Gepäck möchtest du in ein zukünftiges Leben mitnehmen oder wie frei und »reingewaschen« willst du neu starten? Jeder, der ein paarmal länger unterwegs war oder öfter umgezogen ist, weiß, wie lästig Lasten sind, vor allem Altlasten. Es stellt sich mit jedem Packen die Frage, was nötig ist, was dir wirklich Freude bereitet und was dich nur behindert, weil es mittlerweile überkommen ist.

Dieses Yoga-Ritual schenkt dir die nötige Kraft und Klarheit, um Veraltetes zu erkennen und mehr und mehr loszulassen und einem Neubeginn offenherzig und mutig zu begegnen. Denn mit leichtem Gepäck reist es sich viel unbeschwerter, und in einem entrümpelten Haus lebt es sich um einiges leichter und angenehmer.

Im Vertrauen auf ein universelles Back-up, darauf, dass du auf dieser Reise des Erwachens vom Leben unterstützt wirst, frage dich, was du hinter dir lassen und wofür du Raum schaffen möchtest. Was genau soll in dir erwachen, erblühen und welchen alten Staub darfst du dafür wegpusten?

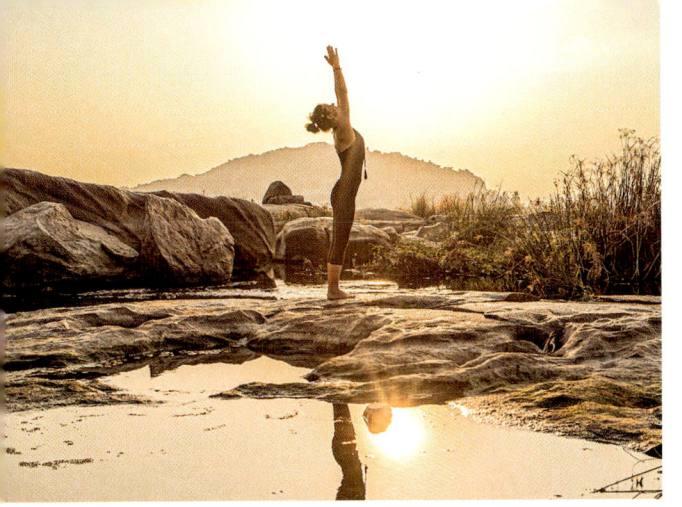
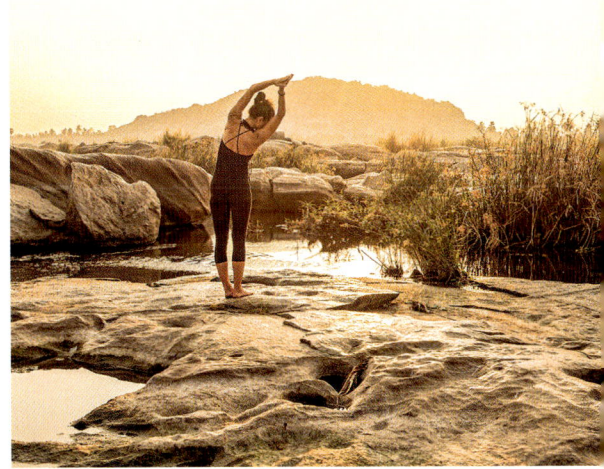

Yoga-Ritual für Klärung und Transformation

*1.a) Samasthiti und Urdhva Hastasana –
Gebetshaltung und Gestreckte Berghaltung*
Falte die Hände vor dem Herzen in Anjali-Mudra, um dich mit deinem Herzzentrum zu verbinden. Die großen Zehenballen berühren sich, die Fersen sind 2–3 cm geöffnet. Nimm Erdenergie durch die Fußsohlen auf und lenke sie nach oben, indem du deine Beinmuskulatur aktiv an die Knochen schmiegst und nach oben zur Hüfte saugst. Hebe mit weichen Leisten vom Schambein aus den Nabel und das Herzzentrum an. Du kannst die Schultern entspannen, während du vom oberen Gaumen aus den Scheitelpunkt dem Himmel entgegenstreckst. Lass inneren und äußeren Ballast los, indem du ein paarmal tief ein- und mit geöffnetem Mund ausatmest.
Formuliere dein Sankalpa: Wovon möchte ich mich lösen? Wohin möchte ich wachsen? Visualisiere nun deinen Wunsch im vollen Farbspektrum und nimm dabei wahr, wie du dich fühlst, wenn dieser Wunsch in dir Realität wird. Fühlst du dich gelassen, leicht, glücklich? Lass dieses Gefühl in alle Körperzellen eindringen und sich dort abspeichern. Schwing nun die Arme nach oben und verbinde die Hände über deinem Herzraum. Die Handflächen sind leicht geöffnet wie ein Kirchengiebel, um deinen Herzenswunsch ins Universum zu schicken.
Hier bin ich!

Dein Sankalpa wird genährt mit dem Chanten der Urschwingung OM und deiner Hingabe an dein Yoga-Ritual.

1.b) Seiten-Stretch (5 Atemzüge pro Seite)
Lehne deinen Oberkörper wie ein elastischer Bambus im Wind für jeweils fünf lange und tiefe Atemzüge nach rechts und dann nach links. Behalte die Erdung in beiden Füßen bei und streck dich aktiv dem Himmel entgegen, auch von der kontrahierten Flanke aus. Dein Ujjayi-Atem ist rhythmisch und sanft, der Nacken entspannt.
Ich lebe und strecke mich!

2. Bhastrika Kriya mit Twist und Armschwingen (1–2 Min.)

Schwinge anschließend die Arme ausatmend nach rechts und einatmend nach links, um den Oberkörper in einen Twist zu drehen. Beuge beim Wechsel die Knie und lass die Arme locker über unten durchpendeln, als wenn du laufen würdest. Falls es für dich schwierig sein sollte, die Balance zu halten, öffne einfach die Füße sitzknochenweit und verwurzle dich bewusst mit der Erde.

Zieh in der Bhastrika-Atmung den Unterbauch kraftvoll zurück. Mit jeder aktiven Ausatmung gibst du ab, mit jeder vollen Einatmung nimmst du auf. Finde einen guten Rhythmus für dich, es darf schnell sein, aber dir sollte dabei nicht schwindlig werden. Bhastrika fördert die Ausscheidung von *Ama*, Schlacken, und reduziert *Tamas*, Stagnation, und *Kapha Dosha*, Trägheit, indem sie dein *Agni*, dein Verdauungsfeuer, anfeuert.

Ich bin lebendig! Atemzug für Atemzug nehme ich am Leben teil.

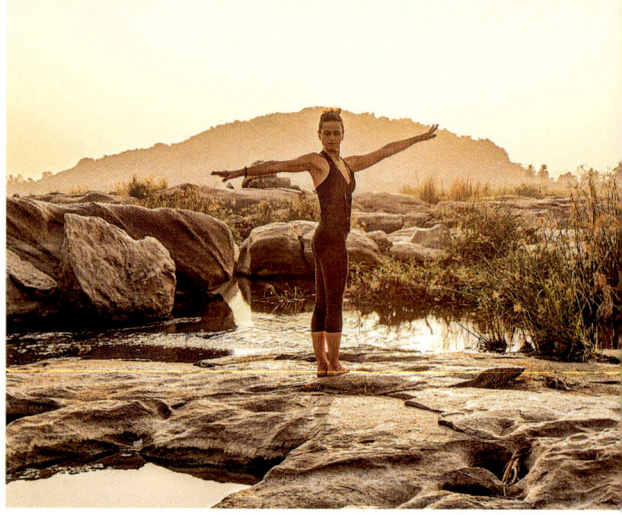

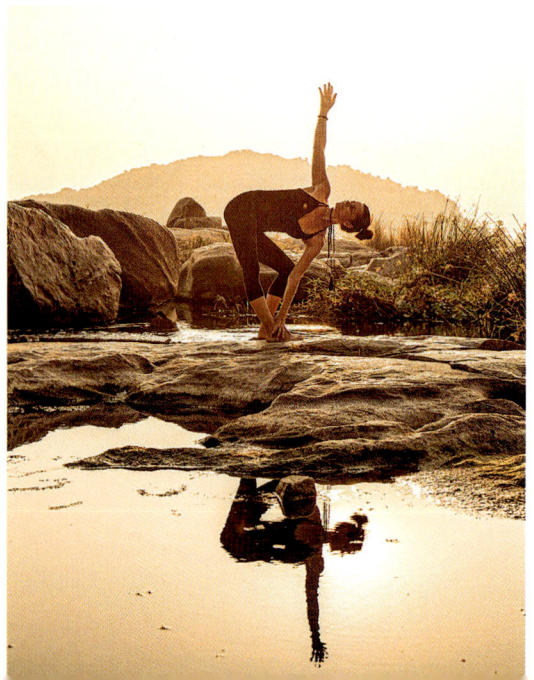

3. Parivrtta Ardha Uttanasana – Halbe Vorbeuge mit Twist (5 lange Atemzüge pro Seite halten)

Warte, bis sich dein Kreislauf von der dynamischen Bhastrika-Atmung wieder etwas beruhigt hat. Stell nun die Füße für die Vorbeuge sitzknochenweit auf. Pulsiere ein paarmal im Fluss deines Atems von der tiefen Vorbeuge in die Halbe Vorbeuge und wieder zurück. Erlaube deinem Oberkörper, sich zu weiten, um einatmend frisches Prana aufzunehmen. Unterstütze das Auflösen, indem du die Ausatmung vollständig machst und in der Atemleere verweilst, bis du einen neuen Impuls verspürst einzuatmen.

Verlängere für den Twist deine Wirbelsäule in der Halben Vorbeuge, beuge dein linkes Knie und greife mit der linken Hand von außen an den rechten Fußknöchel. Der freie Arm wächst aus deiner Schulter dem Himmel entgegen. Mit jeder Einatmung ziehst du deine Kopfkrone nach vorne, mit jeder Ausatmung vertiefst du den Twist. Atemzug für Atemzug, Millimeter für Millimeter lässt du dich tiefer auf den Prozess des Wandels ein.

Ich gebe mich dem Fluss des Lebens hin.

Wiederhole im Anschluss den Twist zur linken Seite.

4. Alanasana - Ausfallschritt mit Kapalabhati Kriya

Stelle nun deinen linken Fuß nach hinten in den Hohen Ausfallschritt. Zieh für mehr Stabilität beide Oberschenkel gut in die Hüftgelenke und aktiviere dein Mula Bandha. Lass die Leisten weich, hebe die Arme über den Kopf, werde lang und stoße mit Kapalabhati Kriya alten Ballast ab. Nach jeder aktiven Ausatmung strömen automatisch neuer Sauerstoff und frisches Prana ein. Kapalabhati entrümpelt und klärt den Geist.

Was möchtest du loswerden? Was steht dir im Weg? Von welchem Muster möchtest du dich verabschieden? Drücke den letzten Ausatem nach 36-54 klaren rhythmischen Stößen noch deutlicher heraus und bleib kurz in der natürlichen Atemleere.

Ich genieße den inneren Raum. Es wird hell und leicht.

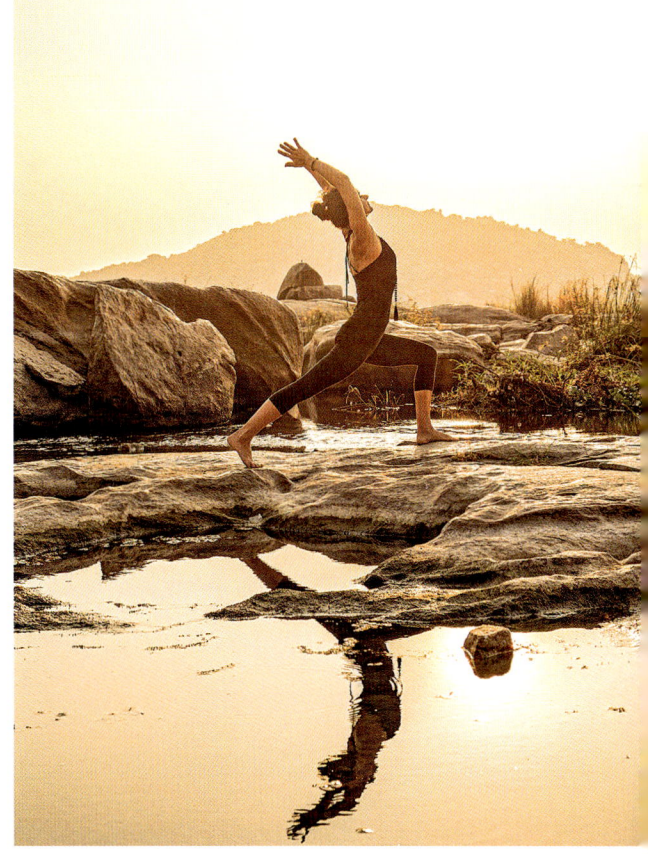

5. Parivrtta Alanasana - Ausfallschritt mit Twist (5 Atemzüge halten)

Leg anschließend deinen linken Unterarm über den rechten Oberschenkel und dreh deinen Körper nach rechts. Atme im Twist ruhig im sanftem Ujjayi weiter. Schaffe mit jeder Einatmung Länge, mit jeder Ausatmung Raum. Wo möchtest du hin? Wende dich nun innerlich dem Neuen zu.

Ich bin offen und empfänglich.

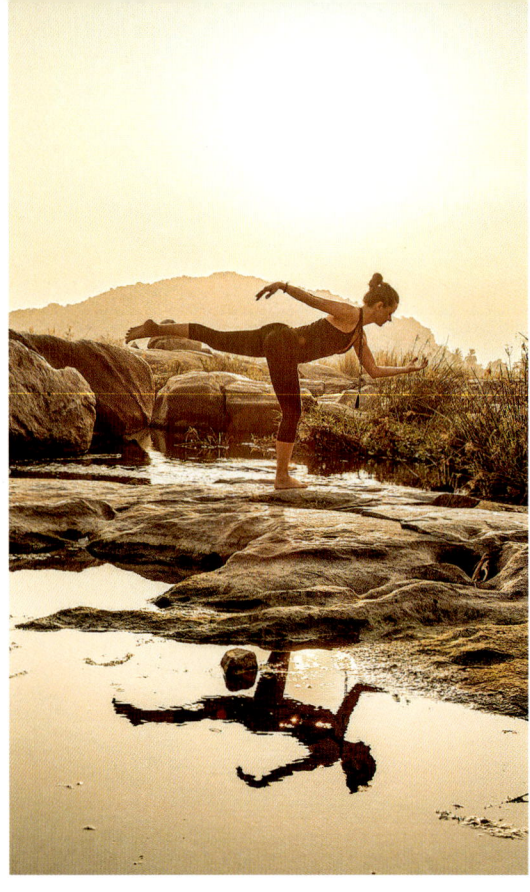

6.a) Virabradhasana III –
3. Krieger mit Armvariation
Winde dich aus dem Twist wieder zurück und stärke deine innere Kraft im 3. Krieger. Dazu verlagerst du dein Gewicht auf dein vorderes Bein. Balanciere mit asymmetrischen Armen die Phase des Übergangs, der Transition, aus. Es darf ruhig wacklig sein, wenn du dich auf neues Terrain begibst. Spiele, experimentiere und wisse:
Ich kann dem Leben vertrauen.

6.b) Virabradhasana III –
3. Krieger mit Mudra (5 Atemzüge halten)
Sobald du in deinem Standbein gefestigt bist, falte die Hände in Anjali-Mudra vor deiner Stirn. Die Daumen berühren den Punkt zwischen den Augenbrauen, um dein Drittes Auge zu stimulieren. Ist dieses sagenumwobene Energiezentrum in uns aktiviert, können wir hinter unseren begrenzenden persönlichen Konzepten eine umfassendere, großzügigere und weitsichtige Vision jenseits von Richtig und Falsch erblicken. Im 3. Krieger stärken wir unsere Einsatzbereitschaft, für etwas Größeres zu »kämpfen«: Aus der Vogelperspektive überblicken wir Landschaften und Strukturen, sehen Zusammenhänge und schweben über ihnen. Mit diesem Weitblick ermutigt uns der 3. Krieger, für unser Wachstum einzustehen und vollkommen zentriert zu bleiben, auch wenn wir wenig Boden unter uns spüren.
Standhaft und weitsichtig wachse ich aus mir heraus.

Komm mit gebeugten Knien in die Berghaltung zurück und wiederhole anschließend die Schritte 4-6 mit dem anderen Bein.

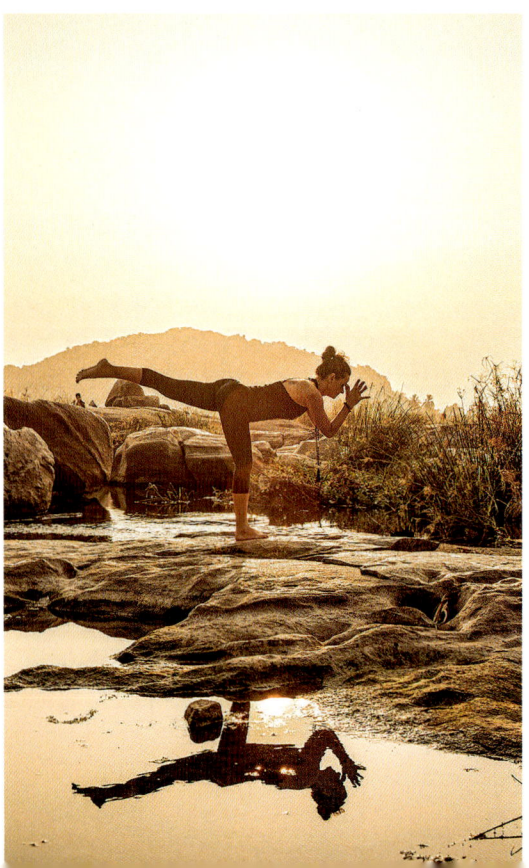

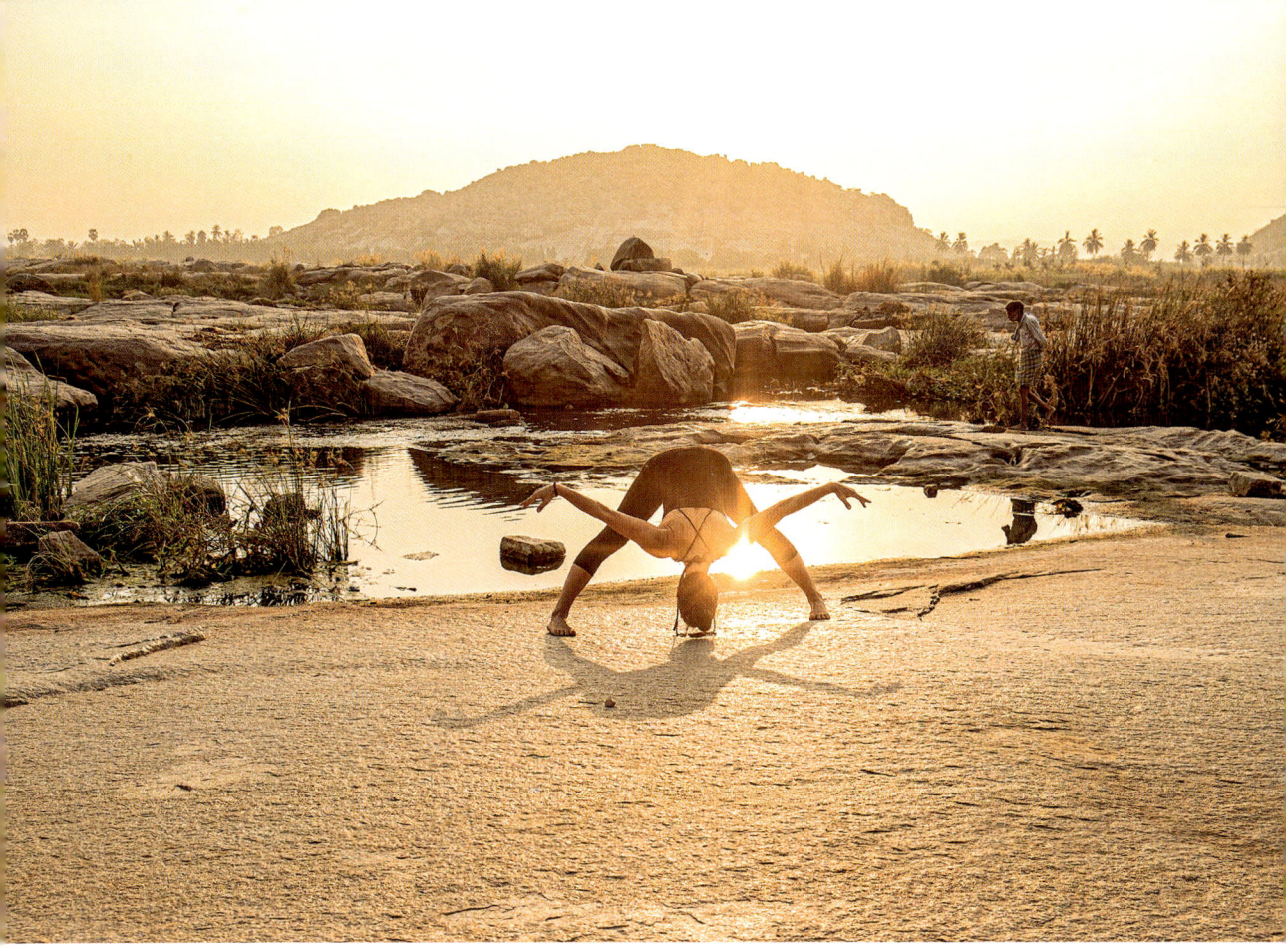

7. Prasarita Padottanasana –
*Gegrätschte Vorbeuge mit Löwenatmung
(für 5–8 Atemzüge)*

Stell nun die Beine in einen weiten Stand. Die Fersen sind etwas weiter nach außen gedreht, die Zehen schauen sich an. Dehn die Flanken und lass den Oberkörper aus der Hüfte langsam nach unten in die Vorbeuge gleiten. Um die Öffnung der Oberschenkelrückseiten zu unterstützen, ziehst du vom Herz des Fußes über die Oberschenkelvorderseite Kraft ins Becken hoch.

Atme nun alles Unverdaute, Abgestandene, nicht mehr Förderliche und Belastende aus, indem du ein paarmal mit ausgestreckter Zunge und zum Ajna-Chakra schielenden Augen wie ein Löwe fauchst.

Haaaaa, ich darf mich lösen und befreien!

Vorbeugen regen die Verdauung an, sodass sich weniger Ballast physischer wie mental-emotionaler Natur ansammeln kann.

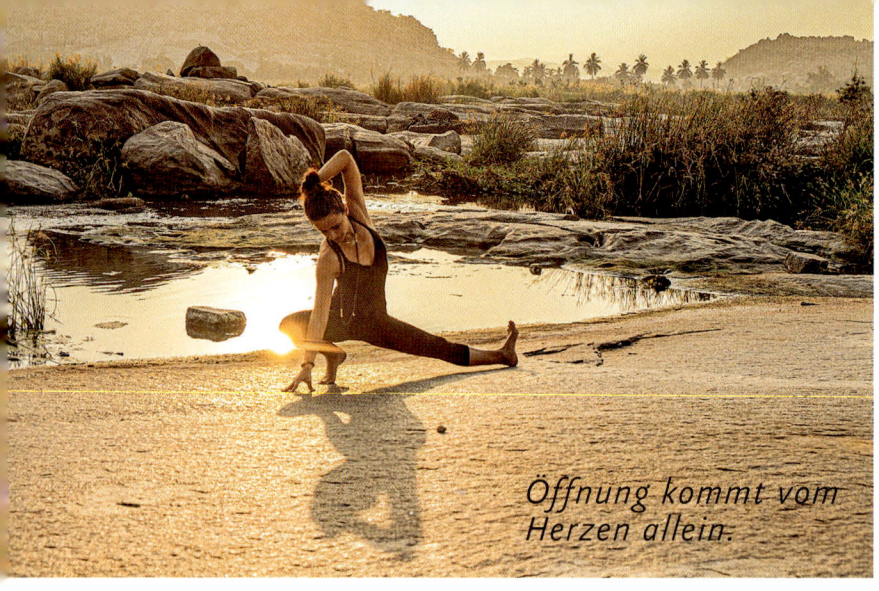

Öffnung kommt vom Herzen allein.

8. Skandasana - Seitlicher Ausfallschritt (für 5-8 Atemzüge)

Dreh nun die Zehen des rechten Fußes auf ca. 50 Grad nach außen und verlagere dein Gewicht nach rechts. Der linke Fuß und das linke Knie zeigen nun himmelwärts. Es kann hilfreich sein, die rechte Ferse zu heben und das Gesäß mit zwei aufeinandergestapelten Yoga-Blöcken zu unterstützen. Leg den rechten Ellenbogen innen am Knie an, um die Öffnung der Adduktoren zu intensivieren. Rolle die obere Schulter über die untere und lehn dich in die Kopfstütze deines linken Arms hinein. Löse über die Kapalabhati-Atmung erneut Angehäuftes und Überkommenes auf. Wechsle nach kostbaren Momenten in der anschließenden Atemleere zur anderen Seite und wiederhole dein Atem-Muster.

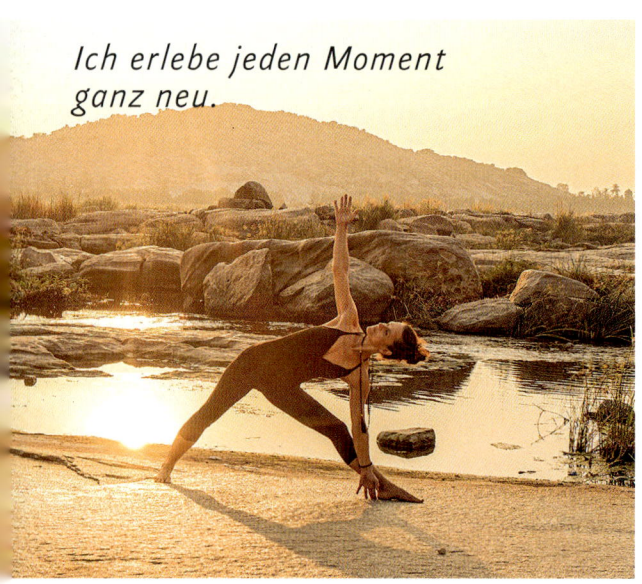

Ich erlebe jeden Moment ganz neu.

9. Trikonasana - Dreieck

Kehre zur gegrätschten Vorbeuge zurück und öffne den linken Fuß für das Dreieck auf 90 Grad. Die linke Hand liegt mit sanftem Druck innen am Unterschenkel an, während der obere Arm aus der Schulter nach oben strebt. Lehn dich mit Hinterkopf und Rücken in ein imaginäres kosmisches Kissen hinein und öffne deinen Herzraum für alles, was in dich hineinströmen möchte. Neige das Kinn für einen entspannten Nacken leicht zum Herzen und wachse durch deinen Mittelkanal über die Kopfkrone dem Neuen entgegen entgegen, bevor du zur anderen Seite übergehst. *Ich bin bereit!*

10. Parivrtta Trikonasana – Gedrehtes Dreieck
Komm zurück in Tadasana und stell nun den linken Fuß nach hinten in einen Pyramiden-Schritt. Achte für bessere Erdung auf einen hüftweiten Abstand zwischen den Füßen. Der vordere (rechte) Oberschenkel dreht nach außen, das Becken ist parallel. Strecke für Länge in der Taille den linken Arm hoch und lehne dich ausatmend in eine halbe Vorbeuge. Die linken Fingerspitzen kannst du an der Innen- oder der Außenseite des vorderen Fußes abstellen. Nutze für mehr Freiheit einen Block als Ablage.
Zieh dich noch einmal mit der Einatmung lang und winde dich langsam tiefer in den Twist hinein. Du findest Stabilität, indem du den vorderen Zehballen und die hintere äußere Ferse erdest, die Beinmuskeln hoch-saugst, Mula Bandha und das Unterbauch-Bandha aktivierst. Der obere Arm kann sich ausstrecken, einfacher jedoch ist es, wenn die Hand auf dem Kreuzbein aufliegt.

Parivrtta Trikonasana ist nicht wirklich bequem. Diese Asana erfordert innere Kraft, Erdung und deine Bereitschaft, dich einzulassen. Hier darfst du alles Unliebsame herausquetschen. Wie eine Schraube, die sich tiefer in das Gewinde dreht, kannst du deinem inneren Knoten näher kommen und diesen Atemzug für Atemzug lockern und, wer weiß, vielleicht sogar entwirren. Genieße das Gefühl beim Herauswinden. Fühlst du dich befreit?

Ergreife erneut die Chance und twiste dein Dreieck zur anderen Seite.

Und so geht es weiter, das Leben – immer wieder von vorne, ein neuer Atemzug, ein Annehmen, ein Abgeben, ein Neusortieren. Wie heißt es doch so schön: »Das einzige Beständige ist der Wandel.« Na dann: *»OM Shanti OM and life will go on.«*

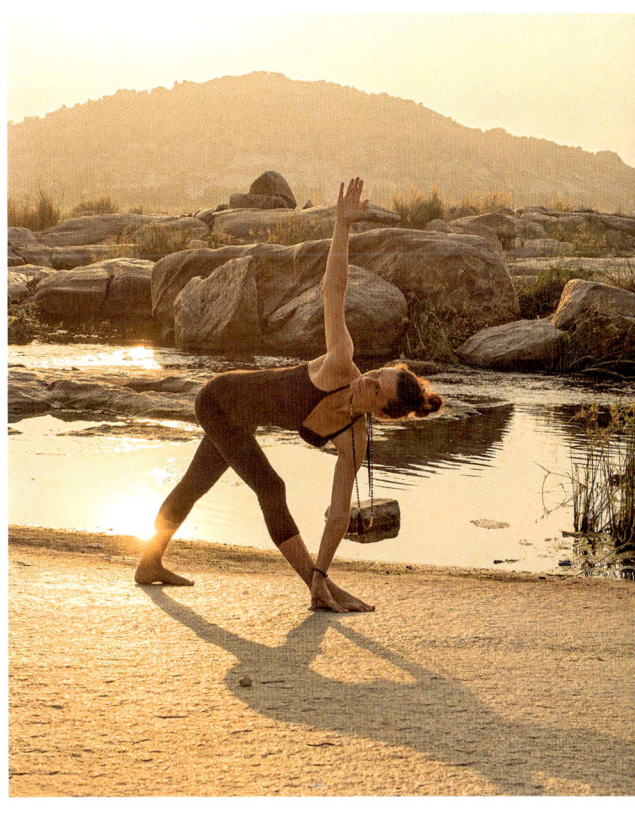

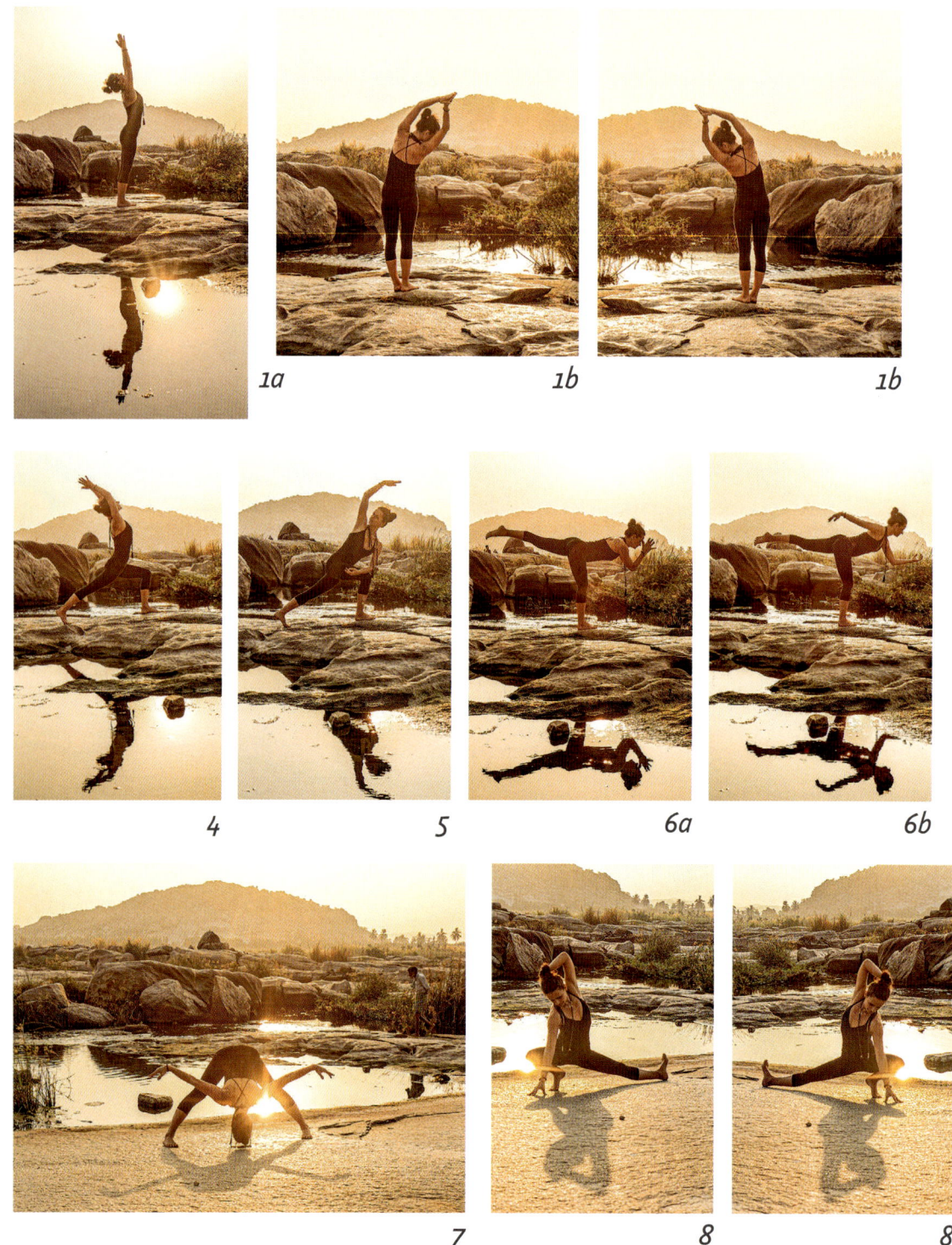

1a

1b

1b

4

5

6a

6b

7

8

8

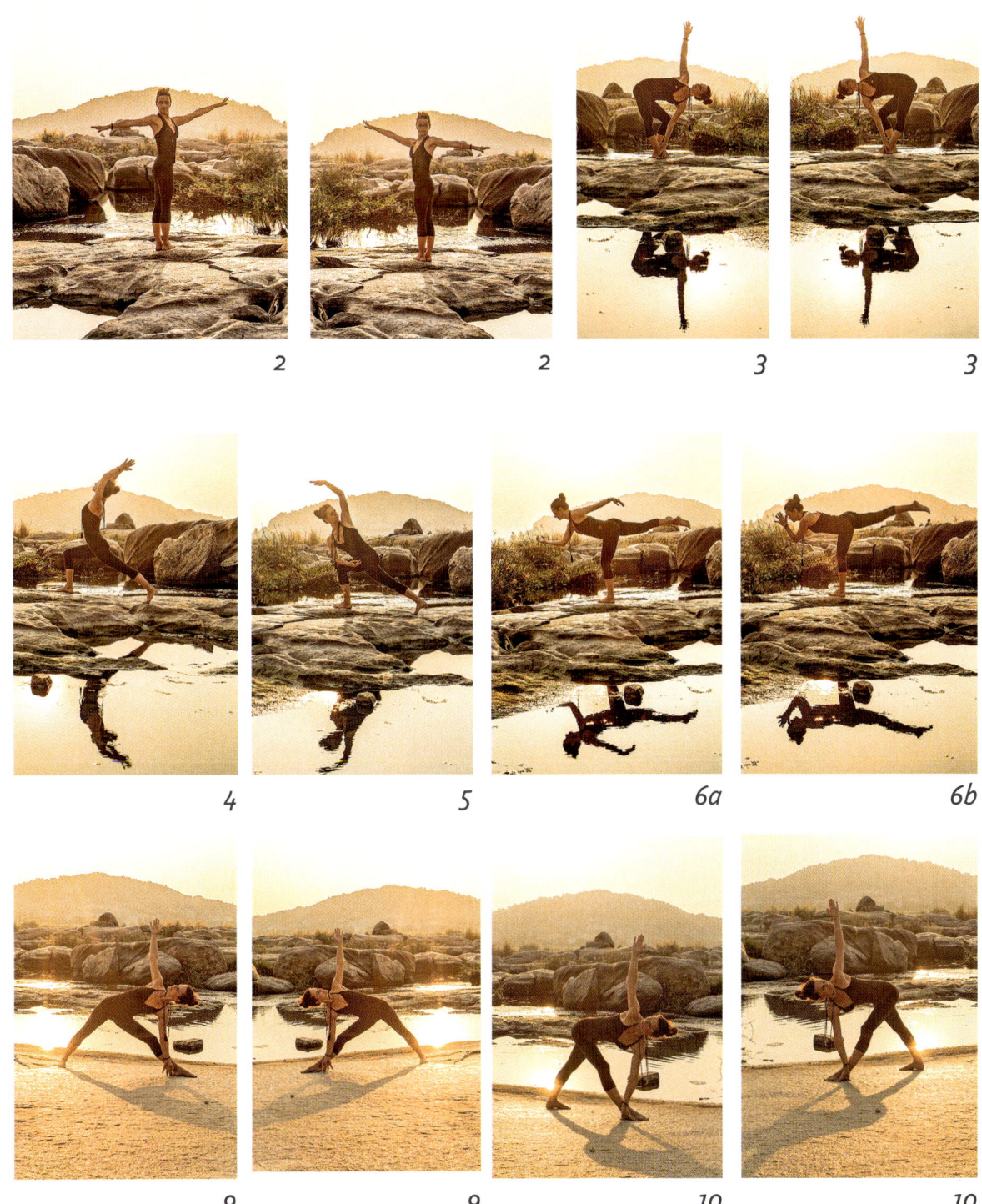

2   2   3   3

4   5   6a   6b

9   9   10   10

Überwinden – Ganesha, Garuda und Elefanten-Yoga

Das Leben ist nicht immer ein langer ruhiger Fluss. Turbulenzen gehören dazu, sonst wäre es auch etwas langweilig. Hin und wieder werden wir von einem Strudel erfasst, der unsere Welt gehörig durcheinanderwirbelt. Wir sprechen dann von einer Krise. Davon gibt es kurz- oder mittelfristige, kollektive wie existenzielle. Krisen bergen ein enormes Potenzial, besonders die größeren und sogenannten Lebenskrisen. Sie sind eine Chance, sich und die Situation ins rechte Licht zu rücken und gründlich zu untersuchen. Denn wenn nichts mehr an seinem gewohnten Platz ist, dann haben wir zugleich die Möglichkeit, uns und unser Leben neu zu arrangieren. Krisen sind eine Aufforderung, klar zu unterscheiden, was uns am Ende wirklich wichtig ist, und dementsprechend zu handeln.

> »Krisen sind eine Einladung, die eigenen Werte zu überprüfen und neu zu definieren. Krisen treffen uns an der Wurzel, sie sind radikal und verlangen ebenso radikale Antworten und Handlungen.«
>
> Diana Schöpplein

Aber auch kleinere Strudel werfen uns, zumindest kurzfristig, aus der Bahn und bergen einen Schatz in sich. Durch sie können wir uns der eigenen Unter- und Gegenströme bewusst werden und schließlich erkennen, wo wir uns selbst im Weg stehen. Oftmals sind die eigentlichen Hindernisse eher unsere Reaktion auf die vermeintlichen Hindernisse von außen. Natürlich ist es lästig, wenn morgens auf dem Weg zur Arbeit das Auto nicht anspringt oder die Bahn Verspätung hat. Um diese Hindernisse zu minimieren, hat jede/r hinduistische Inder*in einen kleinen *Ganesha*-Altar in seinem/ihrem fahrbaren Untersatz. Der elefantenköpfige Gott zählt traditionell als Beseitiger von Hindernissen, selbst sehr praktischer Art. Interessanterweise ist er zugleich die Instanz, die diese Hindernisse in den Weg legt, weiß er am Ende doch, dass wir nur wachsen können, wenn wir aus unserer Komfortzone heraustreten. Es braucht Hürden und Herausforderungen, um uns zu erfahren, auszuprobieren, zu messen, aber auch, um uns anzuspornen. Wir können uns von ihnen zu Höhenflügen inspirieren lassen und lernen, unsere Hörner (Egozentrierung) abzustoßen. Sie bringen uns in unsere Kraft und helfen uns, uns zu entfalten.

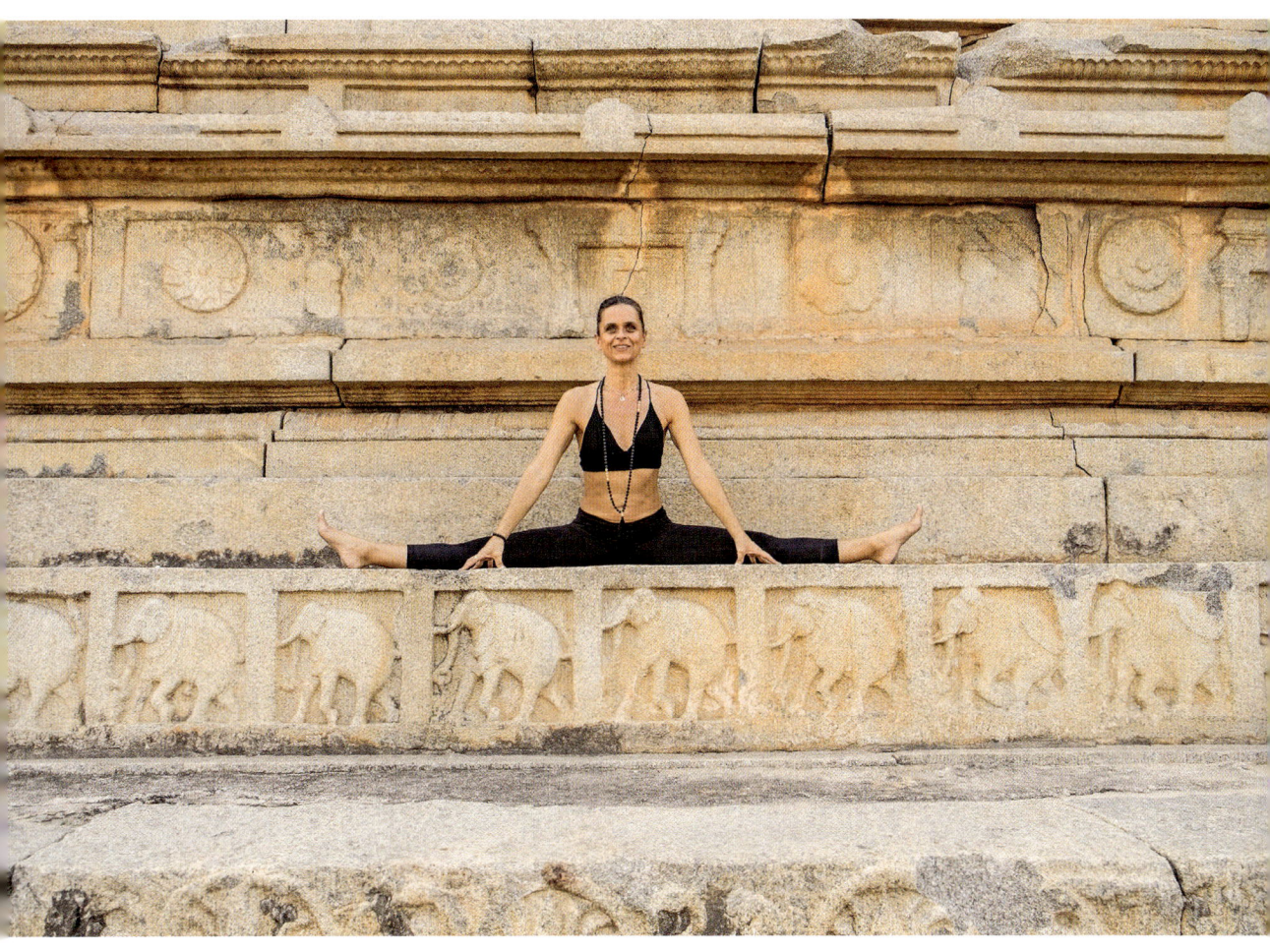

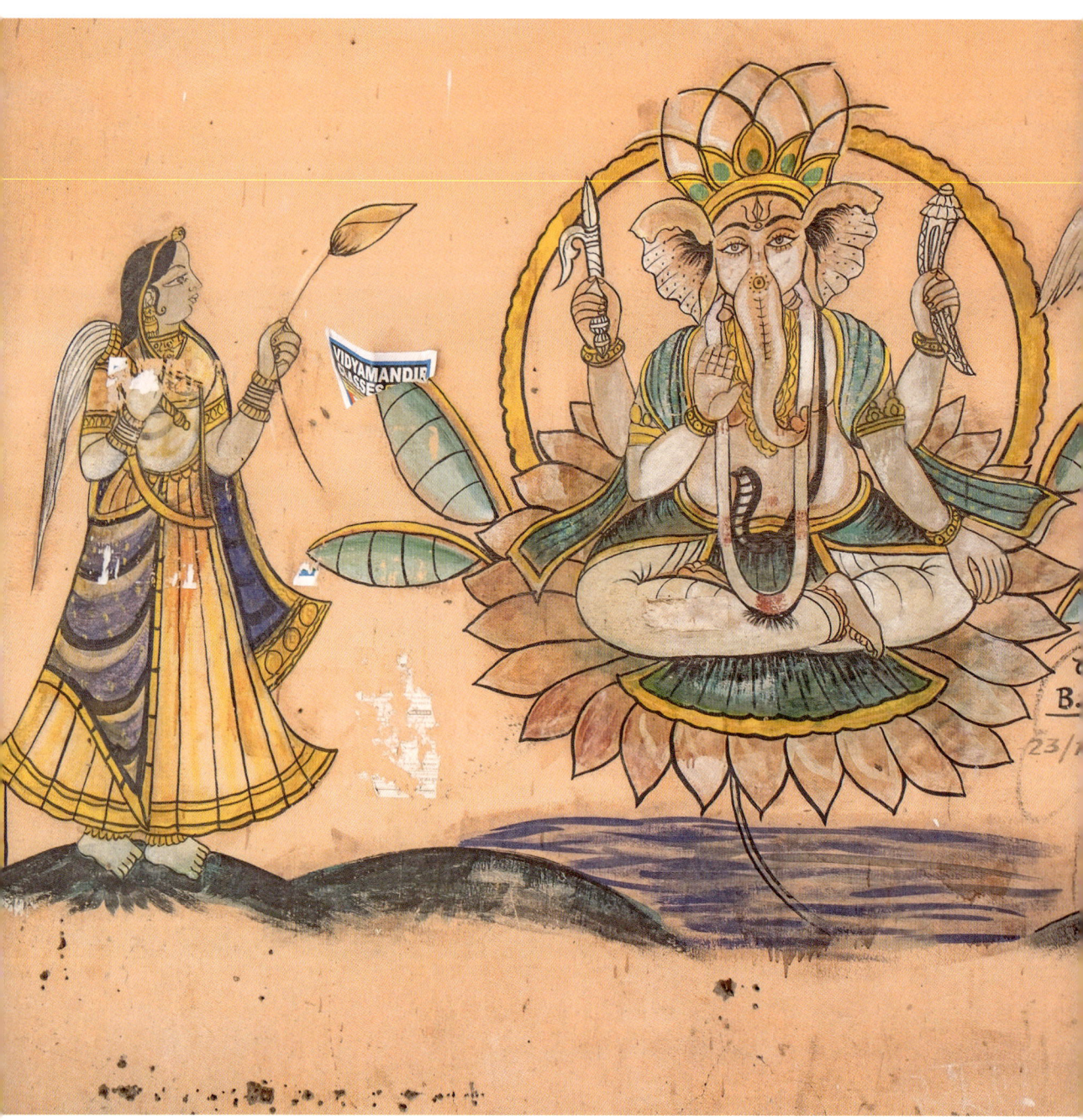

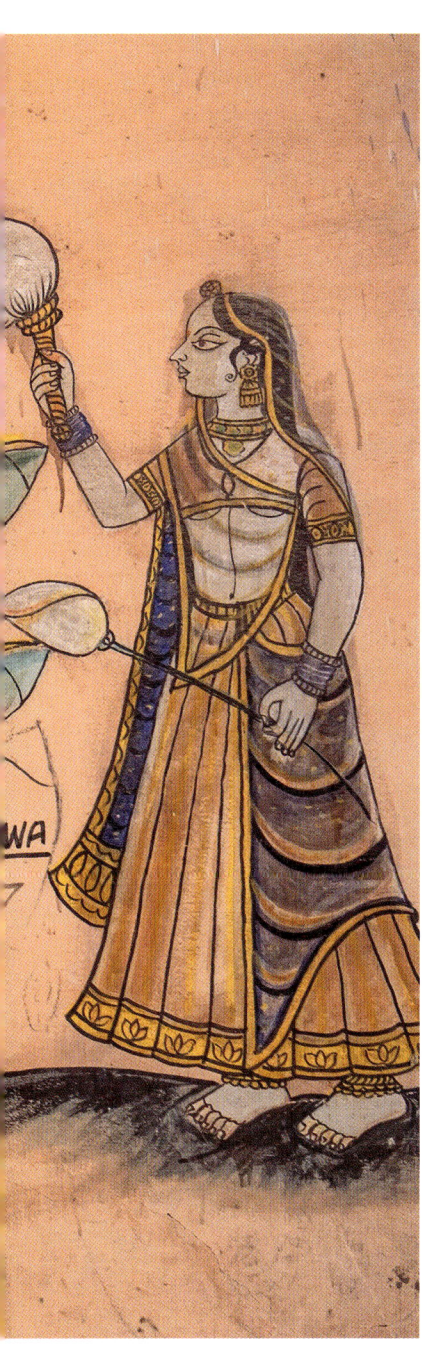

Ganesha-Mantra

OM GAM GANAPATAYE NAMAHA

»OM, Ehrerbietung an Ganesha, dem Herrn aller guten Kräfte und Wesen«

OM = kosmischer Ur-Klang
Gam = Bija-Mantra von Ganesha
Ganapati = Herr halbgöttlicher Wesen:
Gana = gute Geister und alle guten Kräfte;
Pati = Herr, aber auch Wohnstätte.

Ganapati kann also als Wohnsitz aller guten Kräfte des Kosmos, aber auch des Guten im Menschen betrachtet werden
Namaha = zu Ehren von

Lass dir den Klang *Gam* des Bija-Mantras auf der Zunge zergehen: Das weiche »G«, das offene »A«, das vollmundige »M«, wie wenn dir eine Speise mundet. Es sind Buchstaben, die uns schon als kleine Kinder leicht von den Lippen kamen. Sie stehen mit unserem Wurzel-Chakra und der *Kapha*-Phase in Verbindung, der Zeit des materiellen Werdens und Bildens. Es geht um Körperlichkeit und Stabilität, um unsere Sicherheit und unseren Platz in dieser Welt. Eine Störung im Wurzel-Chakra und zu wenig Erdung kann sich in Unsicherheit, Ängstlichkeit oder gar Angstzuständen ausdrücken.

Verlieren wir nicht meist die nötige Bodenhaftung, wenn wir uns mit einem Hindernis konfrontiert sehen? Selbst Banalitäten können uns derart verunsichern, dass wir die Situation aus den Augen verlieren und sich unser Geist eine mehr oder weniger dramatische Horrorgeschichte ausmalt. Das Rezitieren des Mantras kann dich rasch beruhigen und sanft zurück auf den Boden der Tatsachen holen. Vielleicht ändert das nicht sofort etwas an der misslichen Lage, aber es könnte wenigstens eine unproduktive Reaktionskette ausheben. Aufregen hat selten den gewünschten Effekt, eine ruhige Gemütsverfassung hingegen findet schneller Lösungen, um dieses Hindernis zu überwinden.

Chante also das Mantra bei Bedarf. Sieh Ganesha, den dickbäuchigen, gemütlichen Gott, der große Weisheit repräsentiert, als deinen Freund und Helfer:

»Lieber Ganesha, ich kann deine Hilfe gebrauchen. Bitte schenke mir die nötige Kraft und Erdverbundenheit, um in meinem Leben weiterzugehen. Lass mich meine selbst gelegten Steine erkennen, sodass ich sie aus dem Weg räumen kann. Hilf mir und lass mich die Hilfe des gesamten Universums auch annehmen. Danke.«

Das Ganesha-Mantra ist ein echtes Hilfs-Mantra. Es schenkt dir Enthusiasmus und Energie bei Herausforderungen jeglicher Art, insbesondere bei einem Neubeginn. Du kannst es gezielt in Zeiten des Wandels sowie für das Gelingen deiner Projekte und Herzensangelegenheiten einsetzen. Diesen Alleskönner darfst du für deine Alltagssituationen, aber auch als Unterstützung auf dem Weg zur Befreiung anrufen.

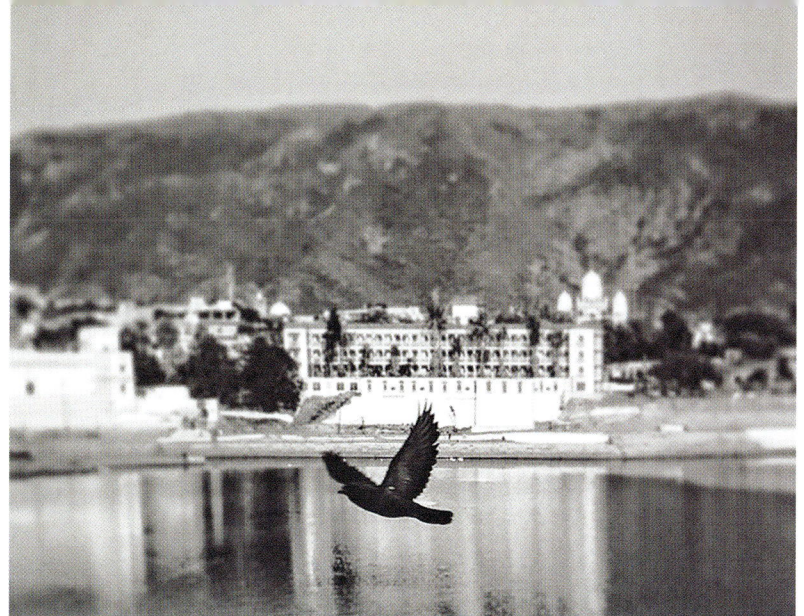

»Ich bin frei wie ein Vogel«-Rituale

Garuda, der mystische Vogel und *Vishnus* Reittier, vereint die Elemente Luft und Feuer und ist ebenso kraft- wie machtvoll. Als König der Lüfte blickt er von oben über die Gesamtheit des Lebens. Ausgestattet mit einem ausgeprägten Scharfsinn und enormer Resilienz segelt er majestätisch über jedwede Irrungen und Wirrungen hinweg, Wesentliches von Unwesentlichem unterscheidend. In vollem Einklang mit seiner Welt gleitet er zuversichtlich, inspiriert und innerlich befreit über etwaige Hindernisse. Diese Mudra schenkt dir frischen Wind bei Atembeschwerden und Lebensfreude bei Stimmungsschwankungen sowie Erschöpfungszuständen. Es vermag dein Herz mit Wärme, Kraft und Komfort zu umhüllen und es innerlich zu befreien.

AUFSTEIGENDER-GARUDA-RITUAL

»Ich bin frei wie ein Vogel und breite die Flügel meines Herzens aus.«

UND SO GEHT'S:

Kreuze die rechte über die linke Hand, die Daumen verhakt und die anderen Finger wie Adlerflügel aufgefächert.

Platziere die Hände auf den Unterbauch, dann auf den Nabel und Solarplexus und abschließend auf das Herzzentrum. Verweile jeweils zehn ausgedehnte Atemzüge, um Kontakt mit den dort vorhandenen Energien aufzunehmen.

Bringe so die Kreativität, aber auch das tief in dir Verborgene deines Sakral-Chakras mit der Willens- und Gedankenkraft deines Solarplexus und schließlich der Liebe und Heilkraft deines Herz-Chakras in Harmonie.

GARUDA-FLOW

»Ich achte, entfalte, verwirkliche und liebe mich«

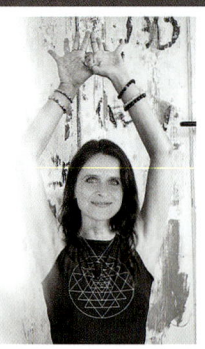

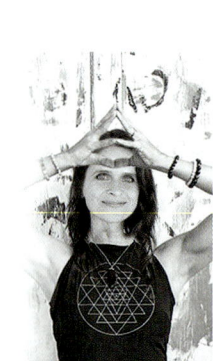

5. einatmend: Fingerkuppen verbinden sich im Hakini-Mudra

4. ausatmend: Garuda erhebt sich über den Kopf *»Ich entfalte mich«*

6. ausatmend: Hakini-Mudra sinkt zum 3. Auge *»Ich verwirkliche mich«*

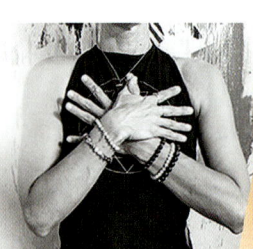

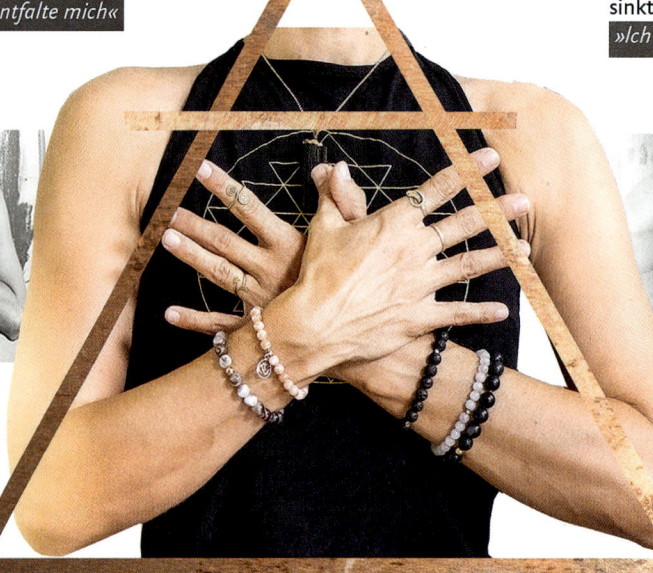

3. einatmend: linke Hand gleitet unter rechte ins Garuda-Mudra

7. einatmend sinkt das Hakini-Mudra zum Herz

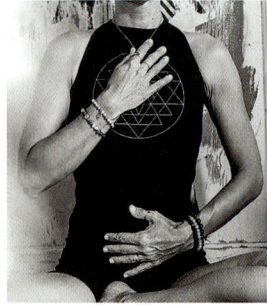

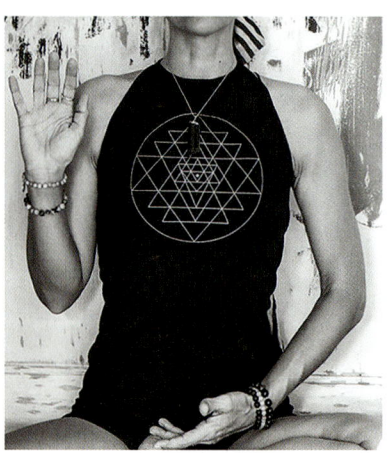

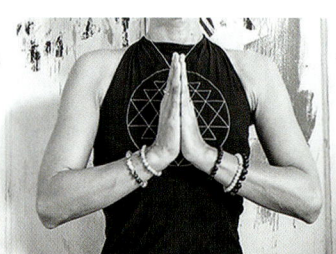

2. ausatmend: rechte Hand am Herzen, linke am Schoß *»Ich achte mich«*

8. ausatmend schließt es zum Anjali-Mudra *»Ich liebe mich«*

1. einatmend: Abhaya-Mudra

*Ich bin mit mir und der Welt im Einklang.
Ich spüre, was wesentlich ist und mir
wirklich guttut und dient. Ich nehme mich
vollkommen an. Ich bin verbunden mit
meiner inneren Kraft und Freiheit.
Ich bin innerlich erfüllt und frei.*

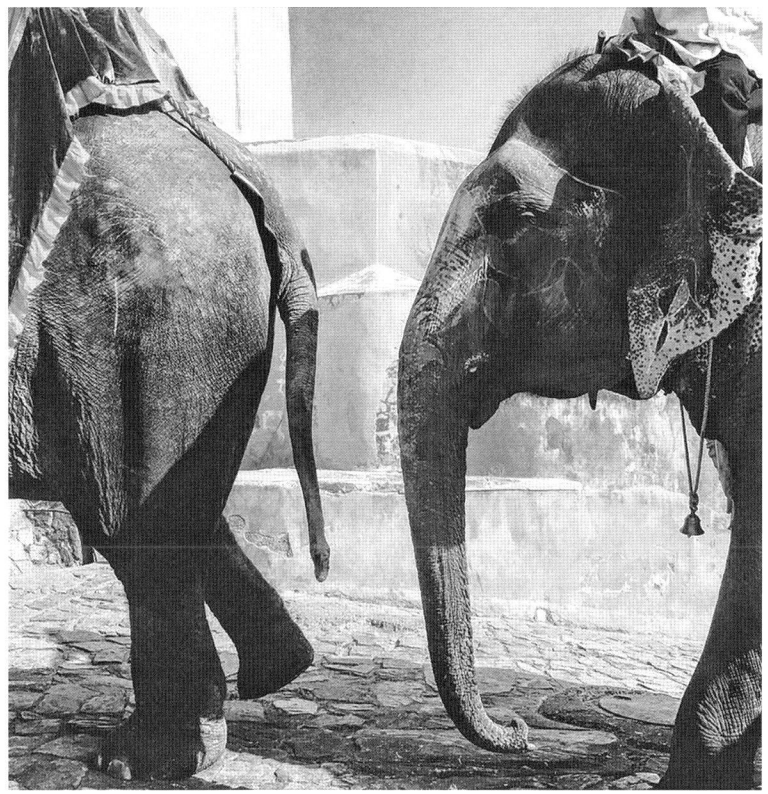

Elefanten-Yoga-Ritual

Der Elefant ist in Indien ein Symbol von Weisheit, Fruchtbarkeit und souverä-
ner Kraft. Auch du kannst die Elefanten-Qualitäten von Intelligenz, Ausdauer
und Sanftmut fördern. Stell dich deinen inneren Widerständen - symbolisiert
durch die Wand -, studiere sie, nutze sie, um in dir Raum zu schaffen.

1. Weiter Stand mit Anjali-Mudra
»Ich habe die Kraft anzunehmen und wachsen«

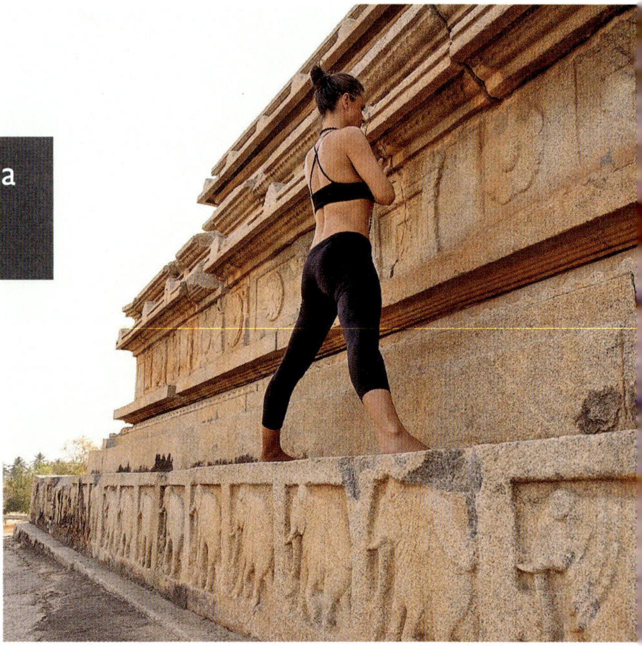

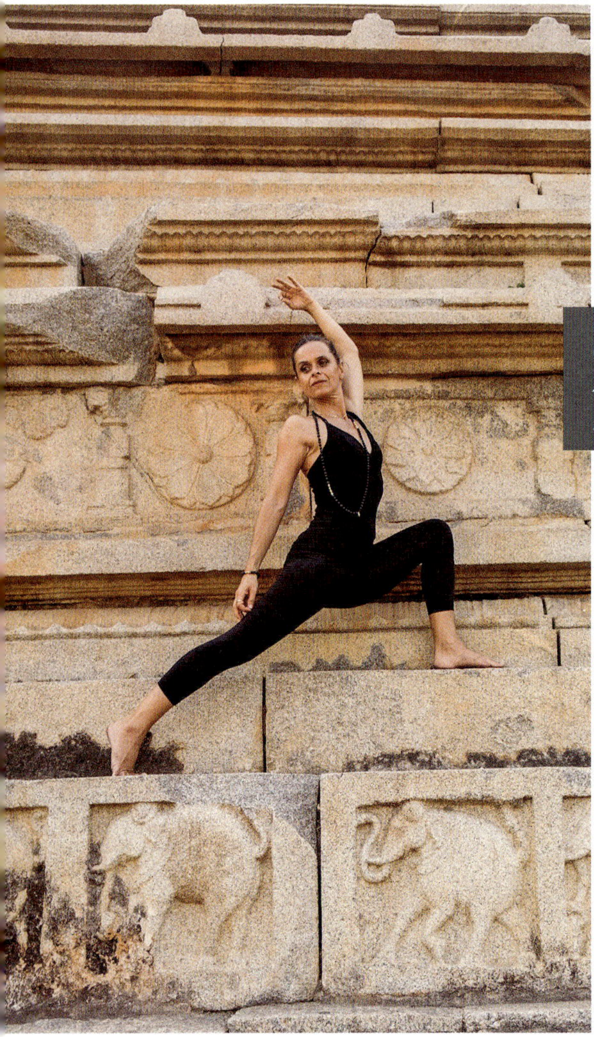

4. Alanasana erhöht mit Twist
»Ich wende mich dem Lebendigen zu«

3. Alanasana erhöht (z.B. Fuß auf Yogablock/Sofa)
»Ich öffne mich für alles Segenreiche«

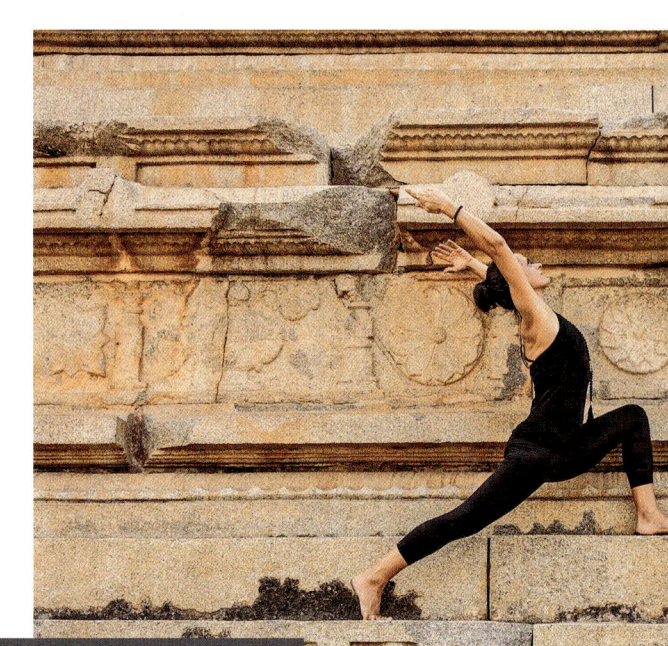

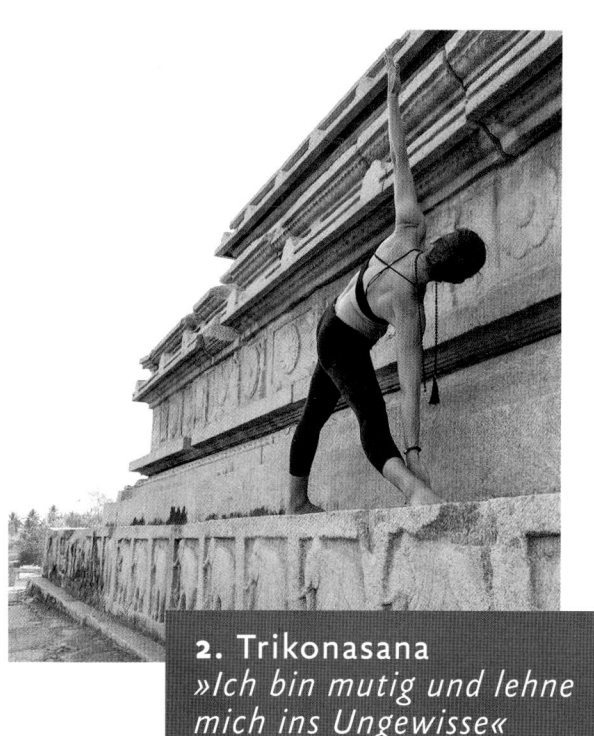

2. Trikonasana
»Ich bin mutig und lehne mich ins Ungewisse«

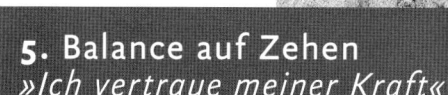

5. Balance auf Zehen
»Ich vertraue meiner Kraft«

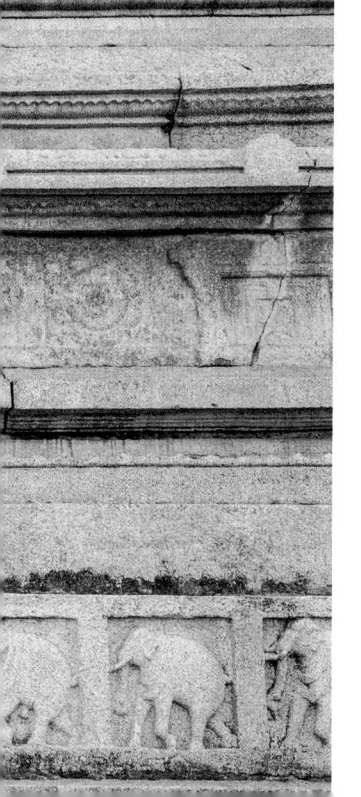

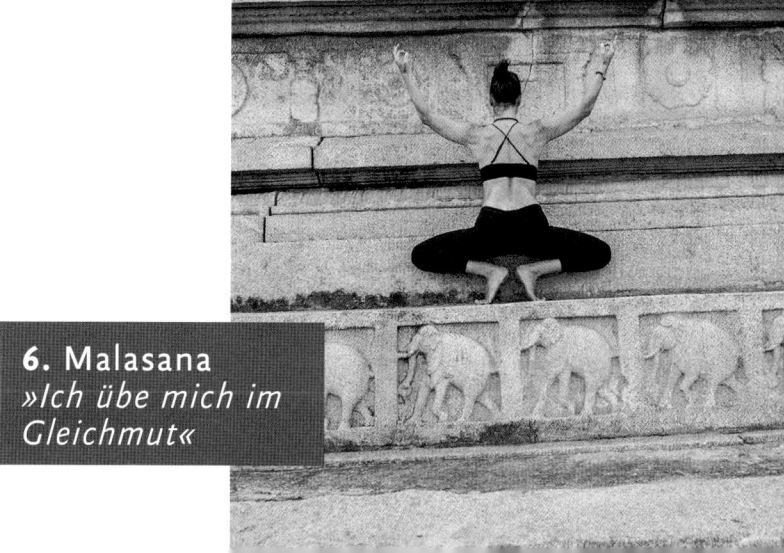

6. Malasana
»Ich übe mich im Gleichmut«

7. Skandasana *»Ich lasse zu«*

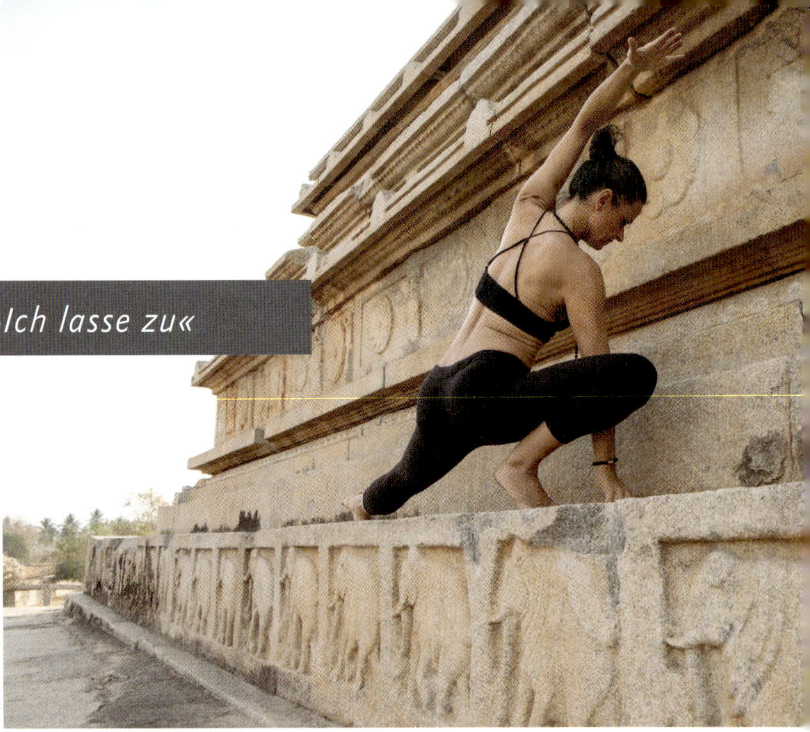

8. Upavistha Konasana
»Ich lass mich ein«

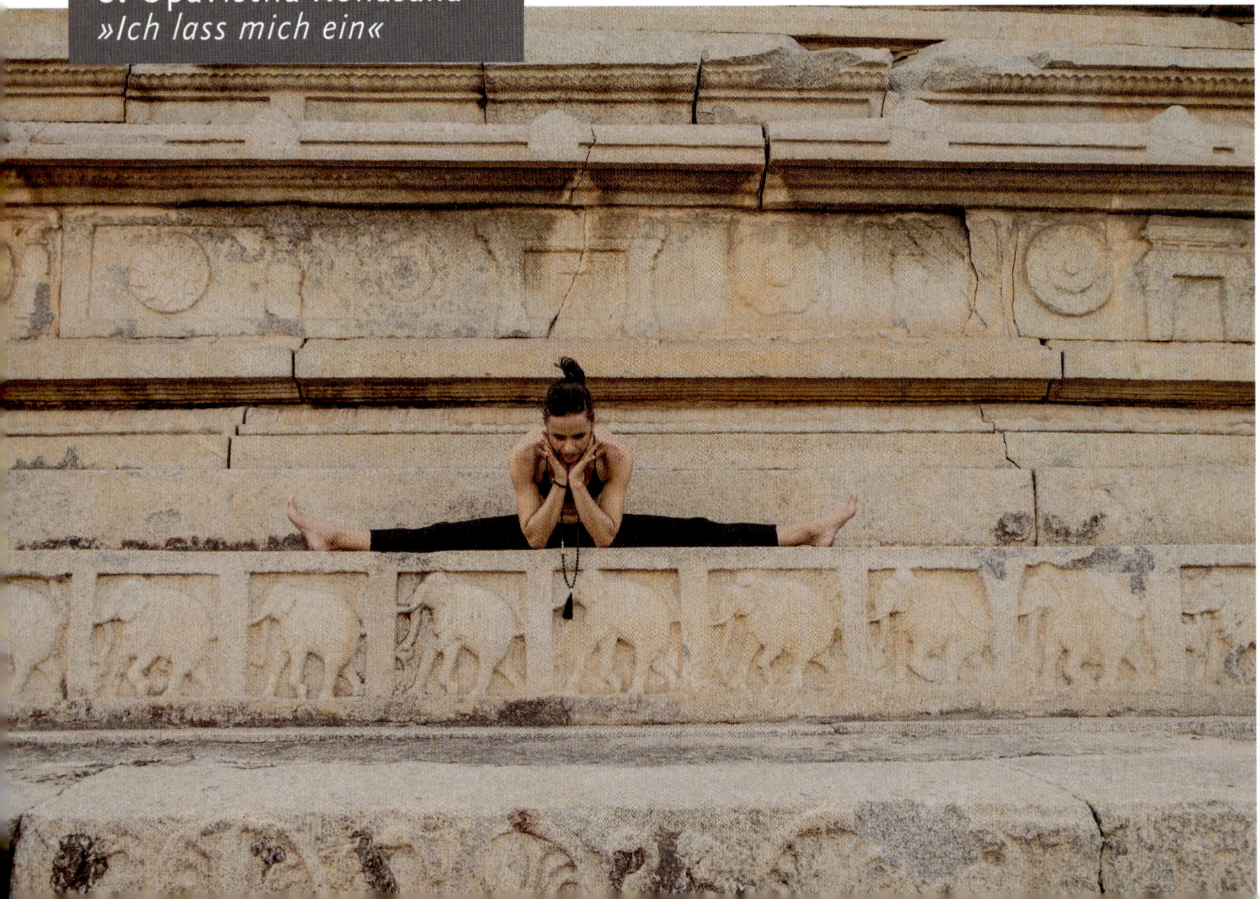

Widerstände lassen sich überwinden, indem du sie annimmst.

Beim Elefanten-Yoga-Ritual schenkt dir die Wand Halt. Du kannst ihr ins Gesicht blicken oder dich mit dem Rücken an sie anlehnen. Chante das Ganesha-Mantra, um dich beim Lösen emotionaler Ablagerungen, insbesondere in den Hüftgelenken, zu unterstützen. Atme dich mutig durch sie hindurch.

9. Parivrita Upavistha Konasana
»Ich bin verbunden – immer«

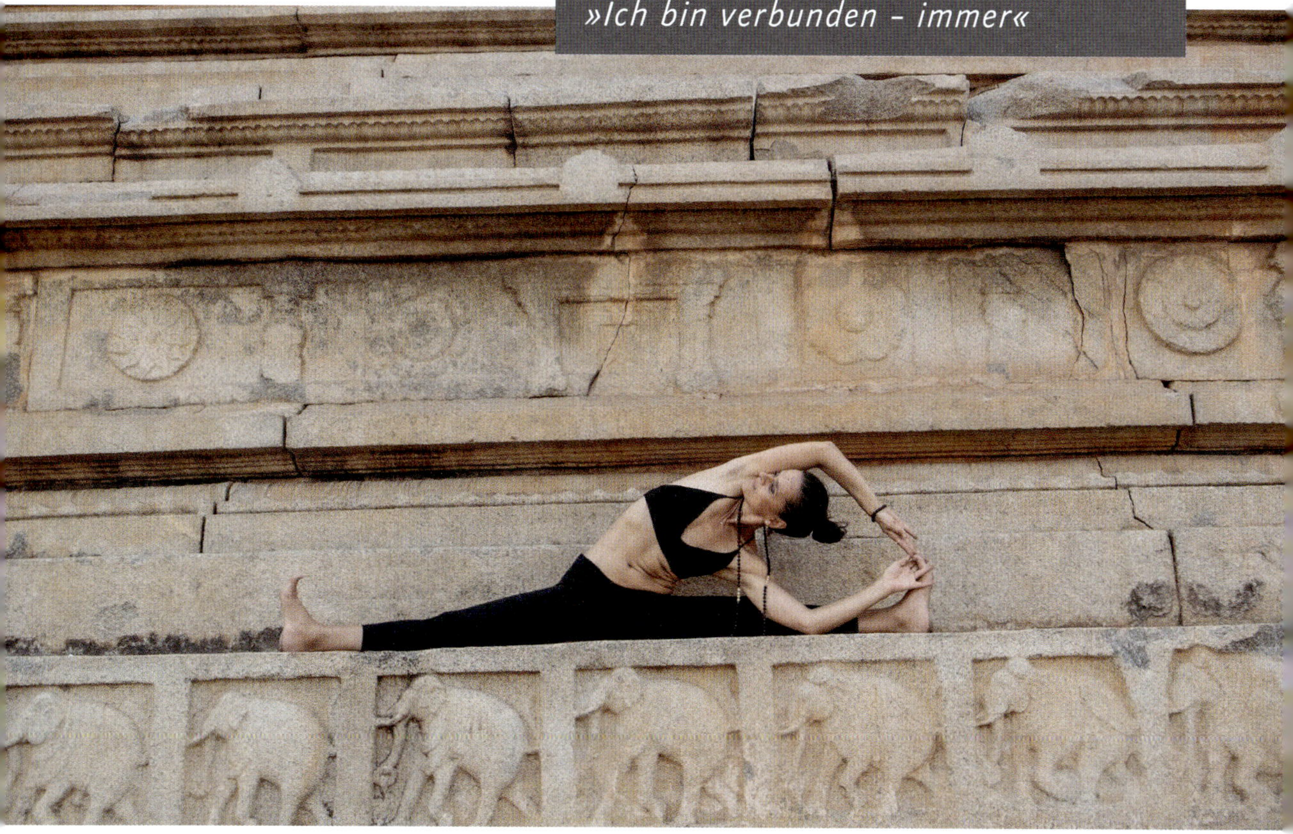

Verbrennen –
Feuer-des-Wandels-Ritual

*Om Asato Ma Sat Gamaya
Tamaso Ma Jyotir Gamaya
Mrityor Ma Amritam Gamaya*

Führe uns vom **Unwirklichen zur Wahrheit**.
Führe uns von der **Dunkelheit zum Licht**.
Führe uns von der **Sterblichkeit zum ewigen Leben**.

Licht ist eine Metapher für Erkenntnis, Reinheit und Wahrheit. Selbst eine kleine Kerze vermag das Dunkel zu erhellen und Wärme und Geborgenheit zu schenken. Mit der Dunkelheit vertreibt es auch Unwissenheit, denn sobald Licht auf eine Sache fällt, können wir sie erkennen und nicht mehr ignorieren. So werden diese erleuchtenden Qualitäten seit Menschengedenken in Feuerritualen gehuldigt. Feuer ist lebendig, es animiert, indem es verbrennt. Es verzehrt, läutert und transformiert. Unwahres kann in seinem Licht nicht bestehen. Kennst du den Spruch »Für dich lege ich meine Hand ins Feuer«? Nur wer reinen Gewissens und Herzens ist, kann dieser Feuerprobe standhalten.

Feuerrituale sind deswegen so machtvoll, da sie uns auf die Wahrheit in unserem eigenen Herzen hinweisen. Wenn du wahrhaftig Wandlung suchst, dann gibt es kaum ein wirksameres Medium als eine Feuer-*Puja*. Puja bedeutet Ehrerweisung. Im hinduistischen Alltag findet diese in diversen Formen sowohl als tägliches Ritual wie auch zu besonderen Anlässen statt. Ich beispielsweise schätze Pujas zu Beginn und Abschluss eines Retreats, als Einstimmung auf den inneren Reiseweg und als Katalysator für den Prozess des Los- und Überlassens. Dieses Feuer-Puja-Ritual kannst du individuell anpassen und für deine persönliche Transformation in Anspruch nehmen. Es lebt von deiner Aufrichtigkeit, deiner Präsenz und Demut. Je stärker deine Intention, je reiner dein Herzensanliegen, desto kraftvoller ist es. Initiiere diesen Reinigungsprozess mit dem Ziel, karmische Verstrickungen und Knoten aufzulösen. Auch Gedanken sind Materie, durch sie kreierst du deine Umstände. Übernimm also Verantwortung und stupse deine Gedanken, Gefühle und Willenskraft mit diesem Ritual Richtung Wahrheit und Liebe. Zu Neumond kannst du damit deinen Sankalpa-Samen pflanzen und für einen guten Neustart bitten, zum Vollmond Überholtes loslassen und dich für die Ernte deiner Früchte bedanken.

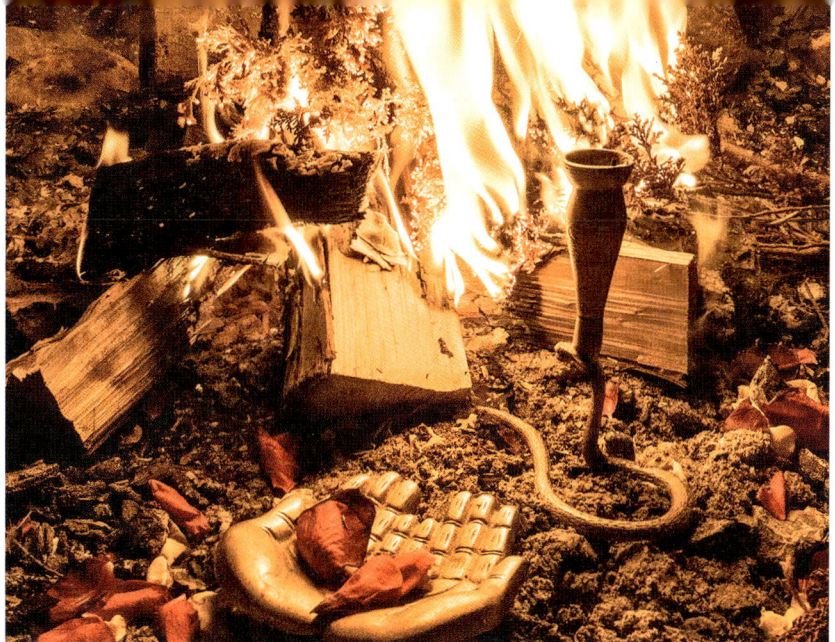

Was du dafür benötigst:

Für draußen: eine gesicherte Feuerstelle, geeignetes Brennmaterial

Für drinnen: eine größere feuerfeste Schale und eine Kerze

Außerdem: Streichhölzer, evtl. Räucherkohle und eine kleine separate Metallschale für das Räucherwerk wie getrockneter Salbei, Weihrauch- oder Sandelholz Harz. Blüten, frisch oder getrocknet, eine kleine Glocke, Briefpapier und Stift, falls vorhanden deine Mala für Japa-Meditation.[6]

Weihrauch: der »Gottes-Duft«, einst als kostbares Geschenk für Könige gehandelt, ist nicht nur heilig, sondern auch heilsam. Er entspannt und beruhigt das Gehirn, wirkt potenziell stimmungsaufhellend und angstlösend. In der katholischen Kirche symbolisiert sein Rauch das Aufsteigen des Gebets.

Sandelholz: betört durch seinen warmen, sinnlichen Geruch, der Emotionen besänftigt und das Herz öffnet. Neben seiner aphrodisischen Wirkung schenkt er tiefe Entspannung, macht uns sensibler für göttliche Inspiration und führt uns in die Meditation. Sandelholz wird in den indischen Bestattungszeremonien verwendet, da sein Duft helfen soll, die verstorbene Seele in ihr nächstes Stadium zu tragen. Es fördert inneren Frieden sowie Enthusiasmus und Lebensfreude.

UND SO GESTALTEST DU
DEIN HEILIGES FEUERRITUAL:

Zieh dich für eine feierliche Atmosphäre hübsch an, traditionell in Weiß. Achte in Innenräumen ggf. auf Rauchmelder und leicht brennbare und empfindliche Böden. Verwende zur Sicherheit noch ein Metalltablett als Untersatz für die Feuerschale, welches du auch auf einem schönen Tuch drapieren kannst.[7]

Kreiere, nachdem du alles gut vorbereitet hast, deinen heiligen Raum auch in dir. Setz dich im Meditationssitz vor die Feuerstelle: die Kerze in der Schale oder das Brennholz gut gestapelt. Sobald du im Herzen bereit bist, lade mit der Glocke alle guten Menschen und Mächte ein, dich bei diesem Ritual zu unterstützen. Verbinde dich mit dem mutigsten Teil in dir und bitte das Feuer, dir Klarheit zu schenken und deinen inneren Wandel voranzutreiben. Chante mit dieser Intention im Herzen 3-mal OM und zünde die Kerze/das Holz und ggf. die Räucherkohle in der separaten Schale an.

Übergib nun deine Opfergaben, das Räucherwerk und die Blüten: Hierfür führst du jeweils eine kleine Menge zwischen Daumen, Zeige- und Mittelfinger vor dein Herzzentrum, dem *Hridaya Akash*. Chante das »Om Asato Ma«-Mantra und überreiche diese anmutig den Flammen mit dem Wort *Svaha*, was so viel bedeutet wie »So sei es« oder »Amen« (bei einer Kerze kannst du die Blüten symbolisch vor dem Feuer ablegen).

Wiederhole dieses »Offering« 3-mal. Blicke in die Flammen und durch sie in dein Herz. Was soll das Feuer bereinigen und wofür genau den neuen Boden bereiten? Soll es blockierende Gedanken, Emotionen, Sorgen oder Glaubenssätze verbrennen? Dann liste diese Zeile für Zeile auf deinem Briefpapier auf. Beginne mit deinem Sankalpa, aber erlaube dir, frei von der Seele zu schreiben. Im freien Schreibfluss offenbaren sich oftmals verborgene Seiten und Aspekte, die dir Aufschluss

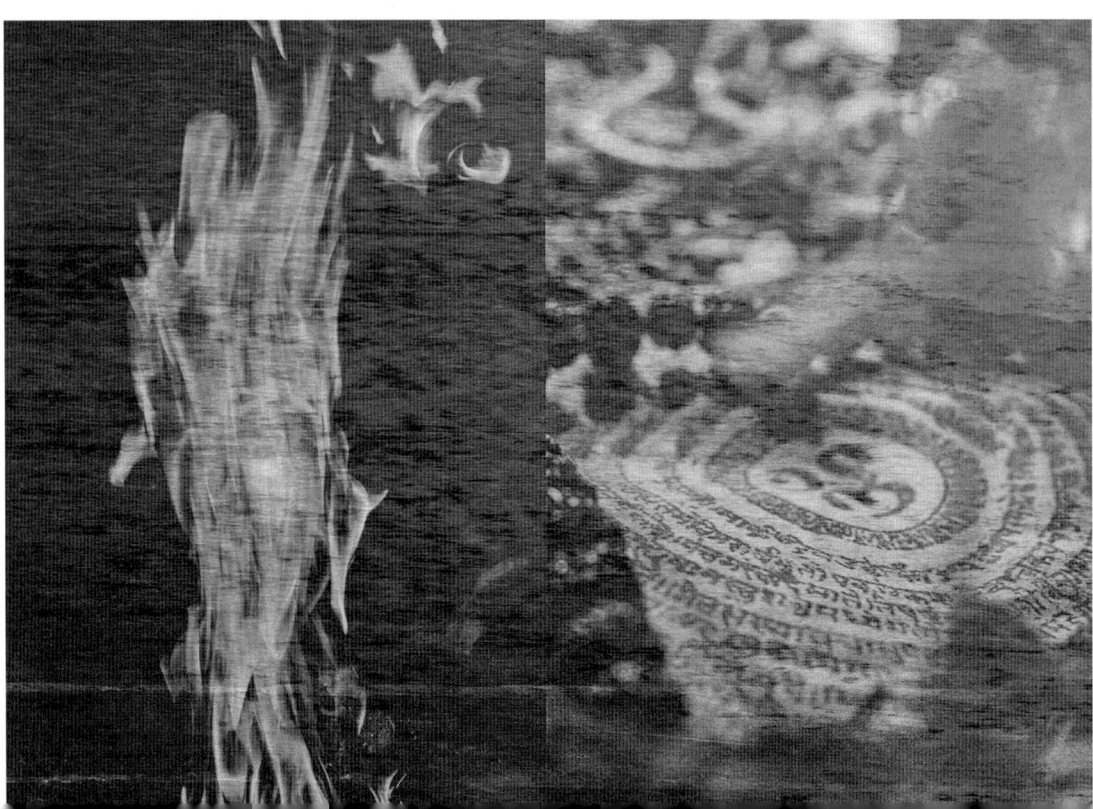

Herz-Feuer-Flow

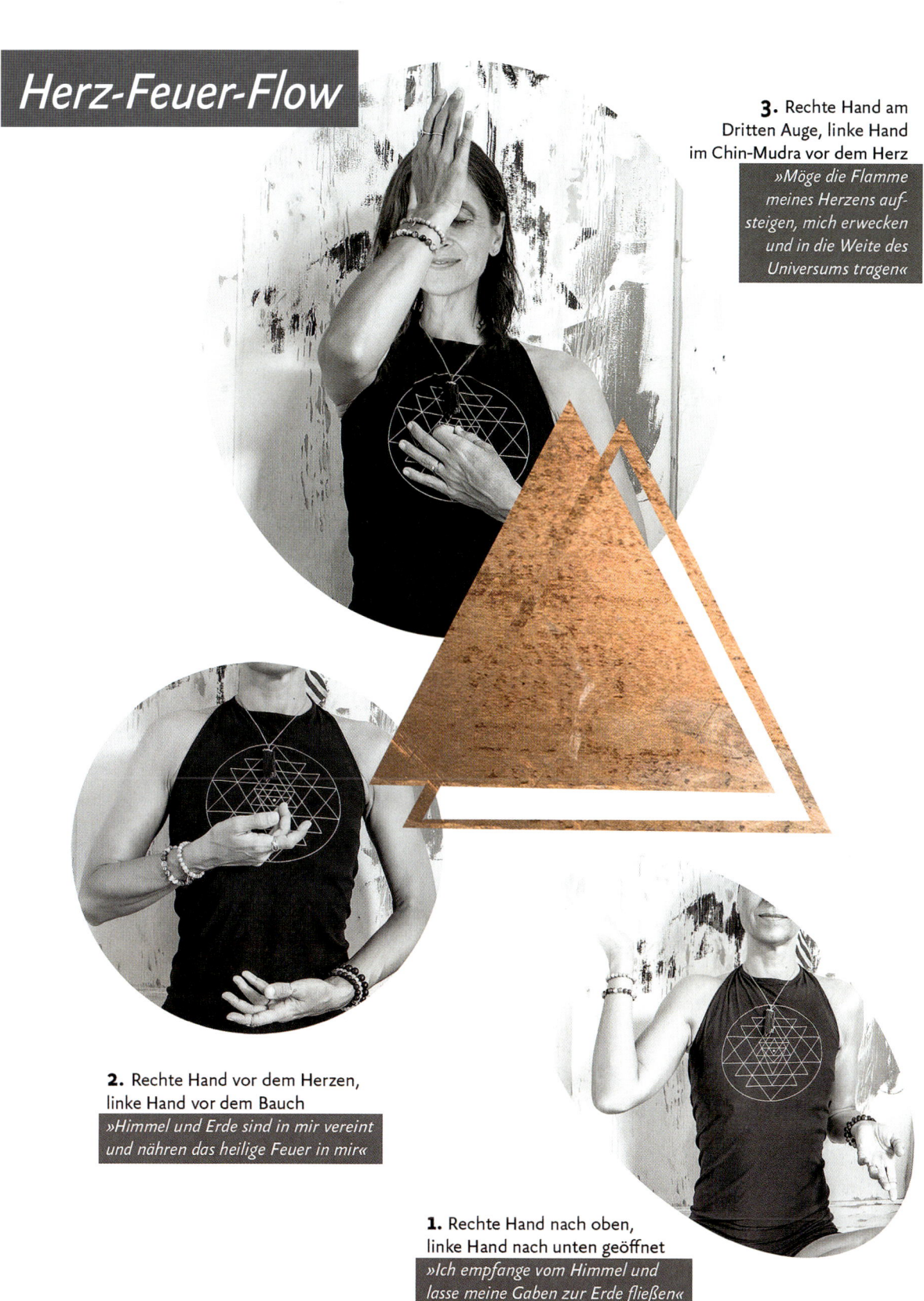

3. Rechte Hand am Dritten Auge, linke Hand im Chin-Mudra vor dem Herz

»Möge die Flamme meines Herzens aufsteigen, mich erwecken und in die Weite des Universums tragen«

2. Rechte Hand vor dem Herzen, linke Hand vor dem Bauch

»Himmel und Erde sind in mir vereint und nähren das heilige Feuer in mir«

1. Rechte Hand nach oben, linke Hand nach unten geöffnet

»Ich empfange vom Himmel und lasse meine Gaben zur Erde fließen«

geben können, was eigentlich dein Anliegen ist. Der Duft der heiligen Harze unterstützt dich dabei. Lass diese gerne zusätzlich auf der Räucherkohle verdampfen.

Lausche aufmerksam deinem Herzen, dem Knistern des Feuers oder chante das »Om Asato Ma«-Mantra, insbesondere wenn es noch mehr Klärung braucht. Wenn du mit dem Schreiben fertig bist, zertrenne die Liste Punkt für Punkt und falte die Papierstreifen zu kleinen Rollen. Falls es eher eine Art Brief geworden ist, zwirble den ganzen Bogen zu einer Schriftrolle. Chante das Befreiungs-Mantra erneut 3-mal und offeriere den Flammen wie zuvor Blüten und Räucherwerk, bevor du deine Wunschlisten peu à peu von ihnen verzehren lässt.[*]

Beobachte achtsam, wie das Feuer deine Themen verzehrt. Rezitiere das Mantra zum Ausdruck deiner Anerkennung und Dankbarkeit weitere 3-, 9-, 12- oder auch 108-mal. Lass es keine leeren Formeln sein und sprich gerne auch in deinen eigenen Worten mit dem Feuer, dem Feuer deines Herzens. Das ist das heiligste Gebet.

Bedanke dich bei den Flammen mit einer letzten Runde Opfergaben, mit »OM Shanti« und einer ehrwürdigen Verneigung. Läute die Glocke und lösche dann die Flammen. Nimm wahr, was sie übrig ließen, außen wie innen, und zieh dich in Stille zurück.

---

[*] Mit dem Wort »Svaha« besiegelst du den heiligen Akt und signalisierst gleichzeitig deine Bereitschaft, dein Anliegen der höheren Intelligenz anzuvertrauen.

Mein Tipp: Die Asche eines zeremoniellen Rituals gilt in Indien als heilig. Du kannst sie für deinen Altar sammeln und sie dir zur Erinnerung mit den Fingern über die Stirn streichen oder vom Winde verwehen lassen.

Sei bitte achtsam für den Rauch, der sich schnell in Innenräumen entwickeln kann. Es reicht auch, wenn du deine Papierrollen an den Ecken etwas anbrennst.

Vergehen – Mantra- und Shavasana-Ritual »

Heil-Mantra-Ritual

Das *Mahamrityunjaya*-Mantra, das große Mantra, das den Tod besiegt, ist ein bekannter Vers aus dem *Rigveda*. Es wendet sich an *Tryambaka,* den »dreiäugigen Gott«, der mit Shiva, dem Zerstörer und Erneuerer, assoziiert wird. Heilung verheißend zählt es mit dem Gayatri-Mantra (siehe Kapitel 3) zu den wichtigsten hinduistischen Mantren.

Chante die heiligen Silben für Heilung von Krankheit, im Prozess des Vergehens, des Verabschiedens von überfälligen, unheilsamen inneren Tendenzen, um dich von der Illusion eines sterblichen Selbst zu verabschieden.

Om tryambakam yajamahe
sugandhim pusti vardhanam
Urvarukam iva bandhanan
mrtyor muksiya mamrtat

Zu Ehren des Dreiäugigen, der den süßen Duft des Lebens versprüht, der uns nährt, heilt und gedeihen lässt. Wenn die Zeit reif ist und der Kürbis sich vom Rebstock löst, befreie mich von Anhaftung und Tod und halte die Unsterblichkeit nicht vor mir zurück.

Zeit vergeht, Dinge vergehen, wir vergehen. Wir werden ständig und überall mit dieser Tatsache konfrontiert, und dennoch fällt es uns nicht leicht, sie anzunehmen. Oftmals fühlen wir uns bedroht, da wir glauben, dass Wandel und insbesondere Vergehen eine Verschlechterung bedeutet. Dabei haben wir auch schon erlebt, wie schön es ist, wenn Schmerzen, unliebsame Gemütszustände und untragbare Situationen vorübergehen.

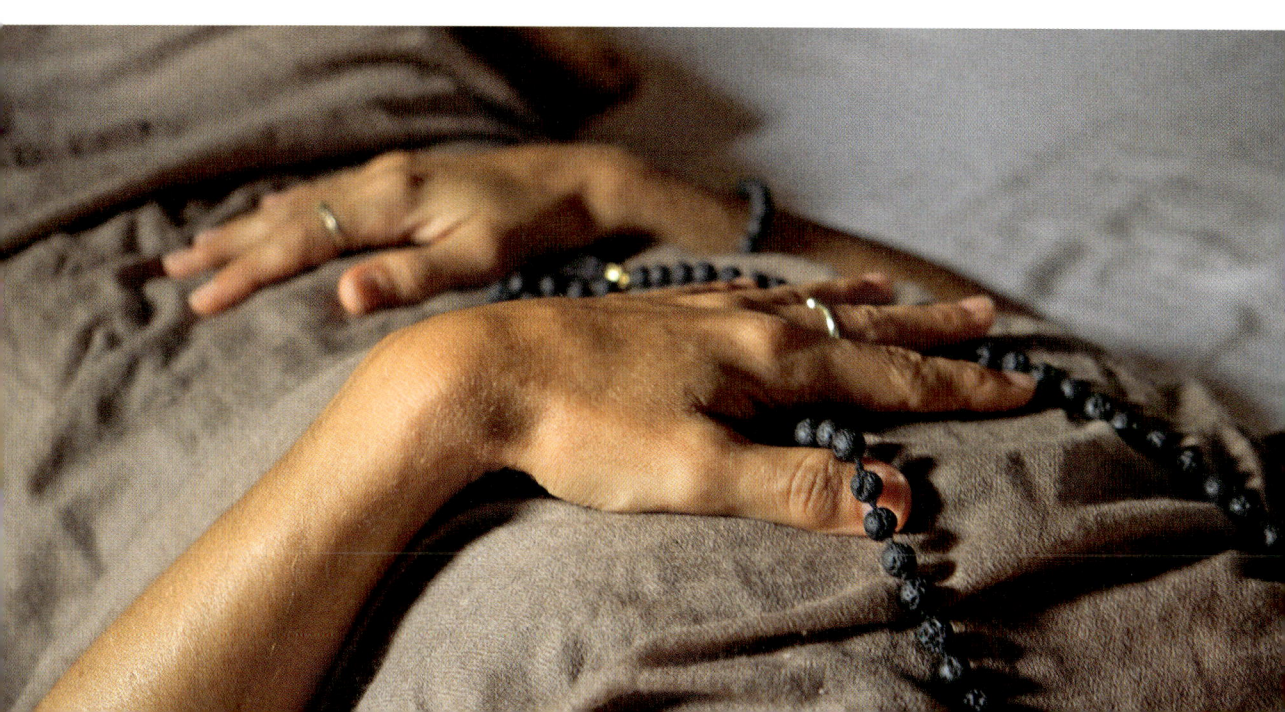

Der Tod gehört zum Leben dazu. Ja, wir wissen es, und dennoch scheinen die meisten von uns die Illusion einer Unvergänglichkeit zu bevorzugen. In unserer modernen westlichen Gesellschaft wird der Tod radikal aus dem Leben und Bewusstsein verbannt.

»Was für die Raupe der Tod ist für den Schmetterling der Beginn«
frei nach Laotse

In Indien hingegen sind Leben und Tod sehr präsent. An den Ufern des Ganges, insbesondere in Varanasi, wird gebadet, gewaschen, gebetet, gehuldigt, gelacht, gelebt und gestorben. Alles spielt sich öffentlich ab, Profanes wie Heiliges. Hinduistische Feuerbestattungen sind allgegenwärtig. Nicht selten wird dabei gesungen und getanzt, um die Befreiung der Seele zu feiern. Denn lediglich die Körperhülle und die Illusion, *Asmita*, eines streblichen Wesens wird verbrannt.

Auch in den Yoga-Klassen vollziehen wir den natürlichen Prozess von Lösen und Vergehen nach. So endete die Yogapraxis ursprünglich nicht nur mit *Shavasana*, der Totenstellung, sondern sie begann mit ihr. Erst mal alles loslassen, den Alltag und *Ver-spannungen* jeglicher Art. Super, wer liebt nicht das Gefühl, »einfach« dazuliegen und zu *ent-spannen*. Zugegeben, für manche ist das eine echte Herausforderung, denn mittlerweile haben wir verlernt, NUR zu sein. Das Nichtstun und womöglich Nichtdenken

kann verunsichern, wirft uns eindeutig auf uns selbst jenseits der Rollen und Aufgaben zurück. Aber genau darum geht es nun mal. Das Anfangs-Shavasana lädt uns ein, uns zu öffnen, für Prana, für Inspiration, für göttliche Führung, denn schließlich ist Yoga kein »Egotrip«, sondern eine Reise zu unserem Wesenskern.

Während dieses Ausflugs auf der Matte wird viel geatmet, bewegt, vielleicht auch gelacht, geschwitzt und gestöhnt. Bis wir uns verbundener, näher fühlen und uns darauf freuen, im End-Shavasana erneut loszulassen. Diesmal fällt es in der Regel leichter, in der Totenstellung den Körper vertrauensvoll abzugeben und in einen meditativen Zustand von äußerster Wachheit und entspannter Präsenz zu gleiten. Die Totenstellung ist die Krönung und die Königsdisziplin, denn hier wollen wir unsere persönliche Identität bewusst hinter uns lassen. Ab und an mag uns sogar das Privileg zuteilwerden, für eine Weile aus dem Körper zu schlüpfen und die Dimension der immerwährenden Seelenessenz zu kosten. Ein unvergleichlicher Zustand grenzenloser Freiheit, erhaben, zeitlos, wahrhaftig. Am Ziel des Yoga-Weges erwartet uns die unendliche Weite von Sat Chit Ananda, der Glückseligkeit des (reinen) Seins. Unvergesslich!

»Der Tod macht das Leben kostbar.«

Diana Schöpplein

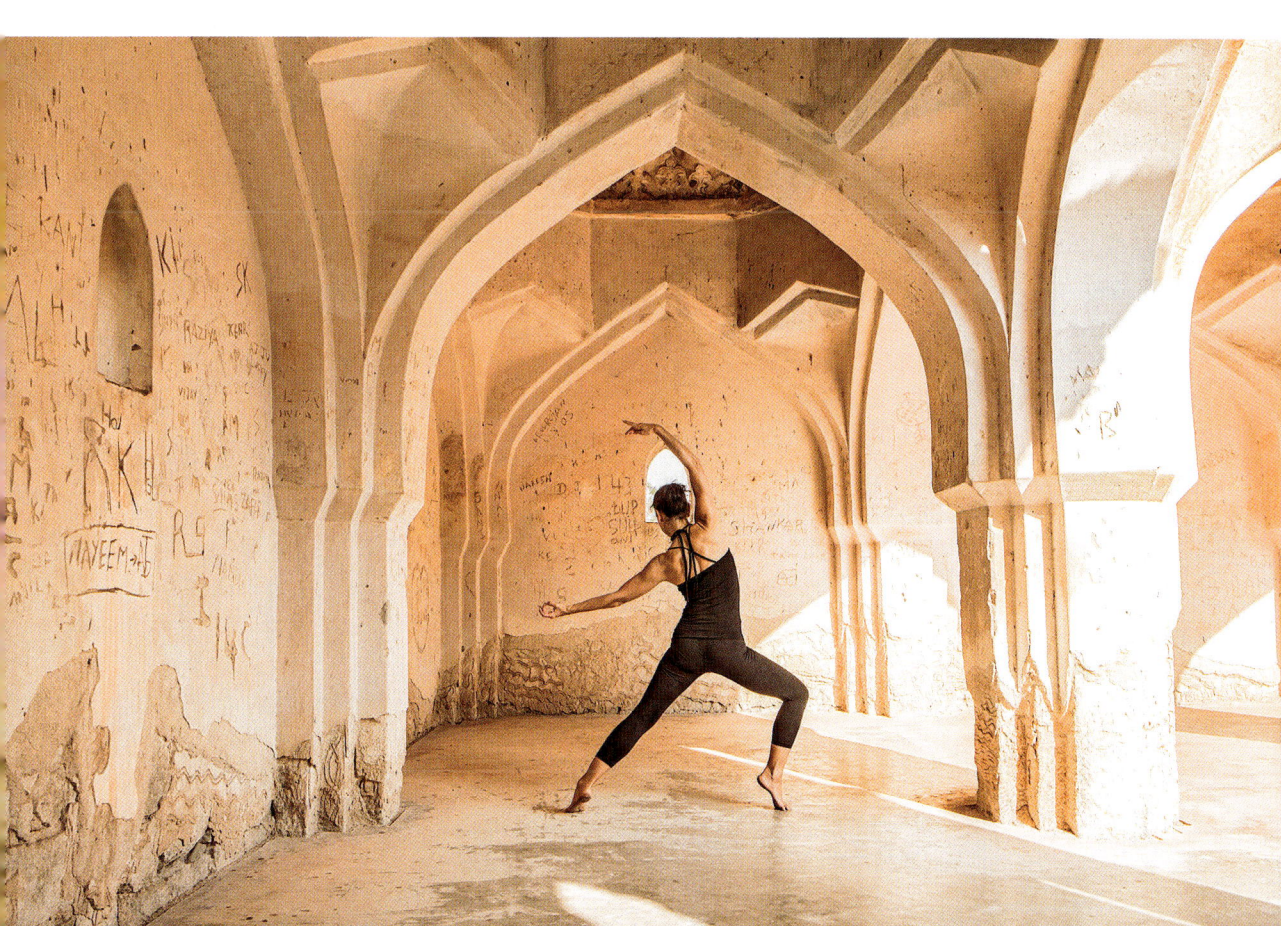

Shavasana - Ritual des Vergehens

UND SO GEHT'S:

Leg dich mit dem Rücken auf deine Yogamatte oder einen Teppich. Deck dich gerne zu und bette deinen Kopf ein klein wenig erhöht, sodass sich dein Kinn leicht zum Herzen neigt. Ein flinker Weg in die Entspannung ist eine bewusste Anspannung:

Hebe dazu das rechte Bein und spanne dort alle Muskeln an. Leg dich richtig ins Zeug und lass abrupt alle Spannung los, wenn du dein Bein fallen lässt. Wiederhole das Gleiche beim linken Bein. Hebe nun das Becken an und drücke deine Gesäßmuskeln fest zusammen. Halte die Spannung mit dem Einatem und lass ausatmend alles wieder los. Jetzt kommen gleichzeitig beide Arme mit geballten Fäusten dran. Ziehe danach die Schultern zueinander und drücke den Brustkorb nach oben, um ihn dann wieder fallen zu lassen. Beende diese Sequenz mit einem »Zitronengesicht« und genieße das anschließende Weichwerden der Gesichtszüge.

In der Regel liegt dein Körper jetzt perfekt mit leicht geöffneten Beinen und Armen, einer langen Lendenwirbelsäule, weiten Schlüsselbeinen und geerdeten Schultern. Ein delikater unterer Rücken darf mit einer Nackenrolle oder aufgerollten Decke unter den Oberschenkeln respektive Kniekehlen unterstützt werden. Was immer dir hilft, deinen Körper abzugeben, um mehr und mehr im Hier und Jetzt anzukommen, ist gut. Das ist Selbst-Pflege.

Lass deine Haut und deine Muskeln weicher werden. Deine Knochen sinken schwer in den Boden.

Überlass deine Beine, dein Becken, deine Schultern, Arme und Ellbogen der Schwerkraft. Entspanne Nabel, Bauchraum, Bauchorgane, Nacken, Kiefer und Zunge. Deine Augen sinken schwer in die Augenhöhlen hinein. Hinter der Stirn wird es weit, in deinem Geist ruhig. Spüre, wie dein Herzraum weiter und leichter wird. Nimm dort Platz und ruh dich in der Größe deines Herzens aus.

Relax, du bist zu Hause. Lausche der Stille in dir. Du bist diese Stille.

Du bist diese Stille. Lass alles andere los, verschmilz mit ihr. Hier bist du frei. Hier bist du eins. Relax, relax, relax, du bist zu Hause. Sat Chit Ananda, unendlich, frei, glückselig. Lass deinen Körper für die Zeit der Totenstellung hinter dir. Ebenso deine Gedanken, Identifikationen und Persönlichkeit. Du kannst deine Vehikel und Werkzeuge später wieder aufpicken, jetzt aber lass dich frei, flieg, flieg weit, bis ins All hinein. Werde EINS. Stille, Ewigkeit.

Schlüpfe dann wieder in deinen *Annamaya Kosha*, dein »irdisches Kleid«, werde dir des subtilen Atemstroms bewusst. Beginne den Atem zu vertiefen und langsam deinen Körper von innen zu spüren. Wecke ihn mit sanften Bewegungen der Fußzehen und Fingerspitzen auf. Dehne und räkle dich genüsslich auf deine rechte Schulter in die Embryostellung. Spür hinein: Wie fühlt es sich an, hier in dieser Verkörperung zu sein? Wie geht es dir jetzt, da du quasi neu geboren bist?

Ein neuer Zyklus beginnt: Werden und Vergehen, Vergehen und Werden. Wir wechseln lediglich die Hülle wie ein Kleid und die Persönlichkeit wie eine Brille. Ein anderer Tag, ein anderes Leben, ein winziger Moment im Angesicht der Unendlichkeit.

Mein Tipp: Stell dir einen Timer für 12 oder 18 Minuten oder nutze mein Audio Recording (www.dianaschoepplein.com). Wenn es dir schwerfällt, dein »Betriebssystem« herunterzufahren, dann ist ein Augenkissen wie geschaffen für dich. Die angenehme Schwere hilft, die Sehnerven und deinen Geist zu beruhigen. Auch Lavendelduft beruhigt, Stille ebenso.

> ## »Du bist ein wandelndes Gebet.«
>
> Emahó

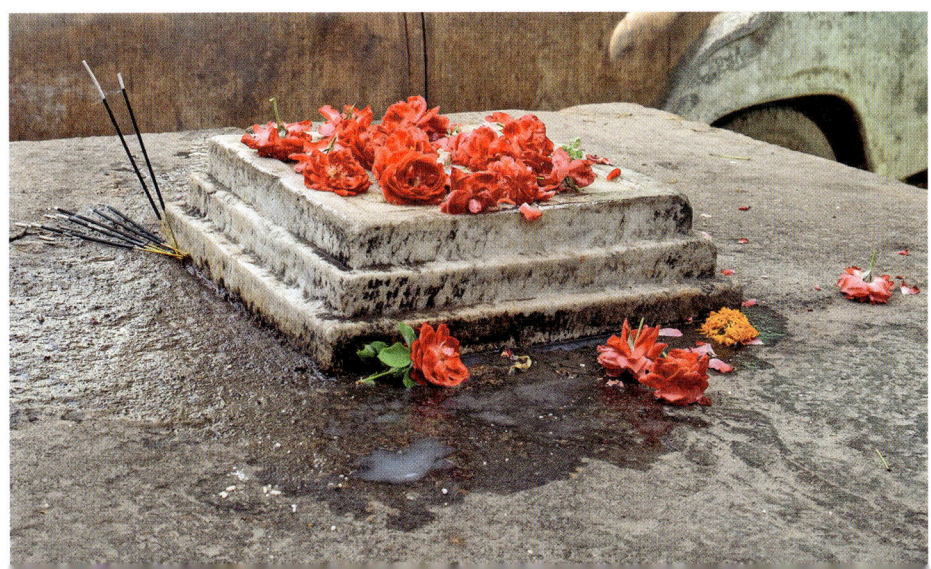

Vertrauen –
Shraddha und Tanz des Shiva

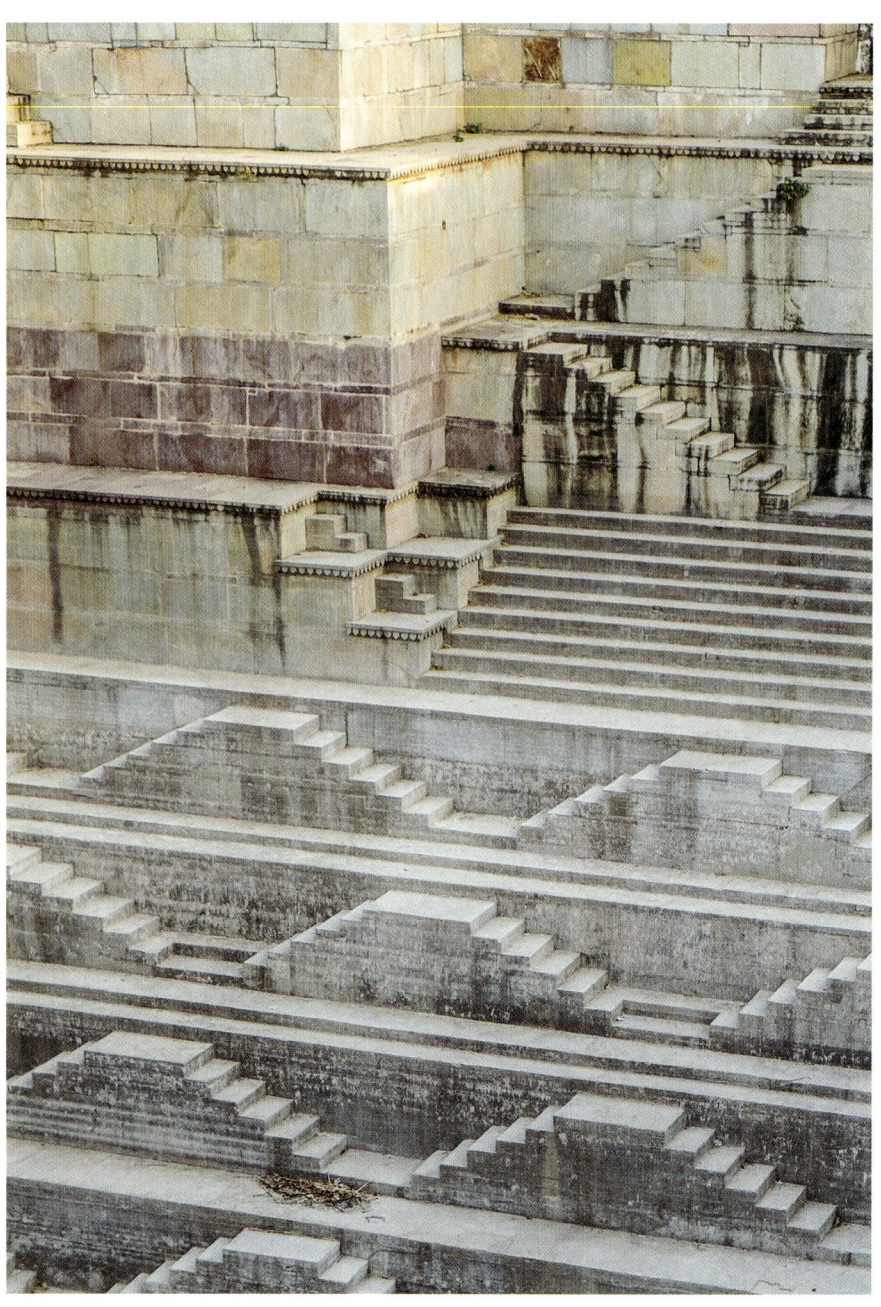

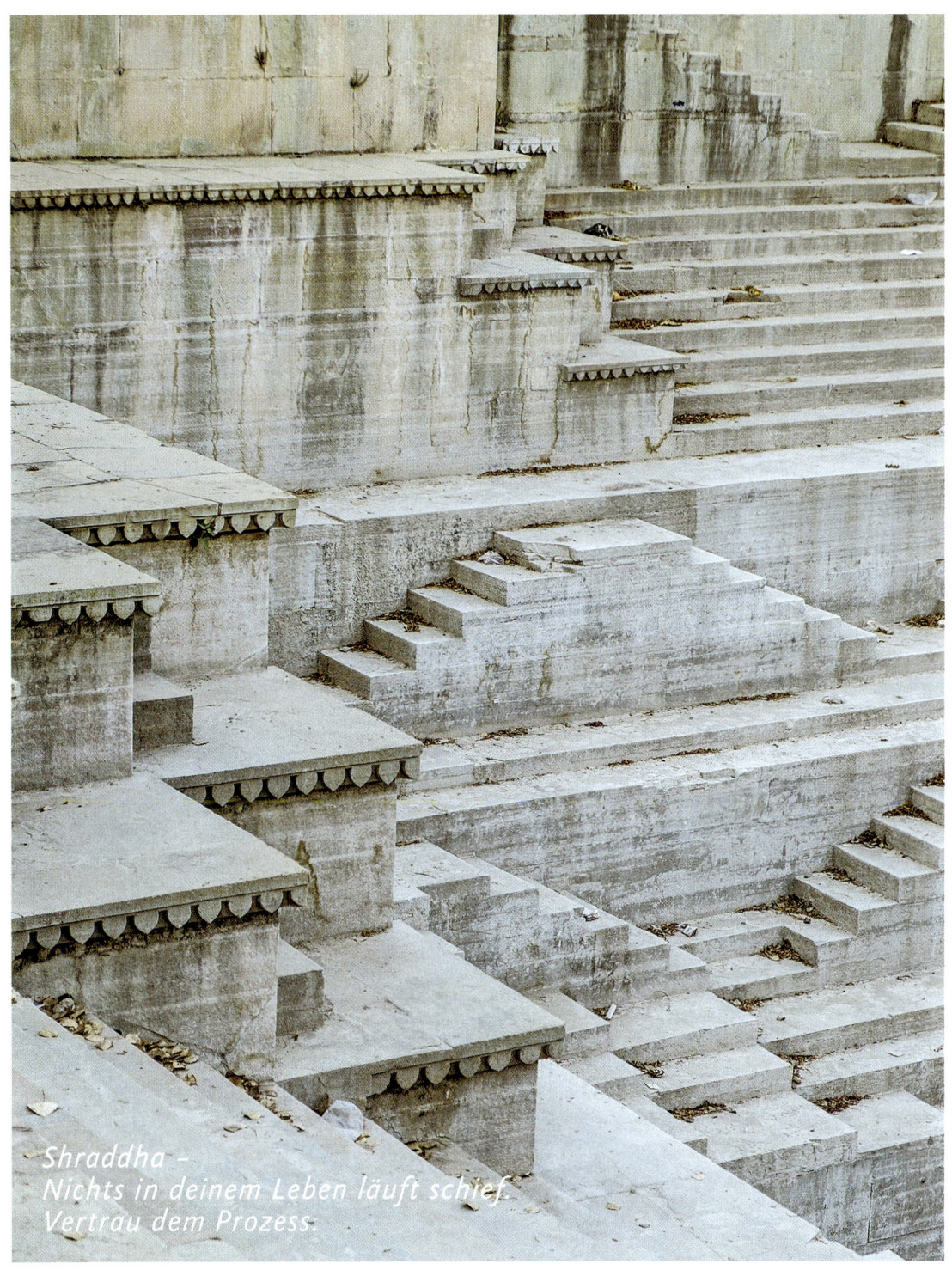

Shraddha –
Nichts in deinem Leben läuft schief.
Vertrau dem Prozess.

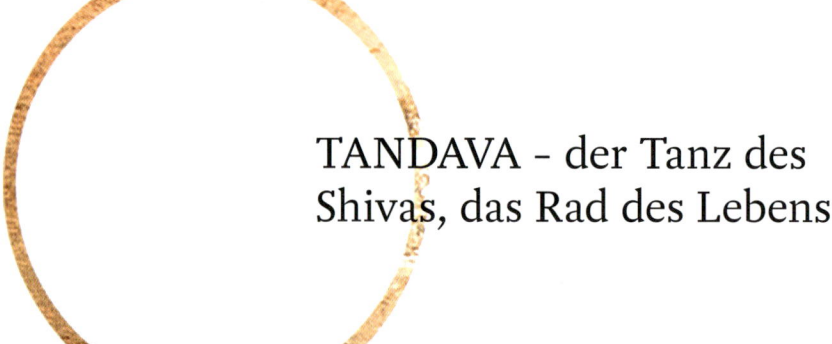

TANDAVA – der Tanz des Shivas, das Rad des Lebens

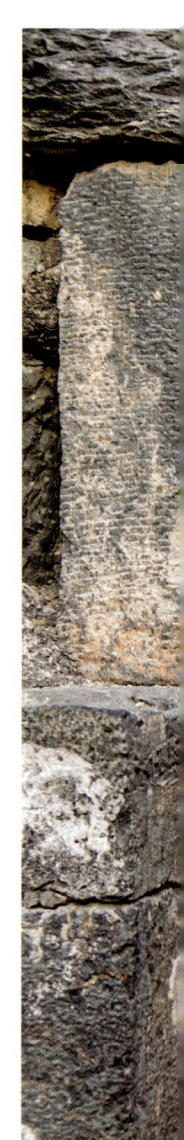

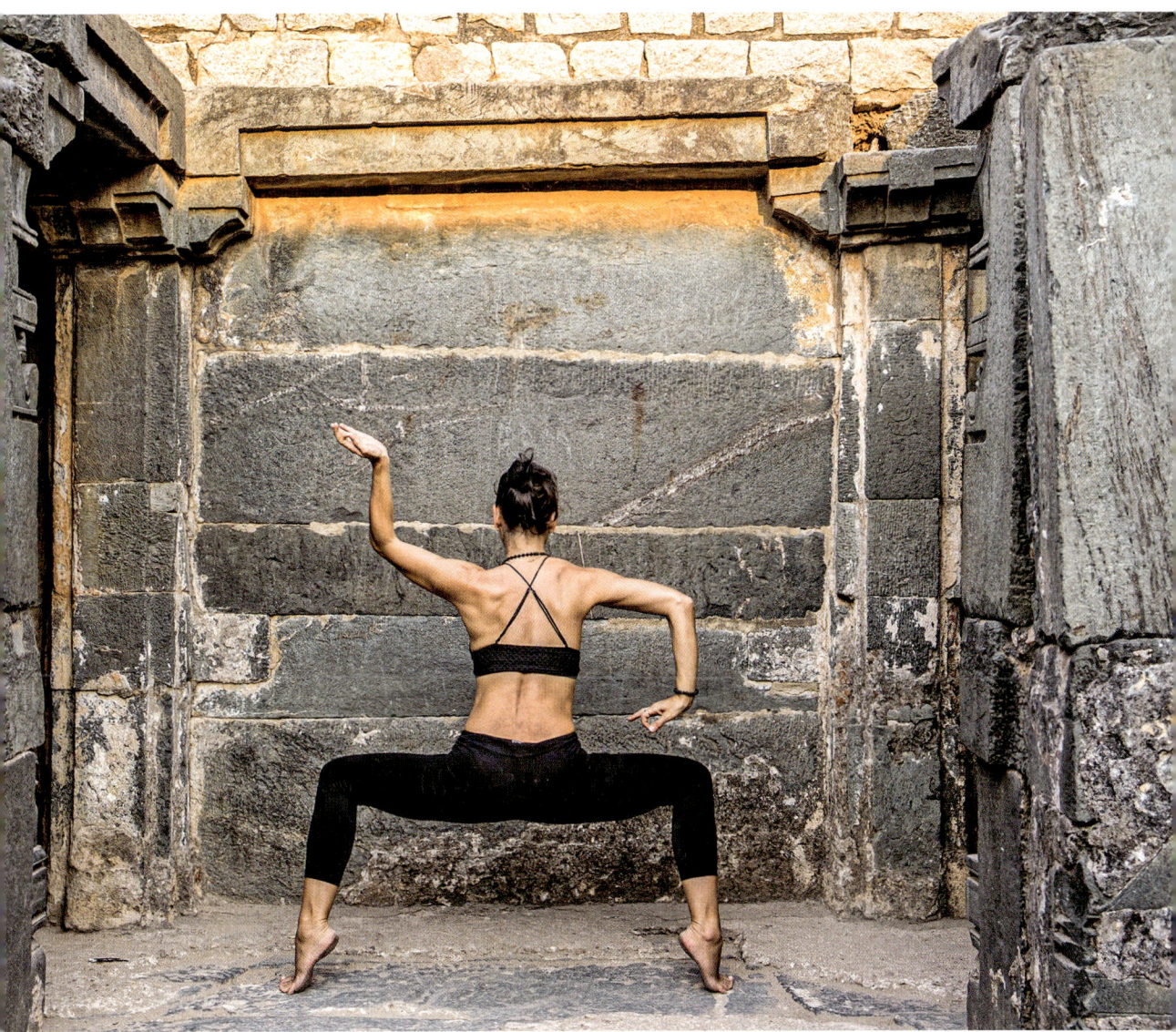

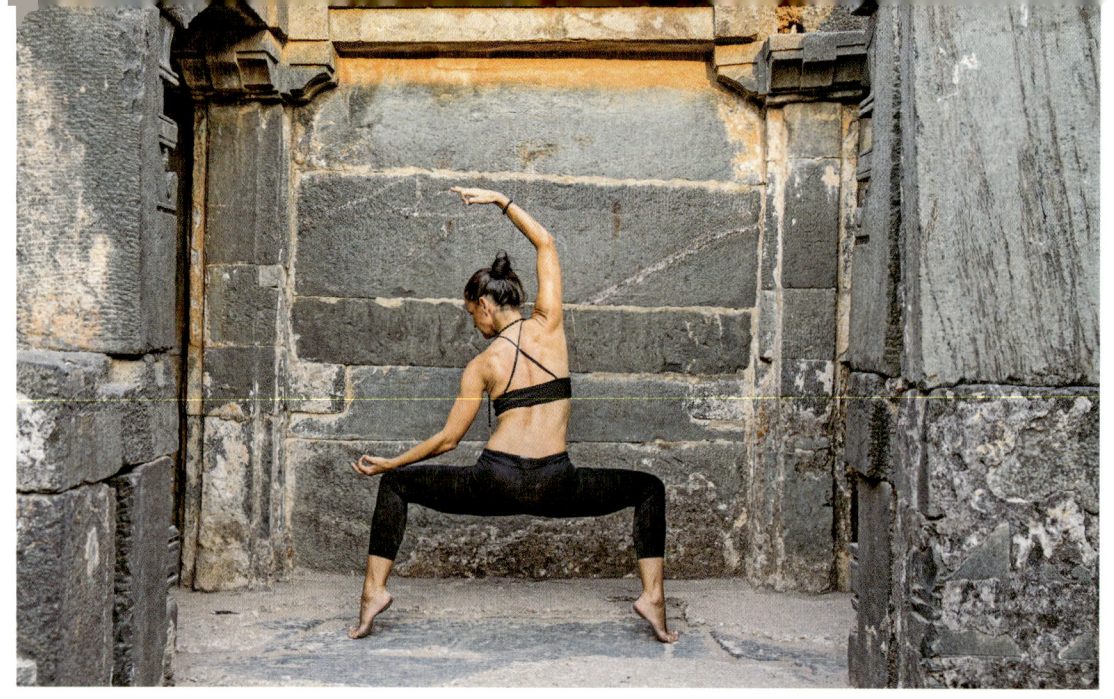

Du wirst in deinem Leben öfter an einer Kreuzung stehen.
Wofür entscheidest du dich? Für die Angst oder für die Liebe?

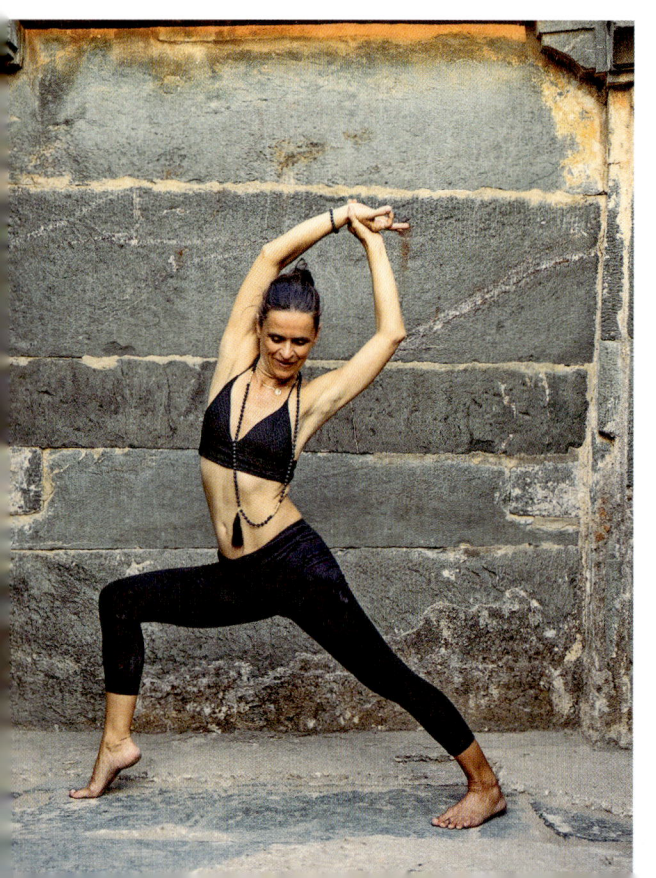

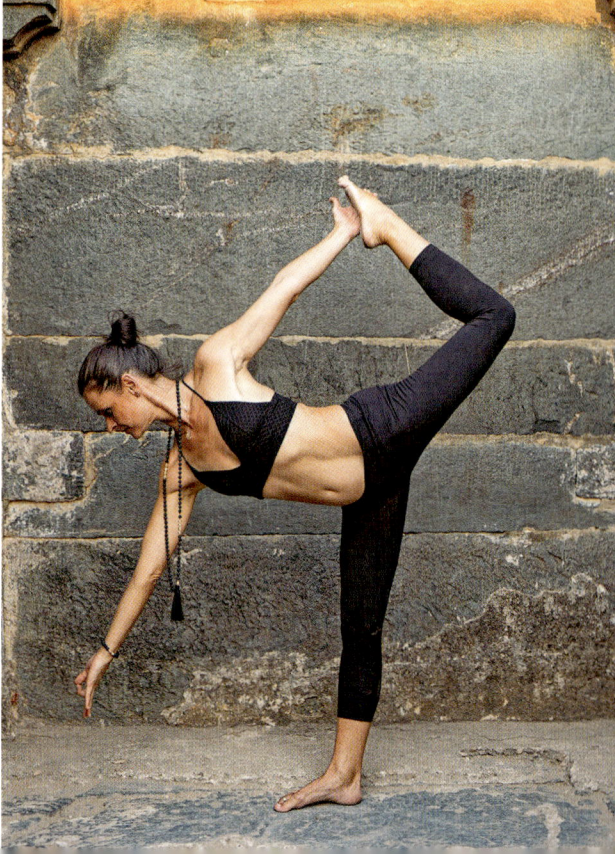

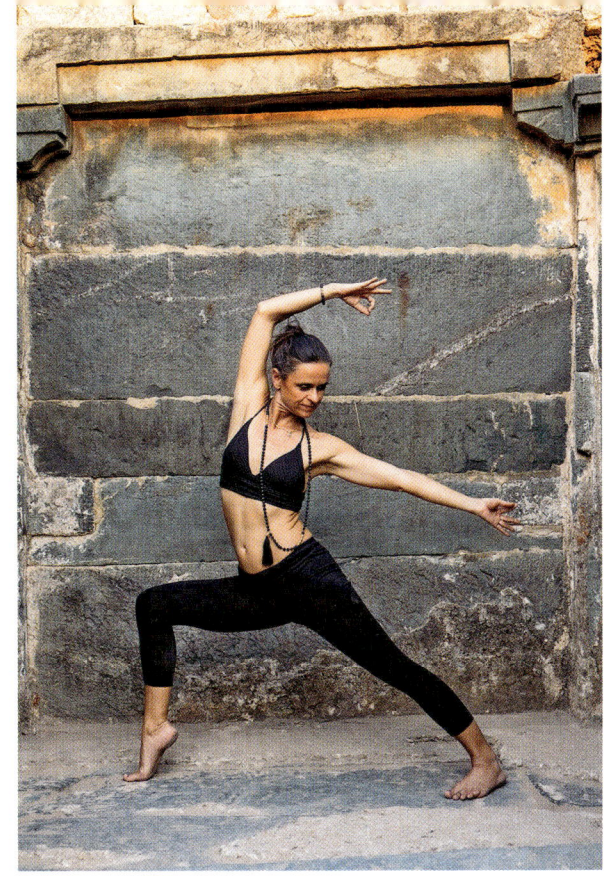

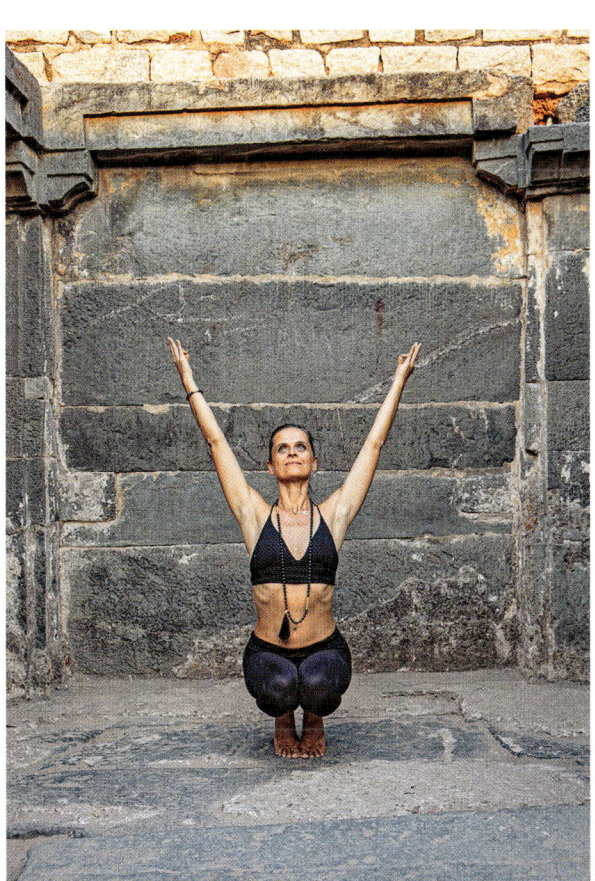

251

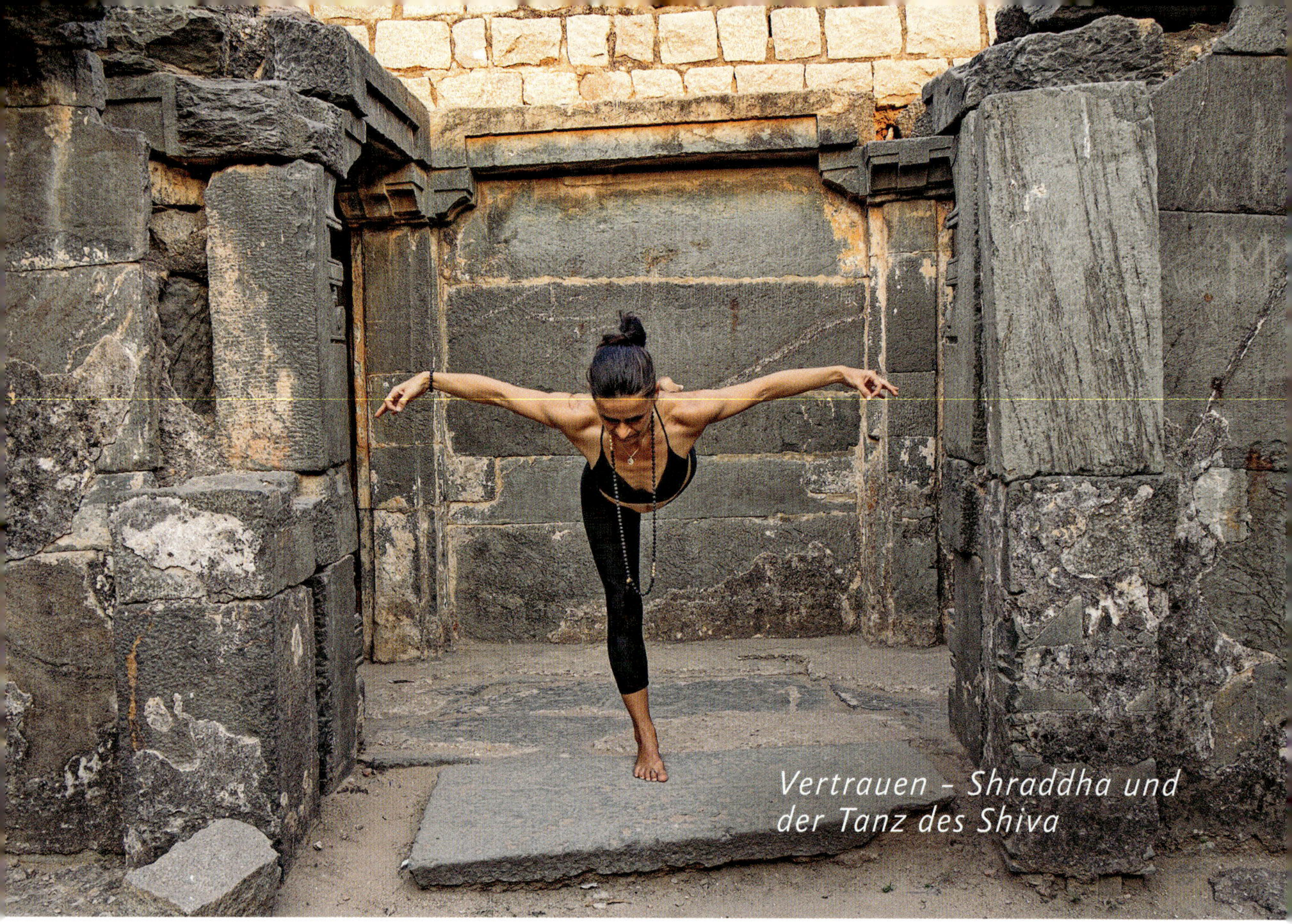

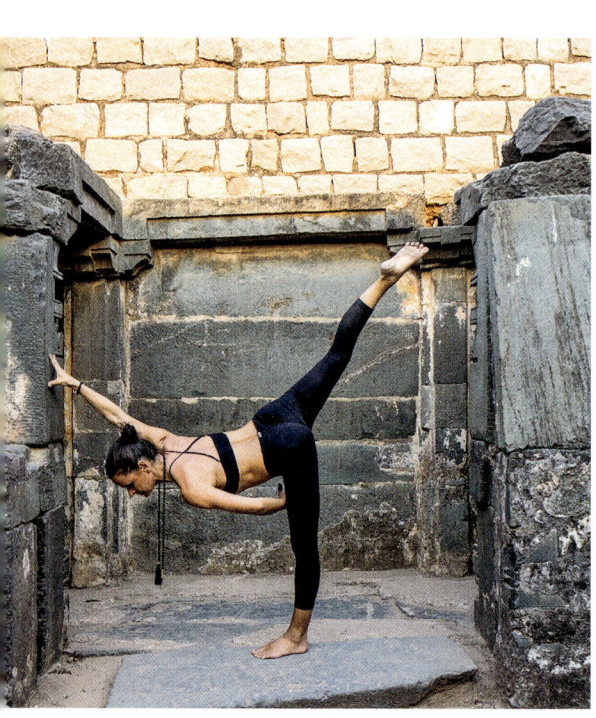

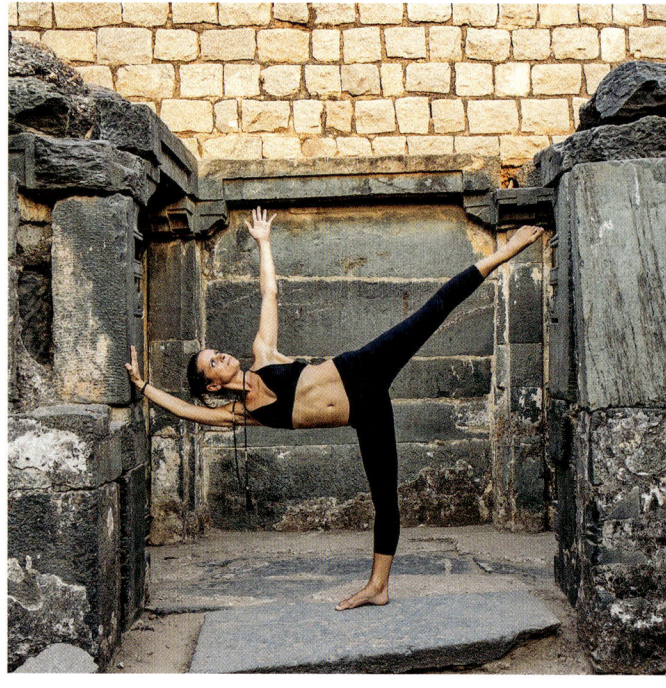

Vertrauen – Shraddha und der Tanz des Shiva

Embrace life, das Leben umarmen, heißt auch dem Leben vertrauen. Deinem Leben vertrauen, weil es perfekt für dich designt ist und stets das Richtige für dich bereithält. Alles, ich betone, alles wird für dich nach deinem persönlichen Bauplan arrangiert: Ausgestattet mit einer hoch funktionsfähigen Hardware - deinem Körper - und einer unermesslich komplexen Software - deinem Geist - wird für dich ein exquisites Laboratorium - unser hübscher blauer Planet - bereitgestellt. Du hast die besten Voraussetzungen, du bist mit allem, was du zum Leben brauchst, versorgt. Und dir werden unzählige direkt auf dich zugeschnittene Begegnungen, Beziehungen, Situationen, Aufgaben bereitgestellt, um zu erforschen, zu gestalten und zu verwirklichen. Das ist Liebe.

Dein Leben ist dein karmisches Wunschkonzert.

Dein Leben ist dein Wunschkonzert, aber kennst du auch deine Wünsche? Mein Mentor Emahó beschreibt die Genialität des Lebens als einen gigantischen Webteppich, der von einer höchst intelligenten Instanz kontinuierlich für dich gewebt wird. Faden für Faden zeichnet sich in ihm jeder deiner Gedanken, deiner Träume, deiner Taten ab. Mit einer fein abgestimmten Antenne empfängt der kosmische Weber jede innere Regung, jeden Anflug von Zweifel, aber auch von Warmherzigkeit, Größe und Mut. Deine innere Haltung, deine Intentionen, Ambitionen, Visionen, jede Vorstellung, jeder Wunsch, mag er noch so verborgen sein,

sendet ein Signal, welches in das Gewebe *(Tantra)* deines Lebens einfließt. Und so entsteht dein ganz persönliches Lebens-Design, welches nur für dich und durch dich geschaffen wird. Alles ist miteinander verwoben und du definierst die Farben, die Muster, die Stimmung deines Lebensteppichs.

Das ist göttliche Intelligenz, das ist wahre Güte, das ist Liebe. Dem kannst du vertrauen. Und darauf, dass in deinem interaktiven Designer-Teppich ab und an ein Knoten zum Vorschein kommt, an dem du wachsen darfst. Klar, das liebe Karma ist mit an Bord. Yoga wurde geschaffen, um dir beim karmischen Knötchenentwirren zu helfen. Du siehst, es ist für alles gesorgt, es ist für dich gesorgt. Vertraue.

Vertrauen ist die stillste Art von Mut.

Shraddha-Ritual

Shraddha, Urvertrauen, ist die tief verankerte Zuversicht, dass das Leben gut ist. Dass du gut bist. Dass du da, wo du bist, genau richtig bist. Dass alles perfekt orchestriert ist. Dass weder etwas schiefläuft noch etwas fehlt. Dass du in deiner Essenz vollkommen bist und alles in dir trägst, was es braucht, um dich diesem verrückten Leben hinzugeben und dir in diesem Prozess Flügel wachsen zu lassen. Du bist, exakt so, wie du bist, Ausdruck dieser grandiosen Schöpfung. Stehe ihr nicht im Weg, stehe dir selbst nicht im Weg. Weite deinen Geist, weite dein Herz! Breite deine Flügel aus, mach dich bereit und schwing dich empor.

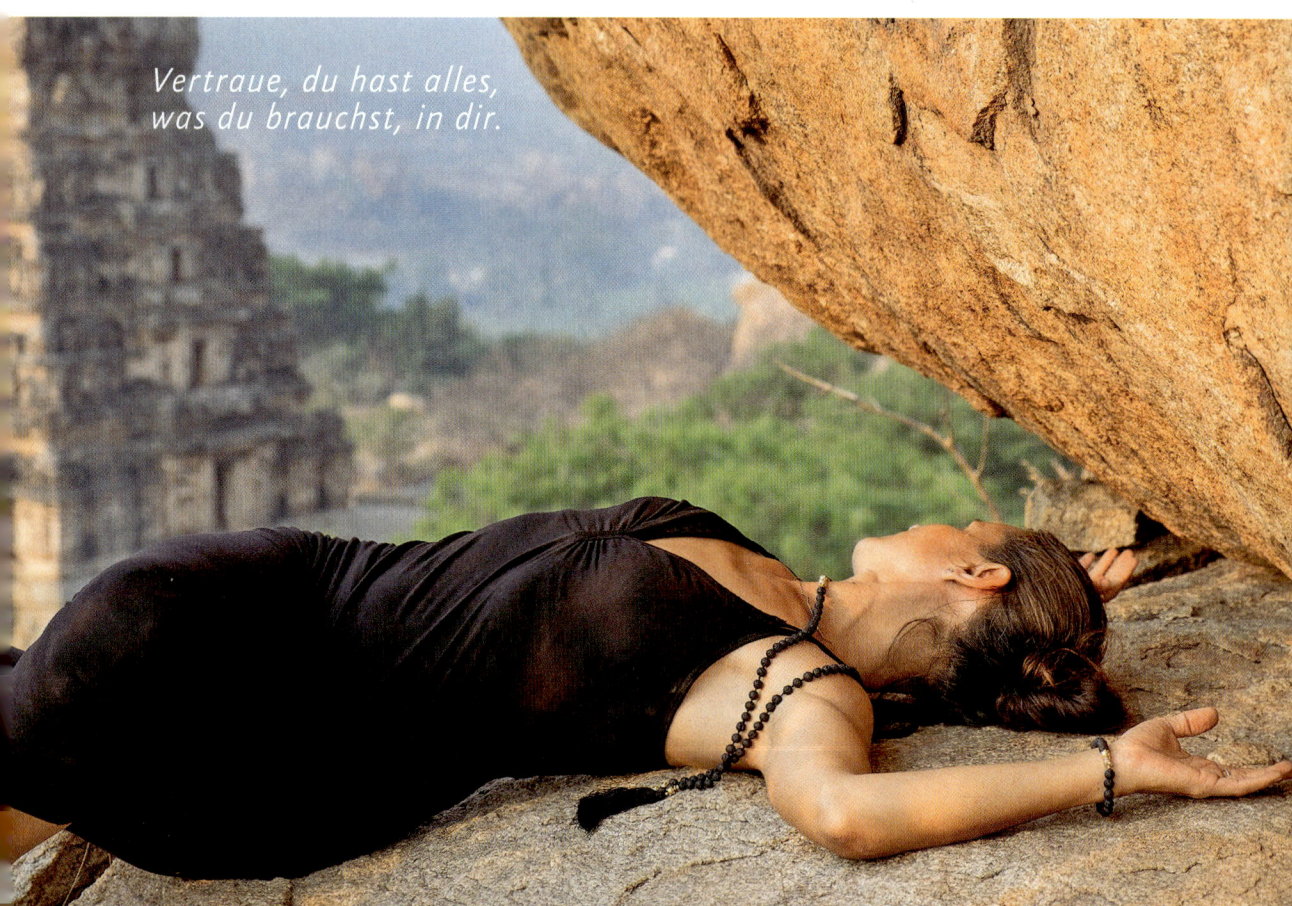

Vertraue, du hast alles, was du brauchst, in dir.

UND SO GEHT'S:

Richte dich im Meditationssitz mit dem Rücken an eine Wand gelehnt auf. Schließ deine Augen und beginne in deine Rückseite hineinzuatmen. Nimm den Kontakt zur Wand wahr und wie diese dich von hinten stützt. Du kannst dich auf sie verlassen, lehne dich getrost zurück.

Während du über deinen Atem die Verbindung mit deinem Rücken spürst, stelle dir ernsthaft folgende Fragen: Was habe ich dafür getan, geboren zu werden? Was habe ich dafür getan, um mit einem Körper auf die Welt zu kommen? Und was habe ich als Kind dafür getan zu wachsen? Was, damit sich meine Knochen ausbilden, mein Blut fließt, mein Magen verdaut? Habe ich dafür irgendetwas tun müssen? Frage dich. Frage dich aufrichtig. Geh in deinen Tempel hinein und kontempliere.

Frage dich: Atmest du oder deine Lunge? Schlägst du dein Herz oder dein Herz für dich?

Warte auf deine Antwort. Lässt du neue Haut und Zellen wachsen? Sorgst du für Sauerstoff und Sonnenlicht?

Nein! Für all das musstest und musst du nichts tun. Nichts, rein gar nichts. Leben ist ein Geschenk, dein Körper ist ein Geschenk, du bist ein Geschenk. Ein Geschenk des Himmels.

Nimm es an, denn es kommt von den Sternen. Nimm dich an, denn wie alles Leben beginnst auch du im All. Alle Universen und alles, was in ihren Gestirnen wie auf Erden existiert, besteht aus Sternenmaterial. Sterne leuchten und vergehen. Im ewigen Kreislauf des Werdens und Vergehens erschafft ihr Tod nicht nur Himmelskörper, sondern auch uns. Ja, wir sind aus Sternenstaub gemacht! Jede Körperzelle, jedes Element, der Sauerstoff, den wir atmen, das Calcium in unseren Knochen, der Stickstoff in unseren Geweben wird aus dem planetarischen Nebel stellarer Relikte geboren. Wir sind Milliardenjahre alter Kohlenstoff, Teilchen einer Supernova. Unsere Substanz so kosmisch wie die gesamte Welt. Explodierende Sterne. Wow! Ihr Staub das Material, das Leben in seiner unermesslichen Vielfalt erschafft: ob Stein, Pflanze, Bazillus, Raupe oder Mensch. Je nach chemischer Zusammensetzung divergieren lediglich die Formen. Das Substrat ist das Gleiche. Das ist es, was animiert und uns verbindet. Unser aller Natur ist kosmische Liebe. Sie ist unermesslich groß, universell, bedingungslos. Ihr kannst du vertrauen.

Dieser bedingungslosen Liebe kannst du vertrauen.

Entspann dich, du bist geliebt - von den Sternen, vom Universum, vom Leben selbst.

Om Namah Shivaya,
In Liebe Diana

Ver-*trau*, weil du dich traust; weil du bereit bist, ein Risiko einzugehen, und nicht, weil du dir der Sache sicher bist.

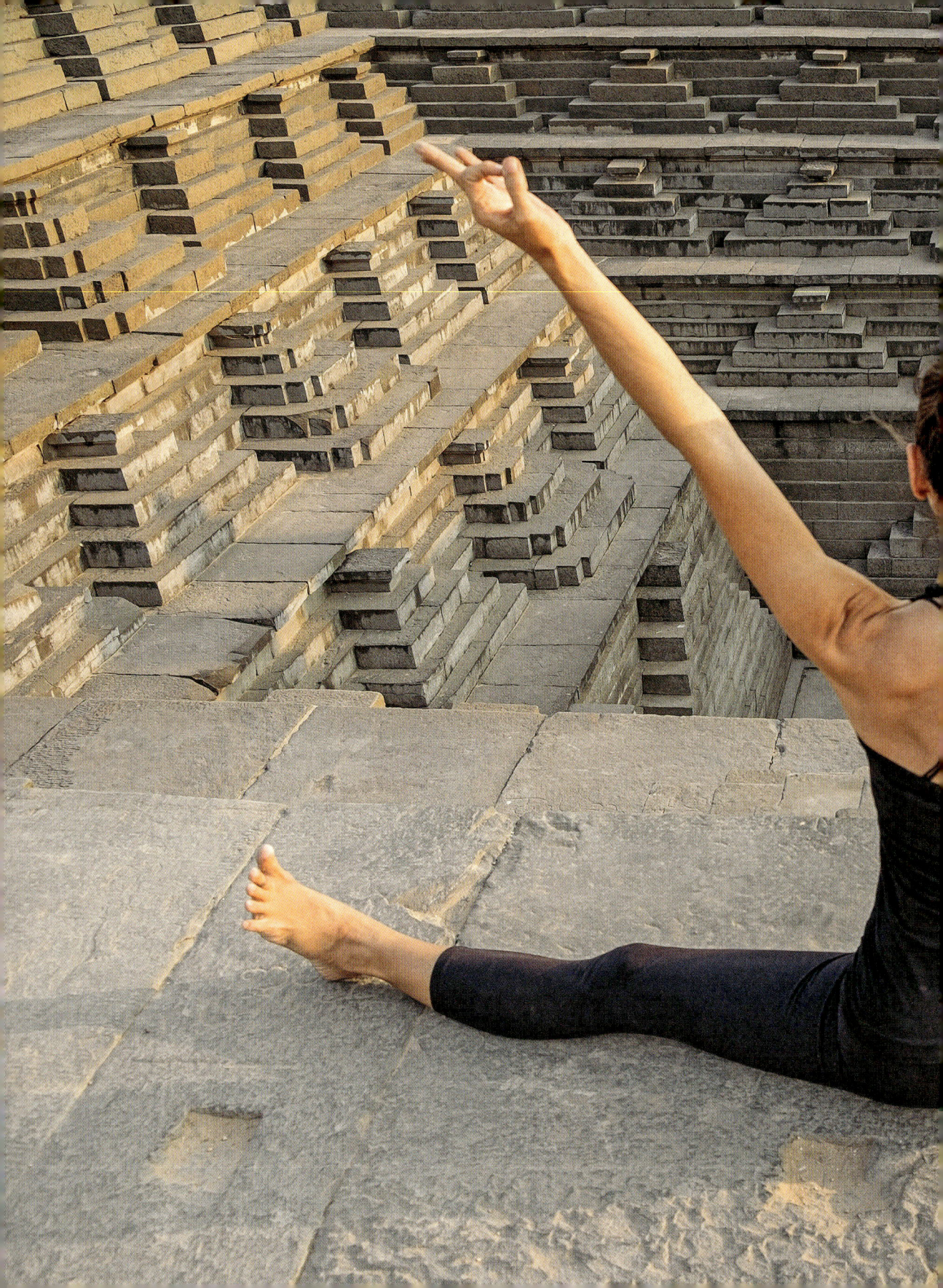

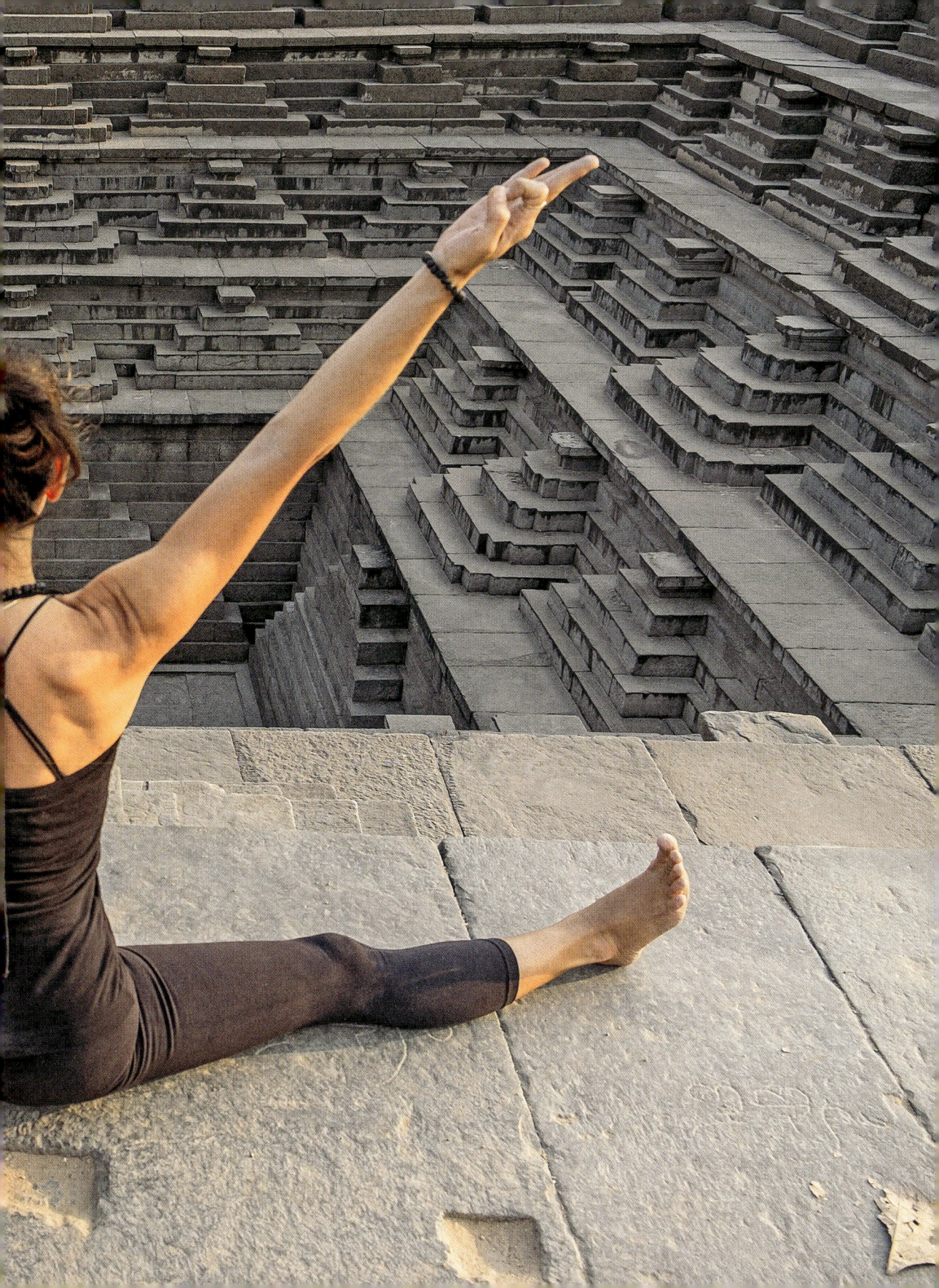

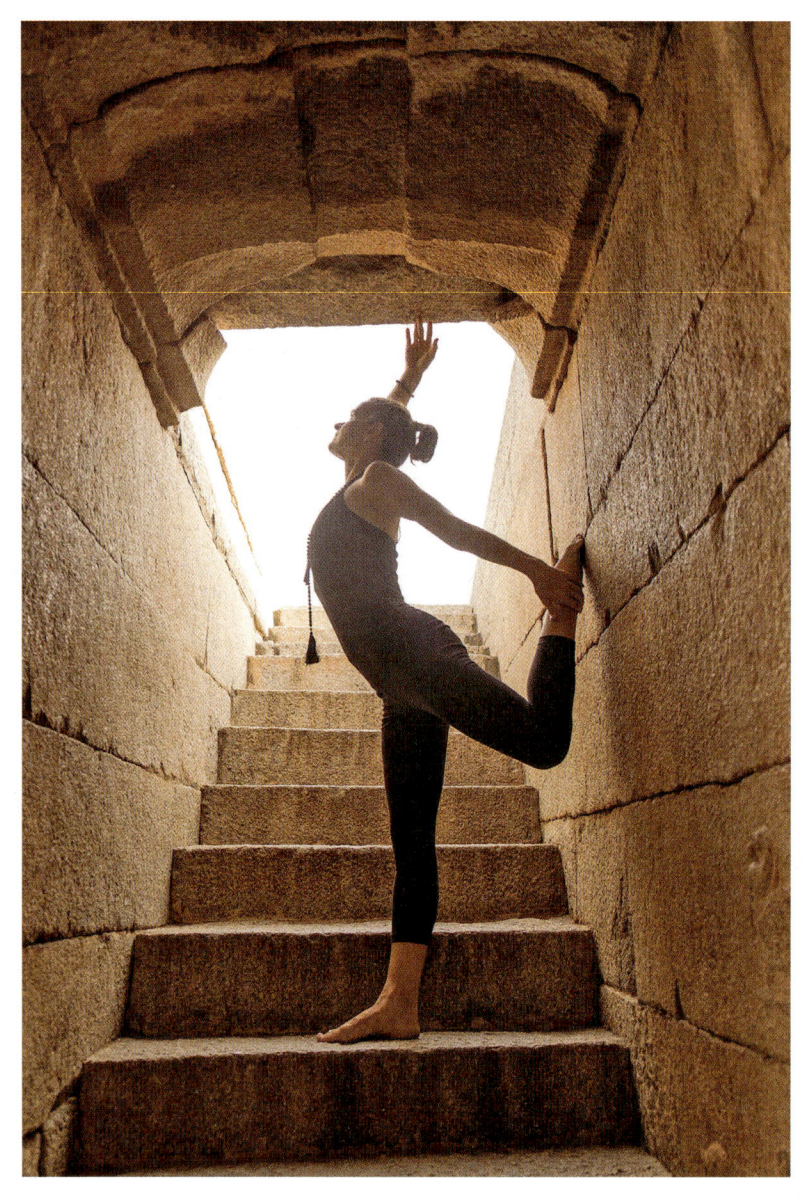

»Mit Yoga kannst du das Tor in die Freiheit öffnen.«

Diana Schöpplein

Diana Schöpplein – Über mich

Ich war ein sehr lebendiges Kind, das Tanz und Bewegung jeglicher Art sowie alles Exotische liebte. Eine Lieblingsbeschäftigung war es zu testen, wie lange ich im Lotossitz sitzen konnte oder es schaffte, an nichts zu denken. Mein erstes Yoga-Buch fiel mir als Teenager in die Hände, die **Faszination für Indien wuchs** und bald begegnete ich bei meinem ersten längeren Asien-Aufenthalt östlicher Spiritualität.

Ich begann ein Kunststudium an der Universität der Künste im wilden Berlin der Neunziger. Es war eine rege Zeit des Experimentierens und ich hatte viele Fragen über das Leben. So ging ich auf der Suche nach Antworten nach **Bali, China, Thailand, Nepal und Indien**, um Yoga, fernöstliche Philosophie und Meditation in Ashrams und Klöstern sowie an der **Vivekananda University of Yoga and Yogatherapy zu studieren.**

Zurück in Berlin warf mich das Sterben meines **geliebten Bruders in meine größte Lebenskrise und Transformation.** In diesen Jahren des tiefsten Schmerzes retteten mich Yoga und die Kunst, Rituale und Zeremonien, das Vertrauen in eine höhere Macht und vor allem die Begegnung mit meinem spirituellen Mentor Emahó.

Ich schloss mein **Kunststudium** mit Staatsexamen über »Rituelle und schamanistische Aspekte in der Performancekunst« ab und veröffentlichte meine künstlerische Arbeit über Verbindung und Transformation von Körper & Geist in Performances und Ausstellungen. Dies mündete im Jahr 2000 **in die Gründung von »art & performance«,** individuellen und exklusiven Performance-Produktionen für renommierte Kunden aus den Branchen Mode, Beauty und Gesundheit. Bis mich Yoga vollends in Beschlag nahm. **2006-2008 absolvierte ich eine Anusara-Yoga-Ausbildung in Berlin und begann mit der Unterrichtstätigkeit**, u. a. für den Deutschen Bundestag, die Deutsche Oper Berlin, die Vivantes Kliniken sowie die Onlineplattform Yogaraumonline.de und diverse internationale Events. Es folgten zahlreiche weiterführende Studien und Ausbildungen in Pranayama und Breathwork, Ayurveda und Massage, Energie- und Nada Yoga, Soundhealing, Vipassana und Achtsamkeitsmeditation, Somatic Movement und Coaching sowie Woman Selfcare.

Als Künstlerin ist Yoga für mich ein höchst kreativer Prozess, der in all seinen Facetten erkundet und ins Leben hinausgetragen werden möchte. So verschmelzen in meinem sich immer wieder neu entfaltenden holistischen Ansatz fernöstliche Traditionen und moderne Wissenschaft mit meinen persönlichen Erkenntnissen aus meiner aufrichtigen Erforschung des Lebens über Jahrzehnte.

Indien ist für mich zur zweiten Heimat geworden. Meine Liebe und tiefen Respekt für Yoga und dessen Ursprungsland teile ich in meinen Online-Kursen, Yogalehrer-Ausbildungen, Immersions, Retreats und Pilgerreisen. *embrace life* – das Leben umarmen. Breite die Flügel deines Herzens aus!

In Liebe

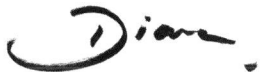

DANK

Ich danke Indien für seinen unbeschreiblichen spirituellen Reichtum und das Geschenk des Yoga an die Welt. Ich danke allen, die dieses unschätzbare Wissen weitergetragen und weiterentwickelt haben, und allen, die es ernsthaft für sich anwenden und voller Leidenschaft teilen.

Mein Dank geht insbesondere an meine außergewöhnlichen langjährigen Mentoren: an Emahò für seinen übermenschlichen Einsatz und seine unermessliche Güte. Du hast wie kein anderer mein Herz berührt, meinen Geist geweitet und mich aus meinem Dornröschenschlaf erweckt. Deine Einzigartigkeit hat das Feuer für meine größere Vision und Aufgabe entfacht. Ich weiß nicht, wer ich ohne dich wäre.

An Sri Mansoor, einen exzeptionellen indischen Yogi, der mir die Essenz des Yoga nähergebracht hat. Du hast mich in deiner ganz besonderen Weisheit, Bescheidenheit und Großzügigkeit mit dem Yoga vermählt und den Samen für dieses Buch gepflanzt.

An meine erste Yogalehrerin Lola, die mich Anfang der Neunziger in Thailand in die subtilen Praktiken des Yoga einführte, und an all meine lieben Lehrer-Kollegen*innen, insbesondere Stephen Thomas und Surinder Singh, die mich sehr bereichert haben.

Ich danke allen, die direkt oder indirekt an der Entstehung und Verwirklichung dieses Buches mitgewirkt haben: allen voran meiner talentierten Fotografin und Gestalterin Lea Olivia Hummel für ihr feinfühliges Wesen und exquisites Auge. Ich freue mich auf unsere weiteren Projekte und Kreationen.

Natürlich dem Team des Verlags Droemer Knaur, der Projektleitung von Andreas Klaus, dem Lektorat von Anke Schenker und der Herstellung unter der Leitung von Lucas Meinhardt.

Darüber hinaus danke ich meinen Eltern, die mir dieses Leben ermöglicht und mich auf meinem ungewöhnlichen Weg unterstützt haben. Meinen Brüdern, besonders Stephan: Du warst mein Seelenverwandter, mein Licht, mein Vorbild, meine größte Liebe und Inspiration. Mögest du frei sein. Meinem ehemaligen Lebenspartner Jens A. Hoffman und all meinen langjährigen Freund*innen, Begleiter*innen, Unterstützer*innen. So auch meinem jetzigen Lebenspartner Stefan M. Kalscheid. In deinem Herzen bin ich zu Hause.

Ich danke allen meinen Schülern, mit denen ich Yoga teilen durfte und darf. Ohne euch wäre ich nicht die, die ich heute bin und morgen sein werde. So gilt mein Dank auch dir, dass du dieses Buch gekauft hast, um dich auf deinem Weg zur Erfüllung inspirieren zu lassen. Mögen deine Flügel wachsen!

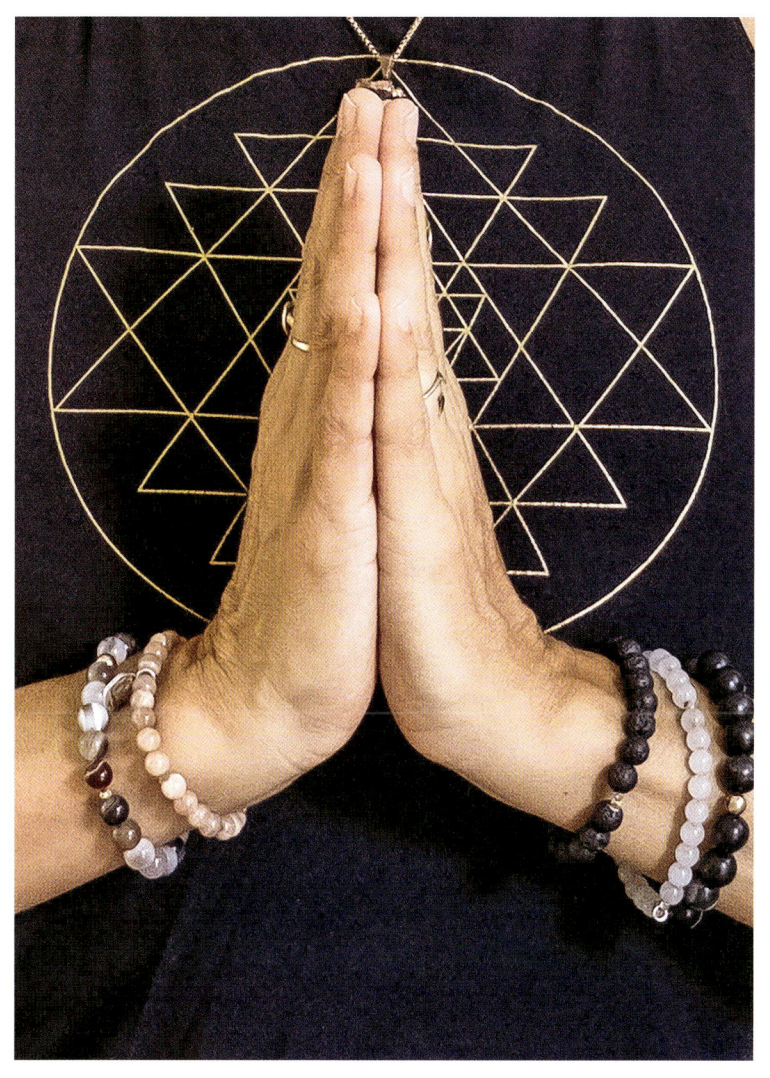

»Life loves life and you are life.«

Emahó

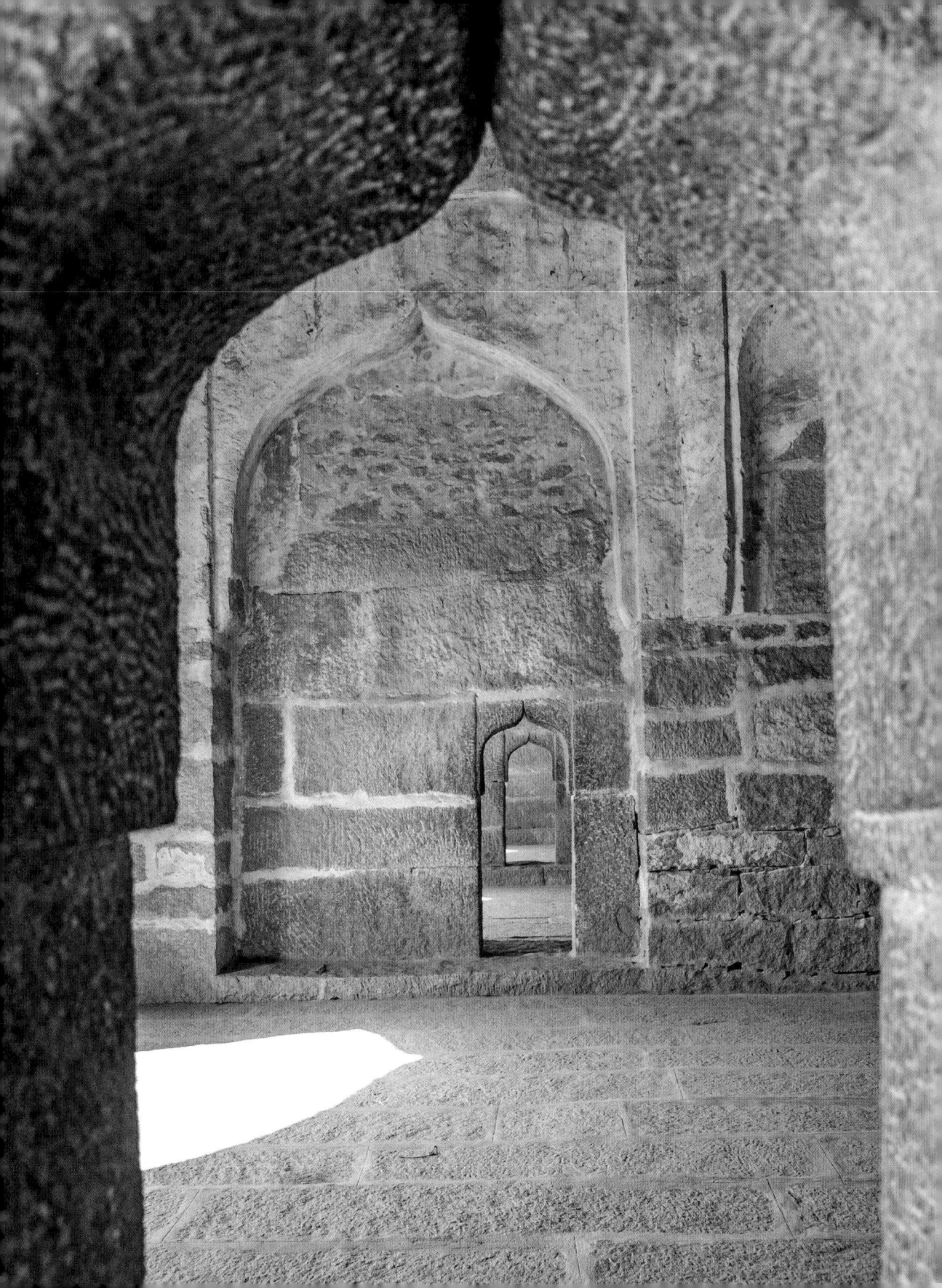

Literatur

Hirschi, Gertrud: Mudras. München 2003
Sriram, R.: Das Yogasutra. Bielefeld 2006
Govinda, Kalashatra: Shiva, Shiva! München 2014

Weiterführende Literatur:

Emahó: Der Wind des Herzens. Zürich 2011
Feuerstein, Georg: Tantra. The path of Ecstasy.
    Boston, USA 1998
Mansoor: Chup Sadhana. Lulu Press, USA 2009
Swami Muktananda: Play of Consciousness.
    Chennai, Indien 1978
Swami Muktibodhananda: Swara Yoga. Bihar,
    Indien 2009
Swami Satyananda Saraswati: Yoga Nidra. Bihar,
    Indien 1976
Osho: Tantric Transformation. Pune, Indien 2012
Wallis, Christopher D.: Tantra Illuminated. San
    Rafael, USA 2012

Websites

www.mein.yoga-vidya.de
www.wikipedia.org
www.wiki.yoga-vidya.de
www.wiki.zum.de/wiki/Talmud
www.dwds.de

Yoga Teacher Training Manuals

Schöpplein, Diana: DevadiYoga Teacher Training.
    Berlin 2015 – Zürich 2021

ANMERKUNGEN

1 Quelle: https://wiki.zum.de/wiki/Talmud
(abgerufen am 24. August 2021)

2 Quelle: https://de.wikipedia.org/wiki/Motivation
(abgerufen am 25. August 2021)

3 Quelle: https://de.wikipedia.org/wiki/
Gayatri_Mantra#Einzelnachweise (abgerufen am 25. August 2021)

4 Bitte beachte: Diese Meditation ist nicht für schwerwiegende
Angstsymptome geeignet und ersetzt keine psychotherapeutische
Behandlung. Sprich mit dem Arzt deines Vertrauens und lass dich,
insbesondere bei bekannten traumatischen Erlebnissen, professio-
nell begleiten und unterstützen.

5 Meine persönlichen Favoriten und Mixturen findest du auf meiner
Homepage www.dianaschoepplein.com.

6 Malas für Japa Meditation und weitere Inspirationen findest du
unter www.dianaschoepplein.com

7 Handle selbstverantwortlich. Die Verfasserin und der Verlag
übernehmen keinerlei Haftung.

Jedes Label grenzt ein!

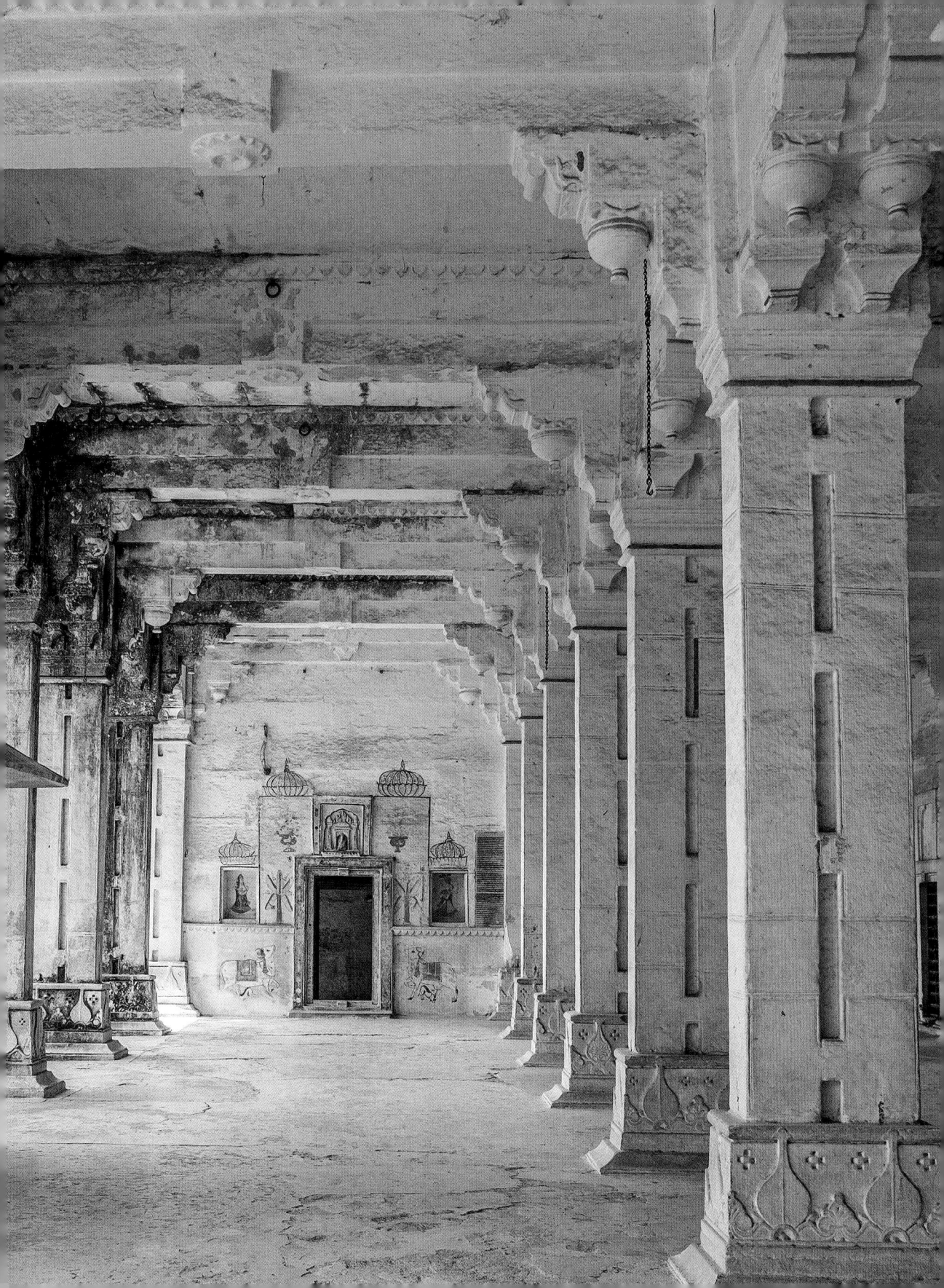

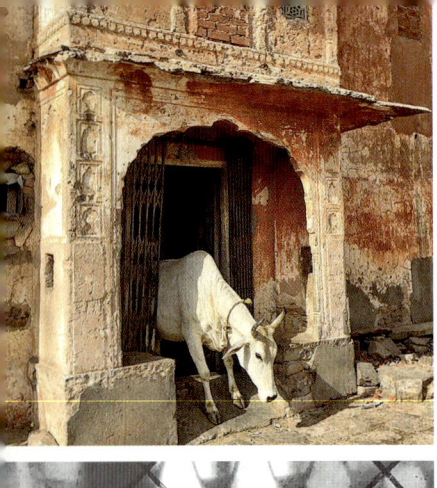
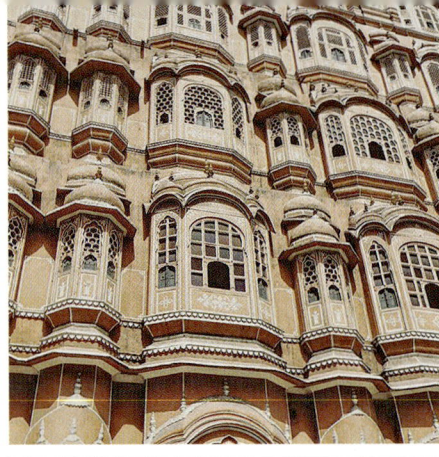
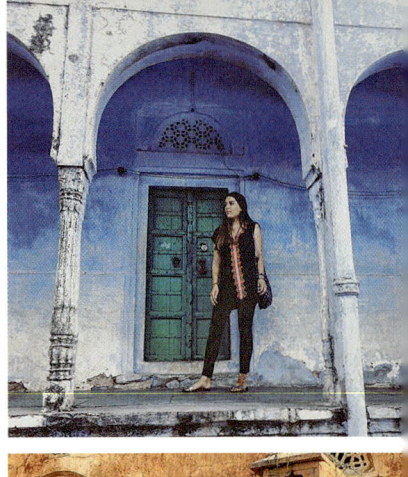
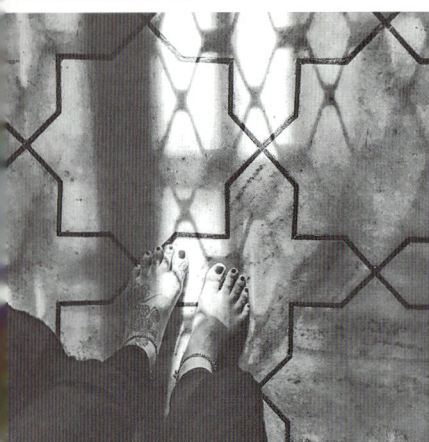
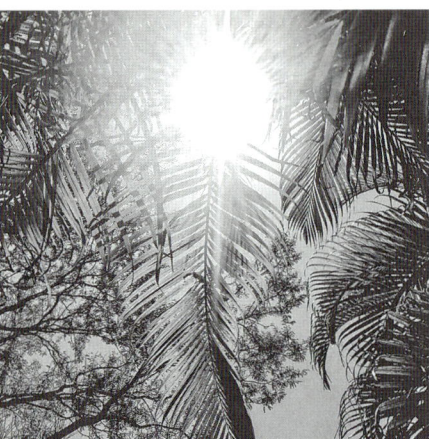
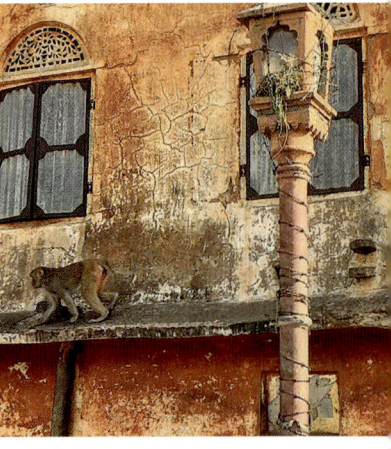
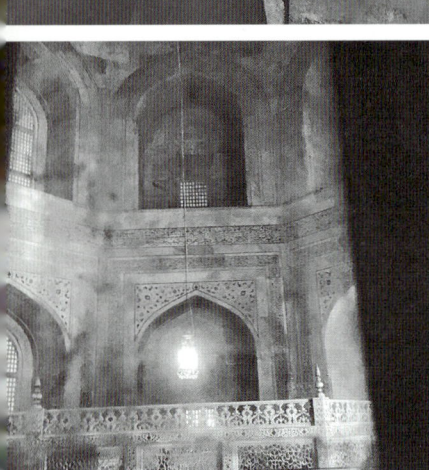
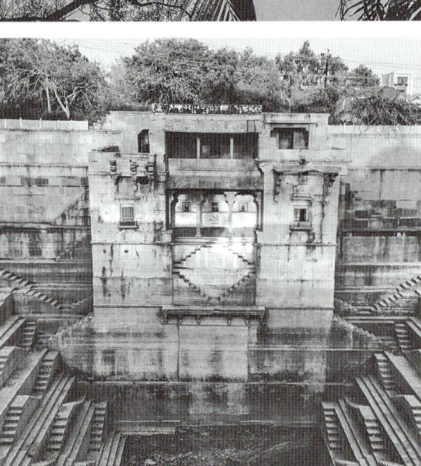
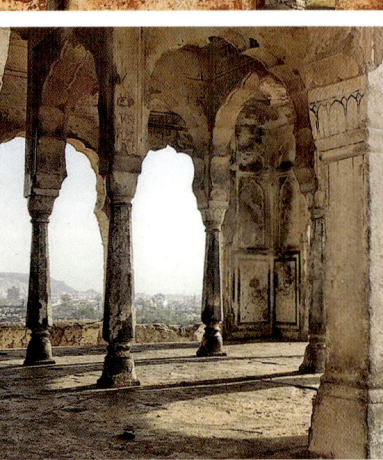
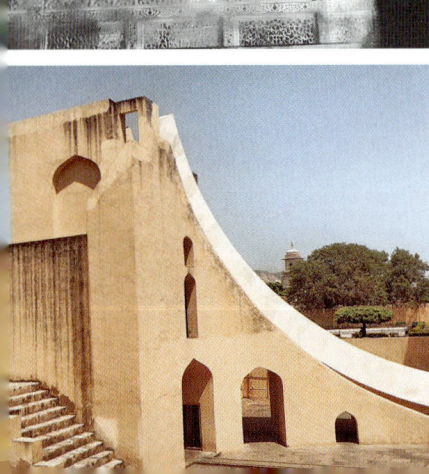
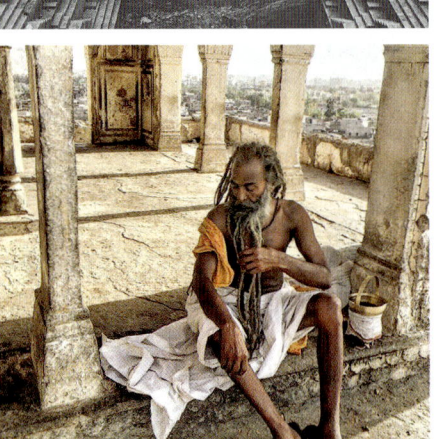
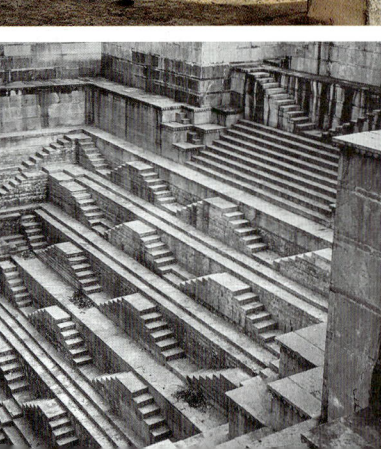

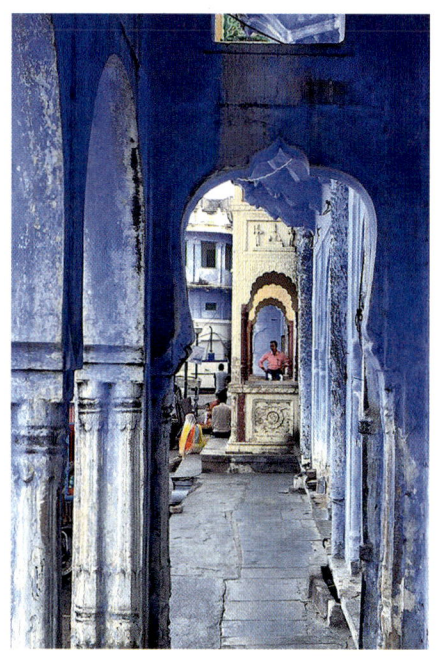

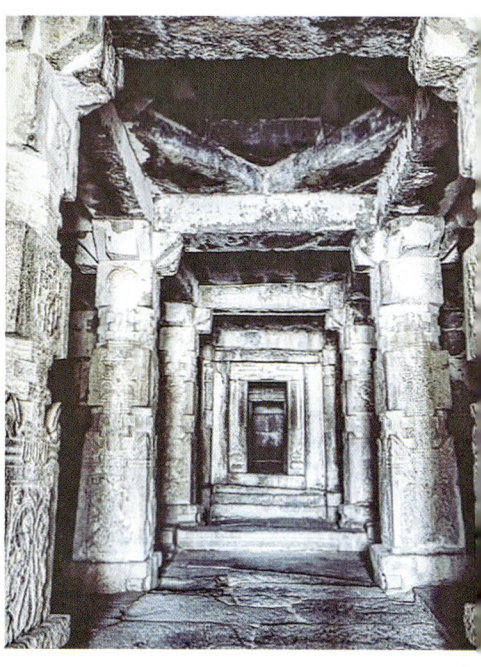

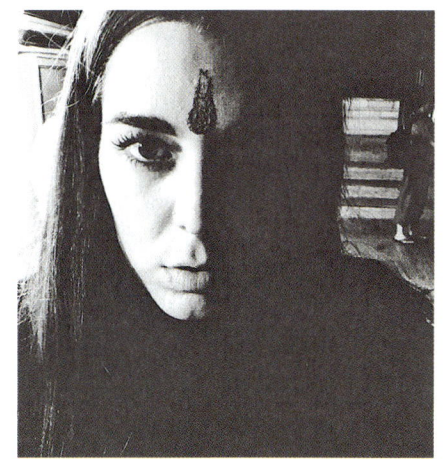

*THANK YOU INDIA FOR ALL YOUR
MAGIC you showed me – EVERYTHING
IS POSSIBLE! Full of Love & Gratitude *
Lea Olivia Giana*

Die Fünf Elemente, aus denen die Welt erschaffen ist.
Alles Lebendige, auch wir Menschen bestehen aus
einer Zusammensetzung dieser fünf Qualitäten.

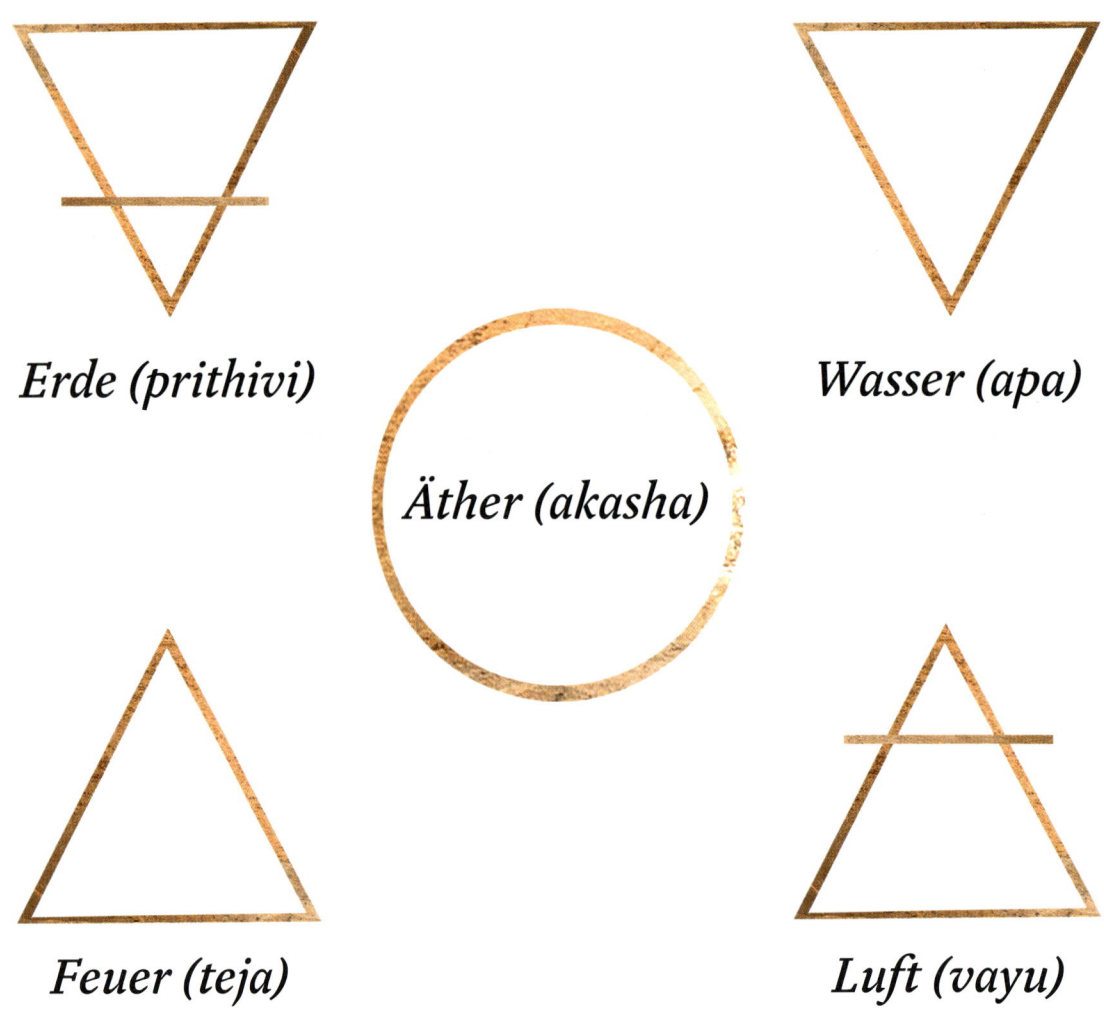

Erde (prithivi)

Wasser (apa)

Äther (akasha)

Feuer (teja)

Luft (vayu)

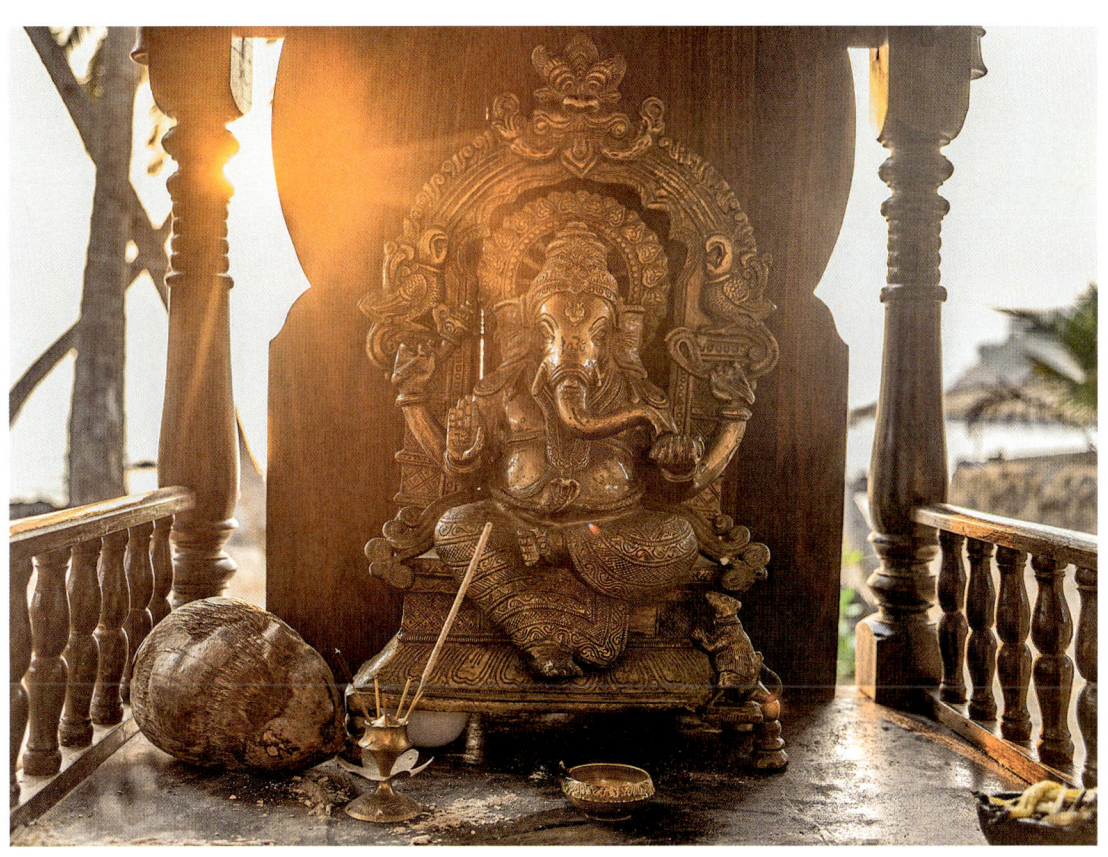

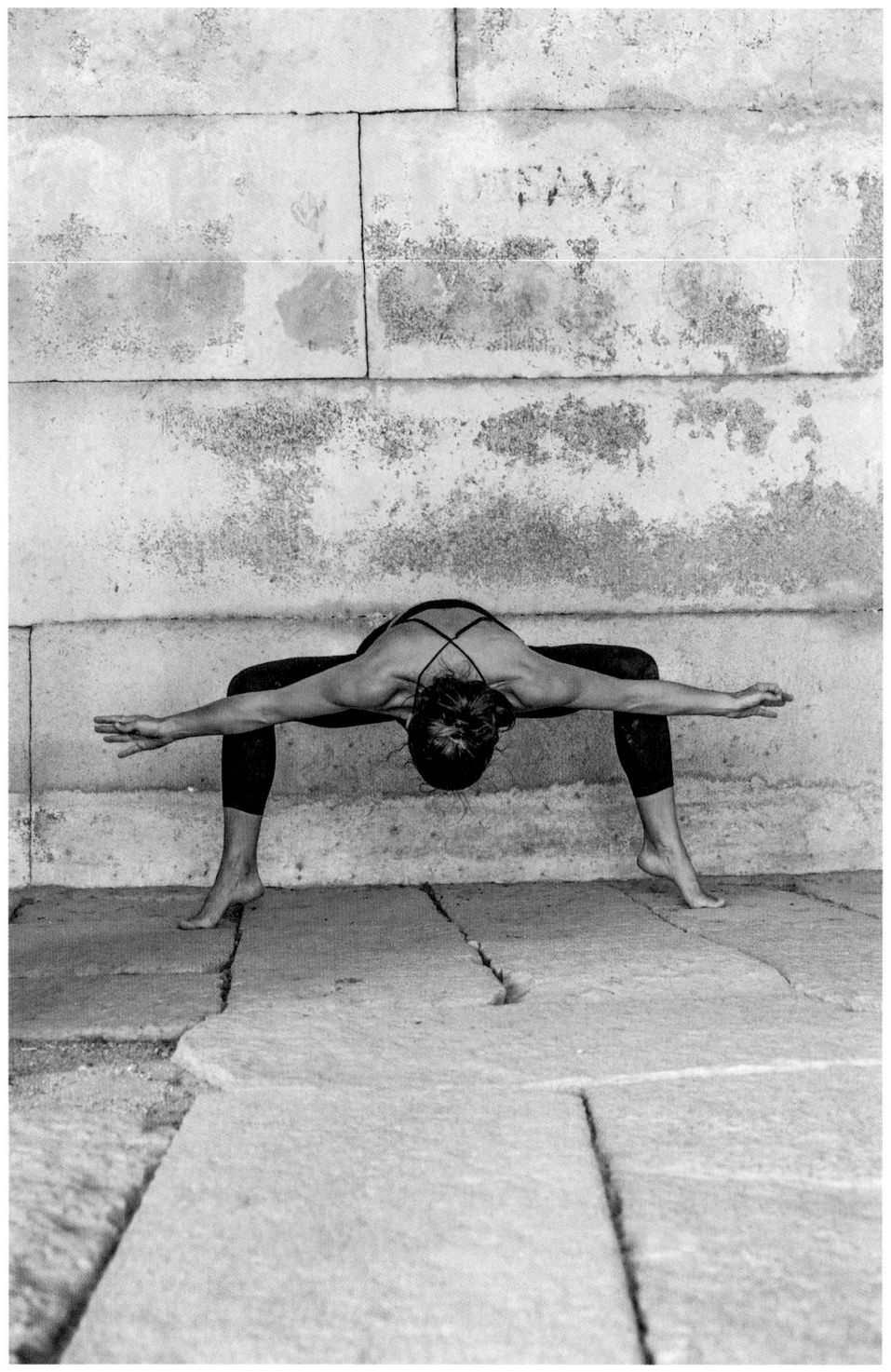

embrace life YOGA-RITUALE – der Online-Kurs

Beschleunige den Prozess von tiefer Erfüllung, Entfaltung und Hingabe ans Leben mit dem *embrace life*-Online-Kurs. Lass dich ganz bequem durch die Yoga-Rituale anhand von liebevoll angeleiteten Videos und Audiodateien führen. Erfahre unmittelbar die Kraft der Yoga- und Pranayama-Übungen, um deinen gesamten Tag zu bereichern. Finde Unterstützung in wichtigen Lebensphasen, auch auf energetischer Ebene. Dianas starke Präsenz und ihre sanfte wie inspirierende Stimme führen dich durch tiefe Entspannung zu deiner inneren Quelle und ermutigen dich im Erleben von Ganzheit, Wertschätzung und Liebe.

Was du bekommst:

Ausführliche Praxis-Videos und praktische Audiodateien für die
embrace life-Asana-Sequenzen und -Rituale vom Aufwachen bis zum Schlafengehen
embrace life-Asana-Rituale und -Inspirationen zum Loslassen und Transformieren
embrace life-Pranayamas, -Kriyas und -Mudra Flows
embrace life-geführten Meditationen, Shavasana und Yoga Nidra
embrace life-Mantren zum Erlernen, Chanten und Meditieren

Plus tolles Bonusmaterial mit weiteren Inspirationen und Hintergrundinformationen aus dem Reichtum der Yoga-Tradition und der modernen Bewusstseinsforschung für deinen erfüllten Alltag.

Als großes Dankeschön für meine Leser*innen gibt es mit folgendem Code einen exklusiven Rabatt von 20 % auf den Online Kurs DS228733EL108YR999.

Für weitere Informationen besuche:
www.dianaschoepplein.com

Viel Freude mit deinen Yoga-Ritualen.
Love & OMMM

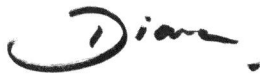